Inhalt

Mehr Leistungs-fähigkeit durch HIIT und Tabata

Dr. Lutz Herdener

50 Workouts HIIT und Tabata

Die besten Übungsreihen für hochintensives Intervalltraining

riva

Bibliografische Information der Deutschen Nationalbibliothek
Die Deutsche Nationalbibliothek verzeichnet diese Publikation in der Deutschen Nationalbibliografie. Detaillierte bibliografische Daten sind im Internet über http://dnb.de abrufbar.

Für Fragen und Anregungen:
info@m-vg.de

Wichtige Hinweise
Dieses Buch ist für Lernzwecke gedacht. Es stellt keinen Ersatz für eine individuelle medizinische Beratung dar und sollte auch nicht als solcher benutzt werden. Wenn Sie medizinischen Rat einholen wollen, konsultieren Sie bitte einen qualifizierten Arzt. Der Verlag und der Autor haften für keine nachteiligen Auswirkungen, die in einem direkten oder indirekten Zusammenhang mit den Informationen stehen, die in diesem Buch enthalten sind.

Ausschließlich zum Zweck der besseren Lesbarkeit wurde auf eine genderspezifische Schreibweise sowie eine Mehrfachbezeichnung verzichtet. Alle personenbezogenen Bezeichnungen sind somit geschlechtsneutral zu verstehen.

Originalausgabe
4. Auflage 2025

Türkenstraße 89
80799 München
Tel.: 089 651285-0

Redaktion: Stefanie Heim
Umschlaggestaltung: Manuela Amode, München
Layout: Meike Herzog, www.alpsee-design.de
Satz: Satzwerk Huber, Germering, Melika Mahmoudi
Bildnachweis: Illustrationen auf dem Umschlag und im Innenteil: evoletics – ein Produkt der science on field GmbH
Druck: Florjancic Tisk d.o.o., Slowenien
Printed in the EU

ISBN Print 978-3-7423-1301-0
ISBN E-Book (EPUB, Mobi) 978-3-7453-0998-0

1

Was ist HIIT?

Lange Zeit waren lange Läufe mit geringer Intensität der Inbegriff effektiven Ausdauertrainings. Aktuelle Studien zeigen aber, dass auch mit einem kurzen hochintensiven Intervalltraining, abgekürzt HIIT, die Ausdauerleistungsfähigkeit zielführend gesteigert werden kann. Die Personal-Training- und Fitnessszene nutzt diese Erkenntnisse genauso wie Profisportler aus verschiedenen Disziplinen. Schaut man sich die Trainingspläne von Topathleten an, so finden wir kaum noch langsame Läufe oder lange Belastungszeiten mit geringer Intensität. Kurze hochintensive Trainings- und Belastungsformen sind mittlerweile fester Bestandteil einer effektiven Trainingseinheit.

Hintergrund ist, dass die Qualität des eigentlichen Trainingsergebnisses nicht nur von der Dauer der Trainingseinheit, sondern ganz entscheidend auch von der Intensität und der Zusammenstellung der Übungen abhängt. Lange Zeit hielt sich der Irrglaube, dass ein Training nur während der Belastung Anpassungen auslöst. Dabei ist mittlerweile durch Studien erwiesen, dass viele Adaptionen erst nach einer Trainingseinheit auftreten, zum Beispiel der sogenannte Nachbrenneffekt. Er ist dafür verantwortlich, dass ein kurzes, aber intensives Training den Muskelaufbau begünstigt, die Ausdauerleistungsfähigkeit verbessert und die Fettverbrennung extrem ankurbelt.

Was ist Tabata?

Das hochintensive Intervalltraining (HIIT) ist aus sportwissenschaftlicher Sicht also eine Übergruppierung verschiedener Intervalltrainingsarten. Tabata ist ein bestimmtes Modell mit acht Übungen und Intervallen von 20 Sekunden Belastung, denen je eine Pause von 10 Sekunden folgt. Es gibt aber auch andere Ansätze. Als perfekte Ergänzung habe ich in diesem Buch das Tabata-Prinzip mit anderen Modellen kombiniert. Bei den entsprechenden Plänen sind die Intervalle länger als bei der Tabata-Methode. Entsprechend habe ich auch die Übungen angepasst, in eine andere Reihenfolge gestellt und die Pausendauer verlängert. Langfristig empfehle ich dir, beide Methoden zu kombinieren, damit du einen bestmöglichen Trainingseffekt auf Kraft und Ausdauerleistungsfähigkeit erreichst.

Was HIIT und Tabata verbindet

Tabata ist also eine spezielle Form des HIIT, wobei die Ausdauerleistungsfähigkeit durch ganz spezifische Effekte, vorrangig durch eine Verbesserung der maximalen Sauerstoffaufnahme, gesteigert wird. Als Gegenstück sind in diesem Buch ergänzende HIIT-Pläne enthalten, die das Ziel verfolgen, deine Kraftausdauer gezielt zu verbessern. So ergeben sich durch das Tabata und die ergänzenden HIIT-Pläne zwei komplementäre Strategien zur Verbesserung der Ausdauerleistungsfähigkeit. Das jeweilige Ziel wird sowohl bei der Intervallgestaltung als auch bei der Übungszusammenstellung beachtet.

Funktionell und ganzheitlich

Das Funktionelle Training, oder zumindest der Begriff, wurde in der Fitnessszene in den letzten Jahren immer beliebter. Wenn man allerdings danach fragt, was damit eigentlich gemeint ist, wird man in den seltensten Fällen eine klare Antwort bekommen. Im Grunde bedeutet »funktionell« nicht mehr als »bestmöglich an der finalen Zielstellung ausgerichtet«. So ist ein Krafttraining hinsichtlich verschiedener Effekte, zum Beispiel Muskelzuwachs oder Kraftausdauer, zu unterscheiden und auch die Ausdauerleistungsfähigkeit kann durch ganz verschiedene Trainingsformen verbessert werden. HIIT und Tabata machen sich genau diesen Sachverhalt zunutze und kombinieren die positiven Effekte verschiedener Fitnessbereiche.

Kurz und effektiv

Das kurze Training ist nicht nur zeitsparend, sondern hat auch viele weitere Vorteile. So kannst du durch die geringe Dauer mit einer hohen Intensität trainieren. Dies wirkt sich wiederum positiv auf dein Muskelwachstum und den Kraftzuwachs aus. Explosivität und Schnelligkeit werden damit genauso trainiert wie Grundlagenausdauer oder sportartspezifische Muskelgruppen, dazu später mehr. Zeitersparnis und Spaß am Training sind somit nur zwei von vielen Aspekten, die ein hochintensives Intervalltraining so attraktiv machen.

Wie du die Workouts nutzen kannst

Vor dem Hintergrund der eben beschriebenen Vorteile ist es wichtig, dass die Workouts auf deine jeweilige Zielsetzung ausgelegt sind. In diesem Buch findest du nicht nur verschiedene Schwerpunkte, sondern auch Pläne speziell für deine Sportart. Jeder Trainingsplan besteht aus acht Übungen. Diese werden je einmal für die angegebene Intervalldauer durchgeführt. Zwischen den Übungen ist eine definierte Pause vorgesehen. Acht Übungen ergeben einen Durchgang, den du nach entsprechender Satzpause auch mehrmals durchführen kannst. Die genauen Trainingsangaben findest du auf der Seite mit dem jeweiligen Workout.

Belastungsdauer und Ausführung der einzelnen Übungen

Die Belastungsdauer ist in Sekunden angegeben. Teile deine Kraft so ein, dass du den jeweiligen Durchgang mit größtmöglicher und trotzdem gleichmäßiger Intensität durchführen kannst. Nach einer Weile bekommst du ein gutes Gefühl dafür, wie du die jeweilige Übung angehen kannst. Achte unbedingt darauf, die Übung wie abgebildet und in Kapitel 3 ab Seite 122 beschrieben durchzuführen. Mehr Wiederholungen heißt dabei nicht, dass du besser oder härter trainiert hast, wenn die Übungen dabei nur im halben Bewegungsradius oder unsauber ausgeführt wurden.

Worauf du achten solltest

Hochintensiv in Intervallen zu trainieren bedeutet gleichzeitig auch, dass sowohl dein Bewegungsapparat als auch dein Herz-Kreislauf-System beansprucht und damit trainiert werden. Solltest du bei den Übungen Beschwerden oder Schmerzen haben, dann brich die Einheit ab und suche gegebenenfalls einen Arzt auf. Es ist auch ratsam, vor Start des Trainings, vor allem nach einer längeren Trainingspause oder körperlicher Inaktivität, einen vorsorglichen Check beim Hausarzt oder Internisten durchführen zu lassen.

Das Warm-up ist die halbe Miete

Auf Seite 13 findest du verschiedene Übungen, die du zum Aufwärmen verwenden kannst. Dabei ist der Begriff des klassischen Warm-ups eigentlich nicht ganz korrekt, da es um viel mehr geht als nur um eine Erhöhung der Muskel- und Körperkerntemperatur. Unsere alltägliche Belastung resultiert oft in diversen Bewegungsdefiziten, die wir nicht direkt bemerken. Dies kann eine eingeschränkte Beweglichkeit in der Schulter sein oder eine unzureichende Stabilität beim Einbeinstand. Im Training und vor allem bei hohen Intensitäten machen sich solche Defizite dann schnell bemerkbar. Aber das ist kein Problem: Die Warm-up-Übungen in diesem Buch helfen dir, genau dies im Vorfeld eines Trainings anzugehen.

Die Warm-up-Programme sind darauf ausgelegt, sowohl deinen Bewegungsapparat als auch dein Herz-Kreislauf-System auf die kommende Belastung vorzubereiten, damit du effektiv trainieren kannst. Führe jede Übung des Warm-ups für etwa 30 bis 60 Sekunden durch, bevor du mit dem Training startest. Handelt es sich um eine einseitige Übung, führe sie pro Seite für diese Dauer aus. Je nach Tageszeit, Trainingsplan und Temperatur ist es sinnvoll, das Herz-Kreislauf-System zusätzlich durch Sprünge oder lockeres Laufen noch ein wenig länger zu aktivieren. Mit der Zeit wirst du merken, welche dieser vorbereitenden Übungen dir besonders guttun. Gerade der Bereich der Schulter und des oberen Rückens schränkt viele Personen in einer sauberen Bewegungsausführung ein. Probiere alle Übungen aus und lege später den Schwerpunkt auf die Übungen, die dir noch nicht so leichtfallen.

Cool-down für schnellere Regeneration

Mit dem Cool-down verhält es sich ähnlich wie mit dem Warm-up. Auch hier gibt es verschiedene Möglichkeiten, den Körper wieder »herunterzuregulieren«, auf Seite 16 findest du entsprechende Übungen. Wichtige Bausteine sind dabei großräumige Bewegungen mit geringer Intensität, Mobilisation der belasteten Gelenkstrukturen und eine Aktivierung des Parasympathikus, um dem Trainingsstress entgegenzuwirken. Dabei solltest du jede Übung für etwa 45 Sekunden ausführen. Die Atemübung in Rückenlage (Seite 17) kannst du mit der Zeit auch auf bis zu 5 Minuten ausdehnen. Gerade wenn du mehrmals die Woche oder an aufeinanderfolgenden Tagen trainierst, solltest du dir nach dem Training die Zeit nehmen, die Trainingssession mit ausgewählten Übungen zu beenden. Diese Methode nutzen auch Profisportler, um eine Trainingseinheit gedanklich abzuschließen und den Körper und das Nervensystem wieder herunterzufahren.

Direkter Einstieg ins Training und langfristige Motivation

Die Workouts in diesem Buch sind darauf ausgerichtet, in kurzer Zeit einen hohen und ganzheitlichen Trainingseffekt zu erzielen. Dabei kannst du aus verschiedenen Fitnesslevels und Zielstellungen die für dich passenden Pläne aussuchen. Die Zusammenstellung der Übungen, die Abfolge der Übungen und die beschriebene Ausführung sind für eine effektive Trainingsgestaltung mindestens ebenso wichtig wie die Belastungs- und Pausendauer. Wenn du die in diesem Kapitel beschriebenen Punkte berücksichtigst, legst du eine wichtige Grundlage für hohe Trainingseffekte sowie ein sicheres und nachhaltiges Trainingsprogramm. Durch ein besseres Körpergefühl, mehr Verständnis für Übungen und Belastungszeiten und mit wachsenden Erfahrungen wirst du deine Pläne für dich ganz individuell gestalten können.

Zudem kannst du die Übungen abwandeln, falls du nicht alle Trainingsutensilien zu Hause parat haben solltest. Sei kreativ und nutze statt einer Gewichtsscheibe einen Wasserkasten oder statt Kurzhanteln zwei mit Sand gefüllte Flaschen. Verschiedene Trainingsgeräte wie das Miniband oder einen guten Medizinball findest du auch unter perform-better.de.

Wie du startest

Suche dir einen Plan aus, der dir von der Übungsauswahl und der Beschreibung her zusagt. Absolviere das Warm-up wie beschrieben – beginne zu Anfang gegebenenfalls mit weniger Übungen oder insgesamt niedrigerer Intensität. Starte jedoch mit dem Ziel, einen Durchgang mit möglichst hoher und gleichbleibender Intensität durchzuführen. Nimm dir dafür im Vorfeld Zeit, dir die jeweiligen Übungen und deren Beschreibungen genau anzusehen. Wie bereits erwähnt, spielt die Qualität der Ausführung eine entscheidende Rolle für die Effektivität des Trainings. Damit du nicht ständig auf die Uhr schauen musst, stelle dir einen Timer oder lade dir eine entsprechende App auf dein Smartphone.

Wie du motiviert am Ball bleibst

Auch wenn du am Anfang sehr motiviert bist, kann dies erfahrungsgemäß schnell nachlassen. Wir kennen alle das Problem, dass der gute Wille schnell verpufft, vor allem wenn man eine Sache anfänglich mit zu hohen Erwartungen verbindet und diese sich dann nicht entsprechend schnell erfüllen. Dies bedeutet nicht, dass du keine hohen Erwartungen an dich und das Trainingsprogramm haben darfst. Gibt dir aber Zeit und bleibe vor allem hartnäckig, auch wenn du dir in den ersten Einheiten vielleicht ein wenig schwerer tust. Es gibt ein paar Tricks, mit deren Hilfe du es schaffst, dich langfristig zum Training zu motivieren.

- **Trainiere mit Freunden:** Verabrede dich mit Freunden zum Training. So fällt es dir leichter, eine Einheit nicht ausfallen zu lassen. Die Verbindlichkeit und das gemeinsame Trainieren steigern nicht nur die Motivation und die Freude am Training, sondern lassen Sportler auch länger durchhalten. Musik oder eine ansprechende Trainingsumgebung können dich zusätzlich motivieren. Notiere deine absolvierten Einheiten und du wirst deinen Leistungsfortschritt sichtbar vor Augen haben.

- **Erzähle von deinem Vorhaben:** Setze dich ein wenig unter Druck. Dies ist durchaus positiv gemeint, und zwar indem du Freunden und Bekannten von deinem Vorhaben erzählst, nun regelmäßig zu trainieren. Notiere dein Ziel und halte es für dich selbst fest. Ein Ziel kann zum Beispiel so aussehen: »Ich führe in den kommenden drei Monaten dreimal die Woche ein HIIT durch.« Dieses Statement und die Fixierung deines Vorhabens lassen dieses konkret und nachvollziehbar werden.

Entscheidungen treffen und Routinen schaffen

Dieser Ratschlag betrifft sowohl den Zeitpunkt, zu dem eine einzelne Einheit ausgeführt wird, als auch die Wahl der Durchgänge. Entscheide eine Woche im Voraus, an welchen Tagen du trainierst, und bestimme auch am besten schon den Plan und die Anzahl der Durchgänge. Noch besser: Wenn du feste Trainingszeiten hast, musst du nicht jedes Mal überlegen, ob und wann du trainieren solltest. Vor der Einheit legst du am besten auch schon fest, wie viele Durchgänge du absolvieren möchtest. Achte darauf, dass deine Einschätzung nicht zu optimistisch ist, sondern machbar, denn eine abgebrochene Einheit hinterlässt immer ein ungutes Gefühl. Falls du am Ende einer Session noch einen Durchgang dranhängen kannst, dann ist dies umso besser.

Trainiere nur, wenn du körperlich fit bist

Fühlst du dich unwohl oder bist du krank, lasse die Trainingseinheit ausfallen. Gerade das hochintensive Intervalltraining lebt von der hohen Belastung; ein Training mit halber Kraft oder angezogener Handbremse hat nicht den gewünschten Effekt. Wenn du dennoch etwas tun möchtest, kannst du alternativ ein paar ausgewählte Übungen aus dem Warm-up- und Cool-down-Programm zu einer kleinen regenerativen Einheit mit niedriger Belastung zusammenstellen.

Wie du dein HIIT- und Tabata-Training optimieren kannst

Auch wenn dieses Buch kein persönlicher Trainingsbegleiter sein kann, wie es sie beispielsweise im Profisport gibt, hast du trotzdem die Möglichkeit, dein Training mit der Zeit entsprechend deinem Leistungsniveau anzupassen, um Stärken weiter zu fördern und an etwaigen Schwächen zu arbeiten.

Fordere deinen Körper mit Variation und wechselnden Trainingsreizen

Bei gleichbleibender Belastung wird dein Trainingsfortschritt mit der Zeit immer weniger. Dies bedeutet, dass du anfangs ruhig einem Plan über mehrere Wochen hinweg folgen kannst, dabei aber sukzessive die

Anzahl an Durchgängen steigern solltest. Denn es ist zwingend notwendig, die Trainingsreize mit zunehmender Leistungssteigerung zu variieren.

Für einen größtmöglichen Trainingseffekt solltest du daher langfristig Workouts und damit verbundene Übungen und Belastungszeiten kombinieren. Du kannst auch verschiedene Trainingspläne verbinden und während des ersten und zweiten Durchgangs unterschiedliche Inhalte trainieren. Wichtig ist dabei nur, dass du die Übungen in einem Durchgang immer in der angegebenen Reihenfolge ausführst. Alternativ kannst du dich auch an einem Tag für ein Tabata-Intervall mit 20 Sekunden Belastung und bei der nächsten Einheit für ein einminütiges Intervall mit entsprechender Pause entscheiden. Beide Trainingseinheiten werden unterschiedliche Anpassung zur Verbesserung deiner Kraft und Ausdauerleistungsfähigkeit bewirken.

Wie du die Übungen kombinierst

Wie schon beschrieben, ist es wichtig, dass du die Übungen eines Workouts in der vorgegebenen Reihenfolge ausführst und eine Übung nicht einfach auslässt, da sie alle aufeinander aufbauen. Mit wachsender Erfahrung wirst du auch merken, welche Übungen dir leichtfallen, dir guttun und wo du noch Verbesserungspotenzial hast. Übungen, die du schon gut beherrschst, kannst du durch anspruchsvollere Übungen mit gleichem Bewegungscharakter, aber mehr Intensität ersetzen. Falls es dir schwerfällt, eine Übung für den angegebenen Zeitraum durchzuhalten, kannst du nach dem gleichen Prinzip diese im Workout durch die nächsteinfachere mit geringerer Intensität ersetzen.

Für einen besseren Überblick und zur einfacheren Zusammenstellung deiner eigenen Workouts habe ich sämtliche Übungen zum einen in Körperbereiche eingeteilt, die du auch so in Kapitel 3 ab Seite 122 wiederfindest, zum anderen eine Tabelle mit den dazugehörigen Intensitäten jeder Übung erstellt:

- Übungen für Beine und Hüfte
- Übungen für Arme und Schultern
- Übungen für Bauch und Rumpf
- Übungen für die allgemeine Ausdauer

In jeder der genannten Kategorien gibt es verschiedene Grundübungen, von denen jede die Intensität 1 hat. Danach folgen die aufbauenden Übungen mit den Intensitäten 2 und 3, das heißt, die Ausführung wird immer anspruchsvoller. So kannst du langfristig ein von dir ausgewähltes Workout auf dich und deinen momentanen Leistungsstand ganz individuell zuschneiden.

GRUNDÜBUNG	INTENSITÄT 2	INTENSITÄT 3
Übungen für Beine und Hüfte		
Ausfallschritt nach hinten, Seite 122	Ausfallschritt nach vorn	Ausfallschrittsprung
Scherensprung, Seite 123	Gesprungener Ausfallschritt	Kniebeugensprung
Seitlicher Ausfallschritt, Seite 124	Seitlicher Ausfallschritt mit überkopf gestreckten Armen	Seitlicher Wechselsprung
Seitliches Gehen mit gestreckten Knien, Seite 125	Seitliches Gehen mit gebeugten Knien	Seitlicher Wechselsprung mit Miniband
Brücke, Seite 126	Einbeinige Brücke	Gehaltene Brücke mit alternierendem Beinheben
Übungen für Arme und Schultern		
Latdrücken in Rückenlage, Seite 127	Rudern im Stand	Rudern am Tisch
Seitheben in Bauchlage, Seite 128	Paddeln in Bauchlage	Armheben in Bauchlage
Liegestütz mit abgelegten Knien, Seite 129	Liegestütz erhöht	Liegestütz
Überkopfziehen mit gebeugten Armen, Seite 130	Überkopfziehen mit gestreckten Armen	Rumpfdrehung auf dem Gymnastikball
Übungen für Bauch und Rumpf		
Frontstütz mit abgelegten Knien, Seite 131	Frontstütz mit abgelegten Knien und Armheben	Unterarmstütz mit alternierendem Beinheben
Hüftbeugung im Vierfüßlerstand, Seite 132	Hüftbeugung	Hüftbeugung mit Pike
Seitstütz mit abgelegtem Knie, Seite 133	Seitstütz mit Hüftheben	Seitstütz mit Beinheben

Alternierendes Beinstrecken, Seite 134	Liegende Rumpfrotation mit angewinkelten Beinen	Liegende Rumpfrotation mit gestreckten Beinen
Seitneigung, Seite 135	Eidechse mit am Kopf angelegten Armen	Eidechse mit alternierendem Armstrecken
Crunch mit gestreckten Armen, Seite 136	Crunch mit vor der Brust verschränkten Armen	Crunch mit am Kopf angelegten Armen
Übungen für die allgemeine Ausdauer		
Seilspringen, Seite 138	Hampelmann	Hürden-Hocksprung
Bergsteiger stehend, Seite 139	Bergsteiger erhöht	Bergsteiger
Ausfallschritt mit Rotation, Seite 140	Ausfallschritt mit Streckung	Ausfallschritt mit tiefer Rotation
Brustpass aus Schrittstellung, Seite 141	Brustpass mit tiefem Ausfallschritt	Überkopfwurf mit tiefem Ausfallschritt
Rotationswurf frontal, Seite 142	Rotationswurf seitlich	Rotationswurf seitlich in tiefem Ausfallschritt

Sechs Übungen für das Warm-up

Die nachfolgenden Übungen sollen dir als Basis für ein Warm-up und als Voraktivierung vor deinem Training dienen. Richte dich bei der Durchführung der Übungen an die jeweiligen Zeit- und Wiederholungsangaben. Auch hier wirst du nach ein paar Einheiten merken, welche Übungen dir besonders guttun, und kannst diese auch mit längerer Dauer oder öfter absolvieren.

Laufen auf der Stelle

Für die Aktivierung des Herz-Kreislauf-Systems eignet sich ein Laufen auf der Stelle. Wichtig dabei ist, dass der ganze Körper bewegt und das Tempo sukzessive gesteigert wird. Die Arme sollten aktiv mitgenommen und das Tempo langsam gesteigert werden.

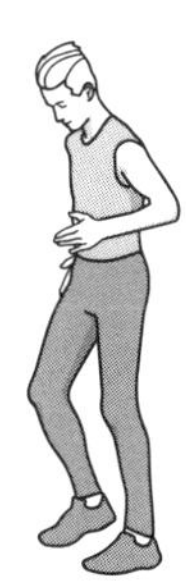

Sprunggelenksmobilisation

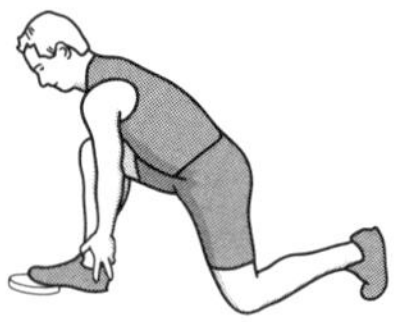
1

1. Einen halben Kniestand einnehmen, indem ein Bein im rechten Winkel vor dem Körper aufgestellt wird und das Knie des anderen Beins am Boden bleibt. Nach Bedarf kann unter das hintere Knie ein Handtuch gelegt werden. Den Vorfuß des vorderen Beins leicht erhöhen, indem zum Beispiel eine Gewichtsscheibe oder dickere Zeitschrift untergelegt wird, und mit den Daumen leicht auf den Fußrücken drücken.

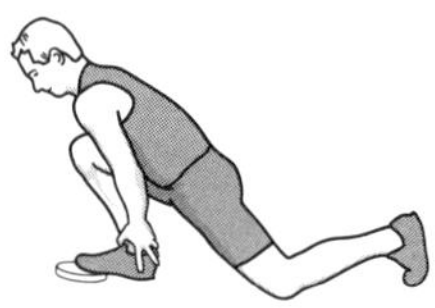
2

2. Das vordere Knie nach vorn schieben, indem der Körperschwerpunkt langsam und kontrolliert nach vorn verlagert wird. Die vordere Ferse bleibt dabei am Boden. Diese Position 3 bis 5 Sekunden halten und das Knie dann wieder nach hinten schieben. Die Übung auf jeder Seite fünfmal wiederholen. Ein Seitenwechsel nach jeder Wiederholung ist nicht nötig, sodass auf einer Seite gleich alle fünf Durchgänge durchgeführt werden können.

Hüftdehnung im halben Kniestand

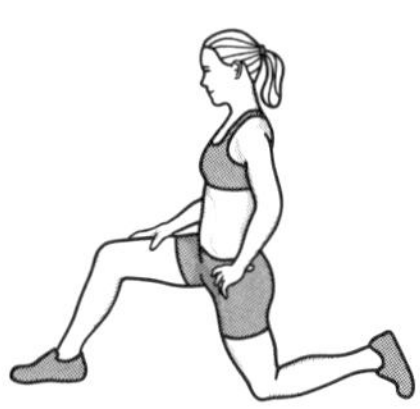
1

1. Einen halben Kniestand einnehmen, indem ein Bein im rechten Winkel vor dem Körper aufgestellt wird und das Knie des hinteren Beins am Boden unter der Hüfte positioniert ist. Der Oberkörper bleibt aufgerichtet.

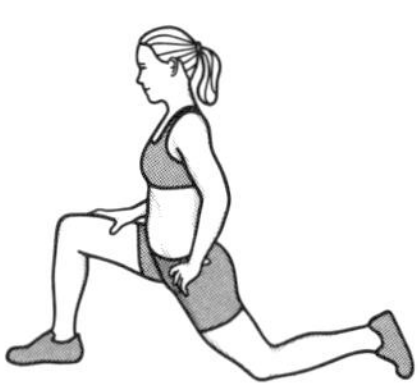
2

2. Den Körper und die Hüfte nun aktiv nach vorn schieben, sodass in der Hüft- und Oberschenkelvorderseite des hinteren Beins eine leichte Dehnspannung zu spüren ist. Diese Position 5 bis 10 Sekunden halten und dann wieder auflösen. Die Übung fünfmal wiederholen und im Anschluss die Seite wechseln.

Brustwirbelsäulenrotation

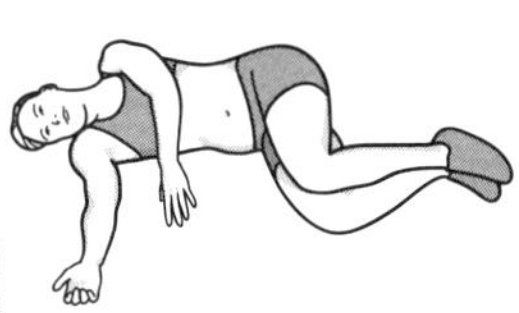
1

1. Eine Seitenlage einnehmen und die Beine im 90-Grad-Winkel beugen. Nach Bedarf ein Handtuch unter den Kopf legen. Der untere Arm liegt gestreckt mit dem Handrücken nach unten gerichtet auf dem Boden. Der obere Arm liegt mit der Handfläche in Richtung Boden daneben.

2. Den oberen Arm gestreckt und in weitem Bogen über den Oberkörper zur anderen Seite führen, indem der Rumpf rotiert wird. Mit dem unteren Knie weiterhin Bodenkontakt halten und beide Knie zusammendrücken. Diese Position etwa 5 Sekunden halten und dann wieder auflösen. Die Übung fünfmal wiederholen und im Anschluss die Seite wechseln.

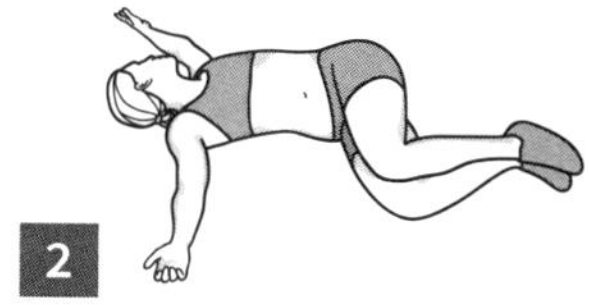

Wirbelsäulenmobilisation im Vierfüßlerstand

1. Einen Vierfüßlerstand einnehmen. Dabei befinden sich die Knie unter den Hüften und die Hände unter den Schultern. Den Rücken nun langsam und kontrolliert einmal komplett runden und dabei das Kinn zur Brust führen und während der Bewegung ausatmen.
2. Danach den Kopf langsam nach hinten führen und den Bauch aktiv in Richtung Boden bewegen, die Schulterblätter zusammenziehen und den Rücken strecken. Diese Übung etwa zehnmal langsam wiederholen.

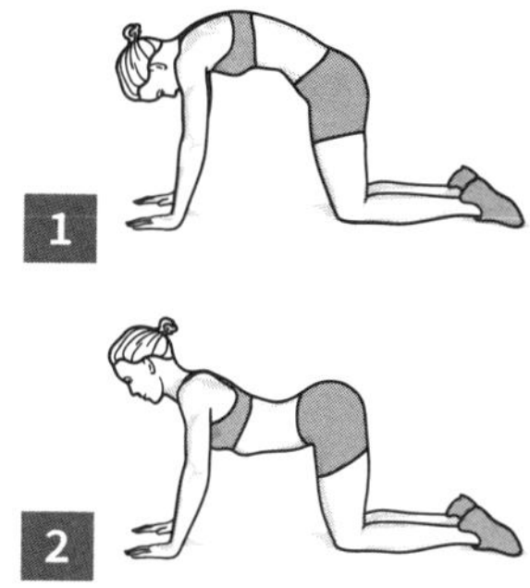

Schultergleiten an der Wand

1. Mit dem Rücken so an die Wand stellen, dass die Fersen die Wand fast berühren. Den unteren Rücken aktiv gegen die Wand drücken, indem Bauchspannung aufgebaut wird. Die Arme im rechten Winkel gebeugt auf Schulterhöhe neben dem Körper halten.
2. Aus dieser Position heraus die Arme nun langsam und unter ständigem Kontakt mit der Wand nach oben führen. Dabei den unteren Rücken möglichst stabil halten. Langsam und kontrolliert in die Ausgangsposition zurückkommen. Die Übung 10- bis 15-mal langsam wiederholen.

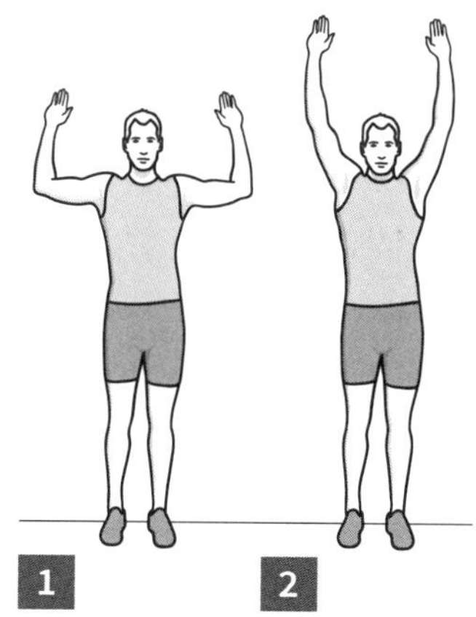

Sechs Übungen für das Cool-down und zur Regeneration

Dehnung des großen Rückenmuskels

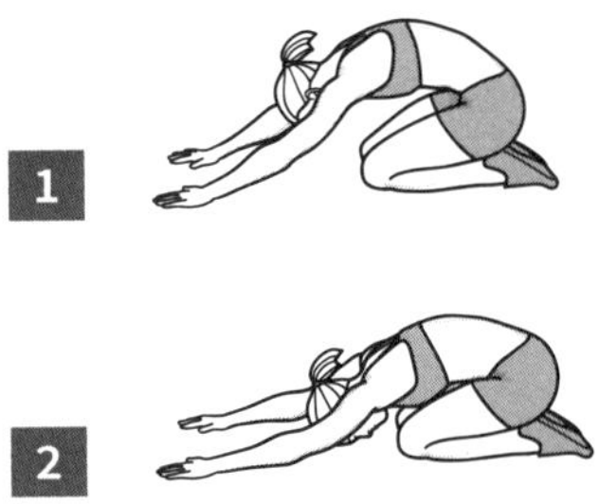

1. Auf den Boden knien und das Gesäß auf den Fersen absetzen. Den Oberkörper mit gerundetem Rücken nach vorn beugen, die Arme vor dem Körper strecken und die Handflächen am Boden ablegen.
2. Mit der Ausatmung das Gesäß möglichst noch weiter nach hinten und die Arme ganz nach vorn schieben. In dieser Position 5 Sekunden verweilen und danach in die Ausgangsposition zurückkommen.

Dehnung der Oberschenkelrückseite

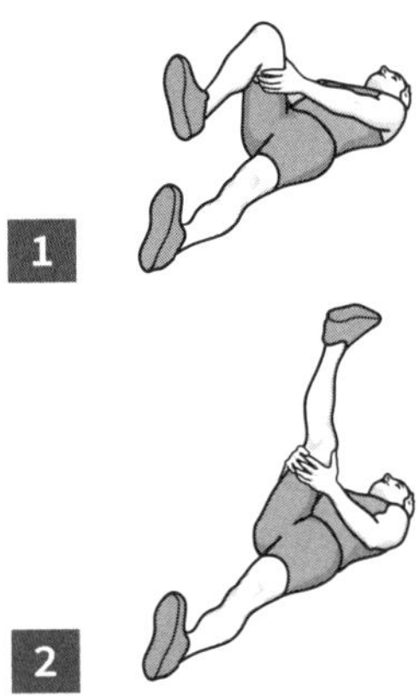

1. Die Rückenlage einnehmen. Ein Bein gestreckt am Boden lassen, das andere Bein auf Höhe der Kniekehle mit beiden Händen umfassen und so weit zum Oberkörper heranziehen, bis der Oberschenkel senkrecht steht und das Knie einen rechten Winkel bildet.
2. Langsam und kontrolliert das Knie des oberen Beins strecken, sodass eine Dehnung in der Oberschenkelrückseite zu spüren ist. In dieser Position 10 bis 15 Sekunden leicht wippen. Das Knie danach wieder leicht beugen und in die Ausgangsposition zurückkommen. Die Übung zehnmal durchführen.

Schultermobilisation

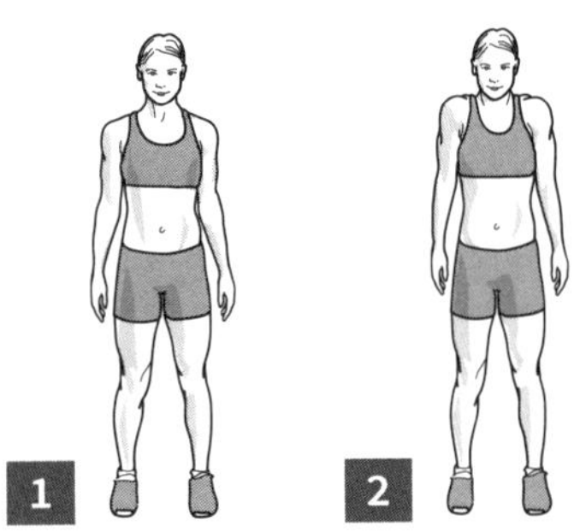

1. Im aufrechten Stand die Schultern bewusst entspannt nach unten fallen lassen. Die Arme locker hängen lassen.
2. Die Schultern nun langsam in möglichst großem Radius nach vorn kreisen. Nach 10 bis 15 Sekunden die Bewegungsrichtung ändern und die Schultern nach hinten kreisen. In jede Richtung drei Durchgänge durchführen.

Halswirbelsäulenmobilisation

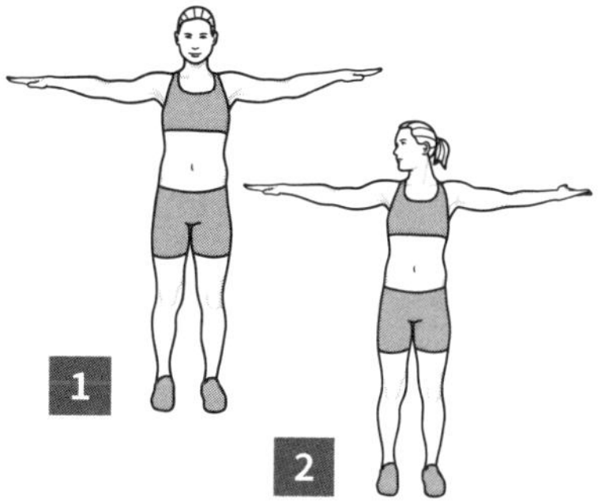

1. Mit etwa hüftbreit geöffneten Füßen locker stehen und die Arme auf Schulterhöhe zur Seite ausstrecken. Dabei die Schultern möglichst locker lassen. Der Blick ist gerade nach vorn gerichtet.
2. Aus dieser Position heraus den Kopf langsam von einer Seite zur anderen drehen und dabei den Rumpf möglichst stabil halten und nicht mitbewegen. Pro Seite zehn Wiederholungen durchführen.

Wirbelsäulenmobilisation

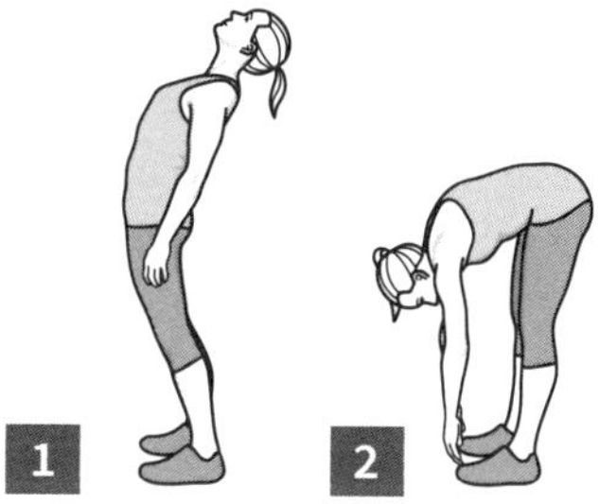

1. Im hüftbreiten Stand die Arme entspannt hängen lassen. Die Schultern dabei möglichst locker lassen. Den Oberkörper nun langsam und kontrolliert nach hinten strecken, dabei einatmen und darauf achten, dass die folgende Bewegung möglichst aus der Hüfte und dem gesamten Rücken heraus erfolgt.
2. Langsam nach vorn beugen, dabei ausatmen und versuchen, mit den Händen den Boden zu berühren. Danach langsam wieder hochrollen und direkt die nächste Wiederholung anschließen.

Entspannende Atmung in Rückenlage

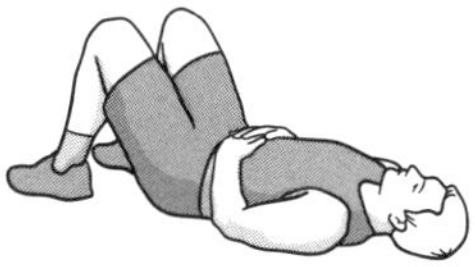

Mit angewinkelten Beinen auf den Rücken legen. Die Hände so auf den Bauch legen, dass die Handflächen eine möglichst große Fläche abdecken. Langsam und bewusst durch die Nase »in den Bauch« atmen und der Bewegung der Bauchdecke nach oben in Richtung Hände nachspüren. Danach möglichst lange und gleichmäßig durch den Mund ausatmen. Die Länge der Atemzüge – maximal 10 Sekunden pro Ein- und Ausatmung – sollte sukzessive gesteigert werden.

Variante: Diese Übung lässt sich auch mit den Füßen auf einem Stuhl liegend oder flach an einer Wand aufgesetzt ausführen. Knie und Hüfte sind dann im 90-Grad-Winkel gebeugt.

Die Workouts

2

1 Ganzkörper-HIIT für Einsteiger 1

Dauer pro Runde: 8 Minuten, Rundenpause: 2–4 Minuten
Durchgänge: 1–3
Benötigte Hilfsmittel: Sprungseil

1 2 3

	Übungen	Belastungszeit in Sek.	Belastungs-pause in Sek.	Inten-sität	Seite
1	Seilspringen	30	30	1	138
2	Ausfallschritt mit Streckung	30	30	2	140
3	Eidechse mit alternierendem Armstrecken	30	30	3	136
4	Liegende Rumpfrotation mit angewinkelten Beinen	30	30	2	134
5	Latdrücken in Rückenlage	30	30	1	127
6	Paddeln in Bauchlage	30	30	2	128
7	Hampelmann	30	30	2	138
8	Gesprungener Ausfallschritt	30	30	2	123

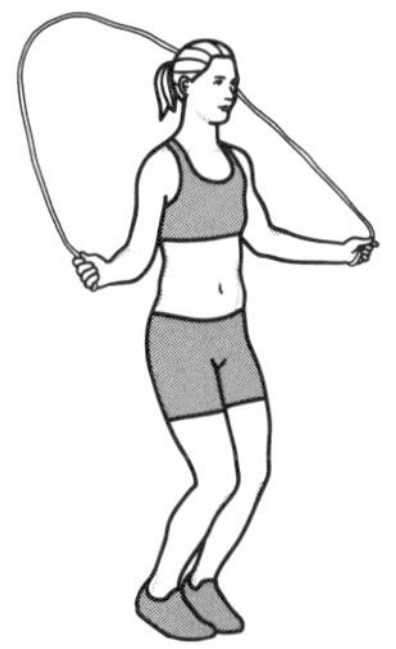

1 Seilspringen

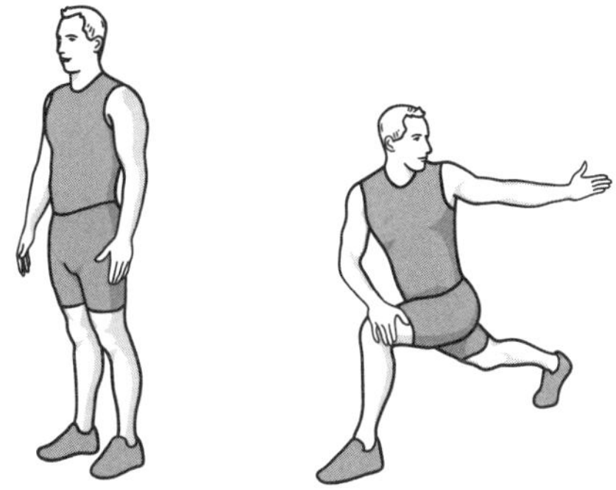

2 Ausfallschritt mit Streckung

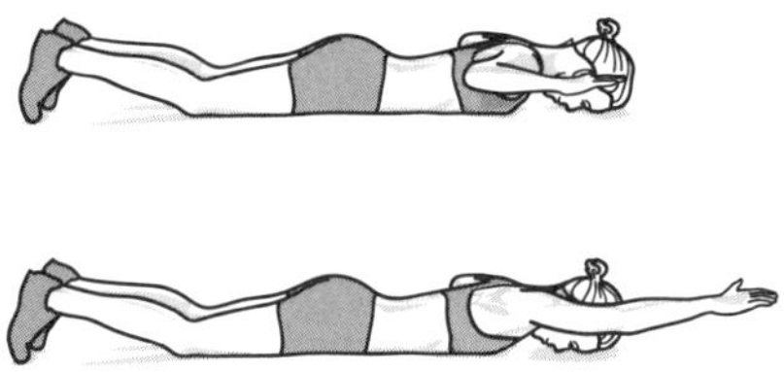

3 Eidechse mit alternierendem Armstrecken

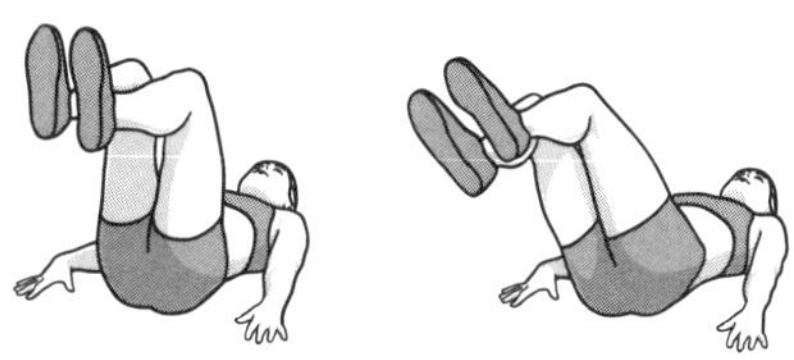

4 Liegende Rumpfrotation mit angewinkelten Beinen

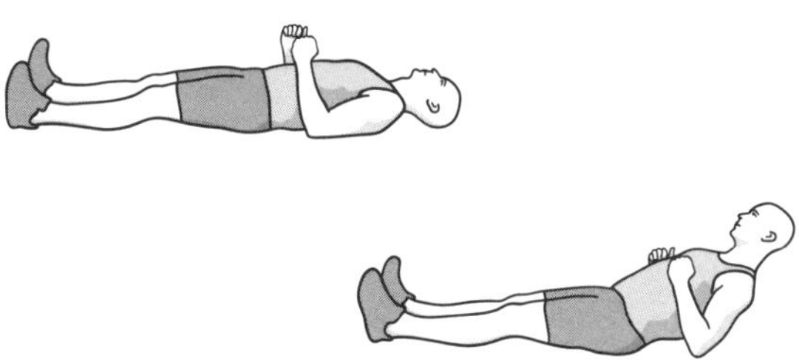

5 Latdrücken in Rückenlage

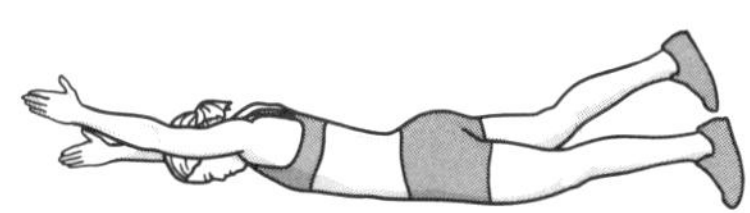

6 Paddeln in Bauchlage

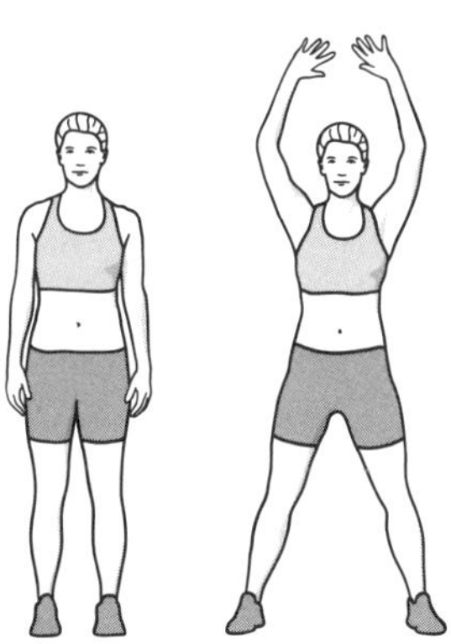

7 Hampelmann

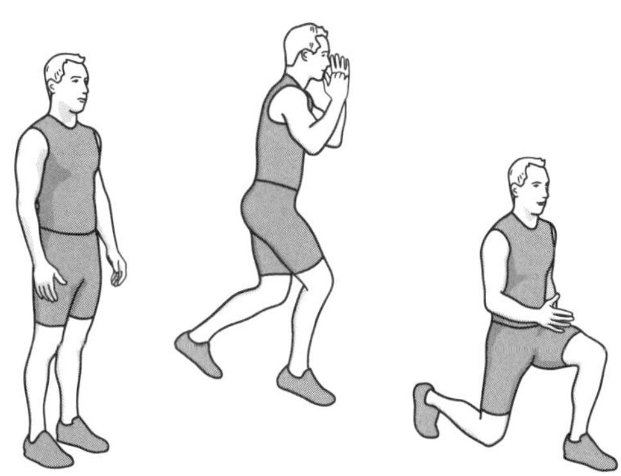

8 Gesprungener Ausfallschritt

2 Ganzkörper-Tabata für Einsteiger 1

Dauer pro Runde: 4 Minuten, Rundenpause: 2–4 Minuten
Durchgänge: 1–3
Benötigte Hilfsmittel: Sprungseil

1 2 3

	Übungen	Belastungszeit in Sek.	Belastungspause in Sek.	Intensität	Seite
1	Seilspringen	20	10	1	138
2	Latdrücken in Rückenlage	20	10	1	127
3	Bergsteiger stehend	20	10	1	139
4	Eidechse mit am Kopf angelegten Armen	20	10	2	135
5	Crunch mit gestreckten Armen	20	10	1	136
6	Seitlicher Ausfallschritt mit überkopf gestreckten Armen	20	10	2	124
7	Liegende Rumpfrotation mit angewinkelten Beinen	20	10	2	134
8	Ausfallschritt nach vorn	20	10	2	122

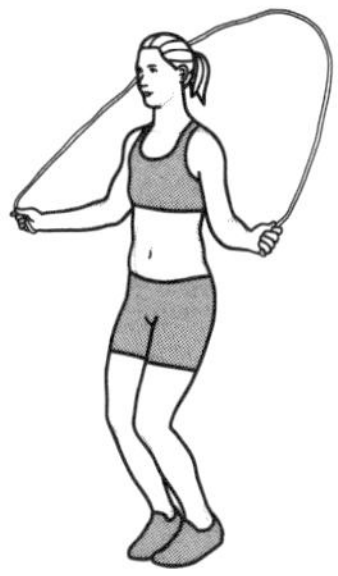

1 Seilspringen

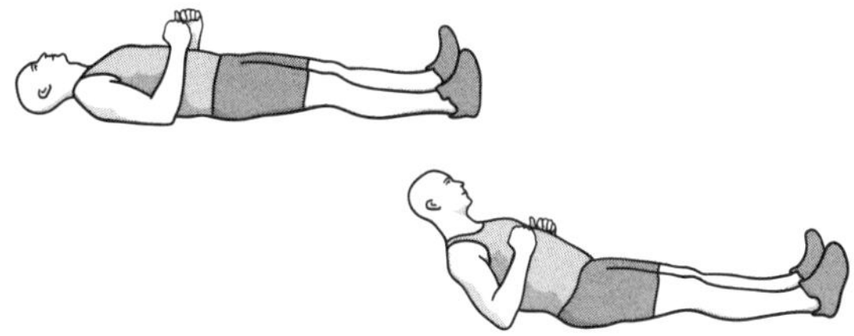

2 Latdrücken in Rückenlage

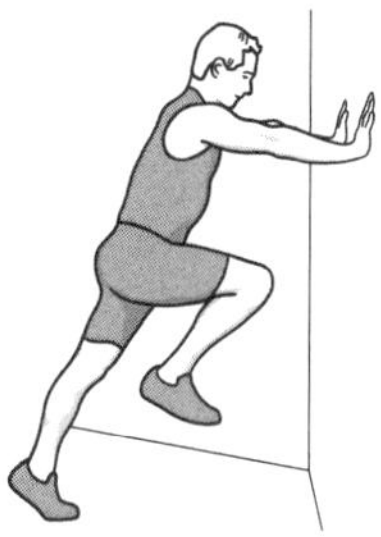

3 Bergsteiger stehend

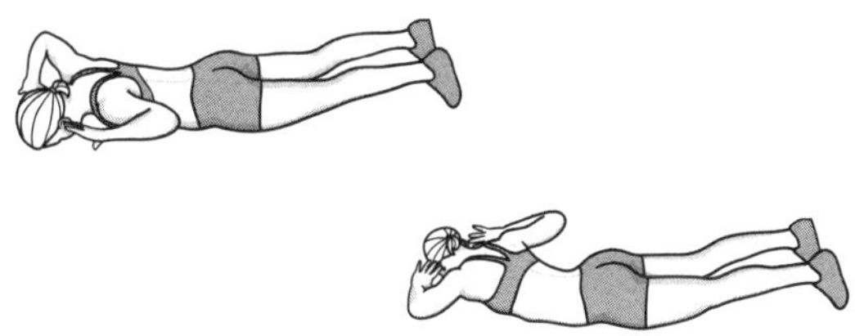

4 Eidechse mit am Kopf angelegten Armen

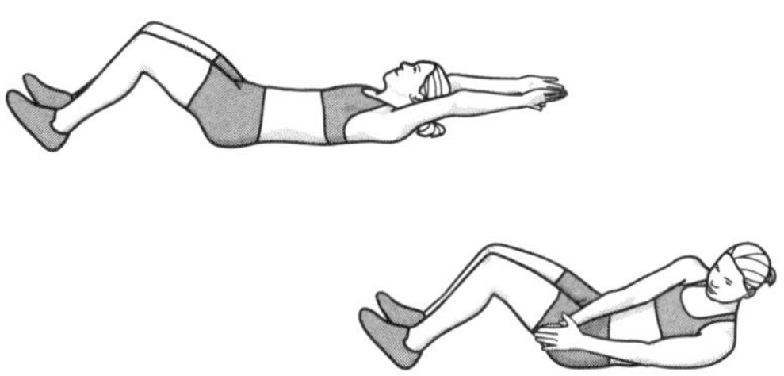

5 Crunch mit gestreckten Armen

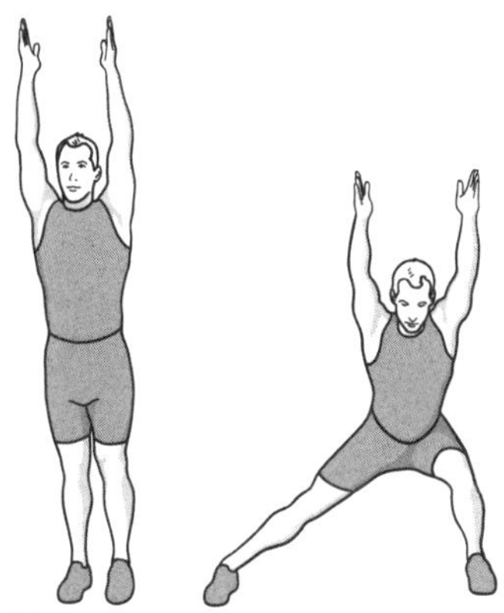

6 Seitlicher Ausfallschritt mit überkopf gestreckten Armen

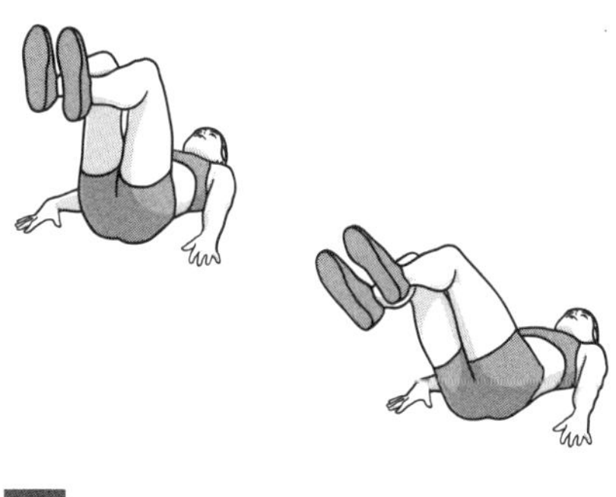

7 Liegende Rumpfrotation mit angewinkelten Beinen

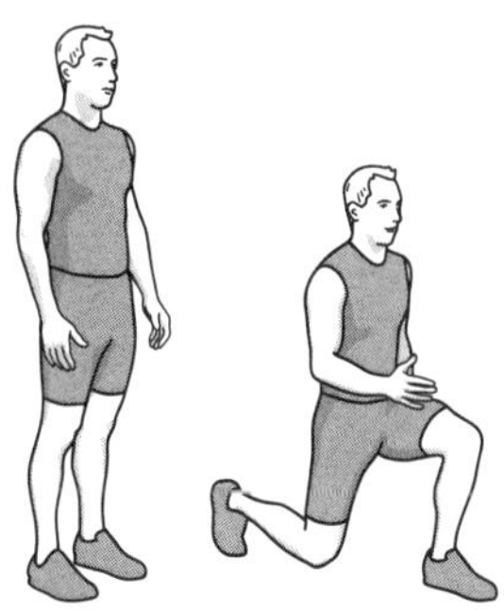

8 Ausfallschritt nach vorn

3 Ganzkörper-HIIT für Einsteiger 2

Dauer pro Runde: 7 Minuten, Rundenpause: 3–5 Minuten
Durchgänge: 1–3
Benötigte Hilfsmittel: Kiste, Bank oder andere Erhöhung

1 2 3

	Übungen	Belastungszeit in Sek.	Belastungs-pause in Sek.	Intensi-tät	Seite
1	Hampelmann	30	20	2	138
2	Liegestütz erhöht	30	20	2	129
3	Paddeln in Bauchlage	30	20	2	128
4	Liegende Rumpfrotation mit angewinkelten Beinen	30	20	2	134
5	Ausfallschritt mit Rotation	30	20	1	140
6	Eidechse mit am Kopf angelegten Armen	30	20	2	135
7	Gesprungener Ausfallschritt	30	20	2	123
8	Bergsteiger erhöht	30	20	2	139

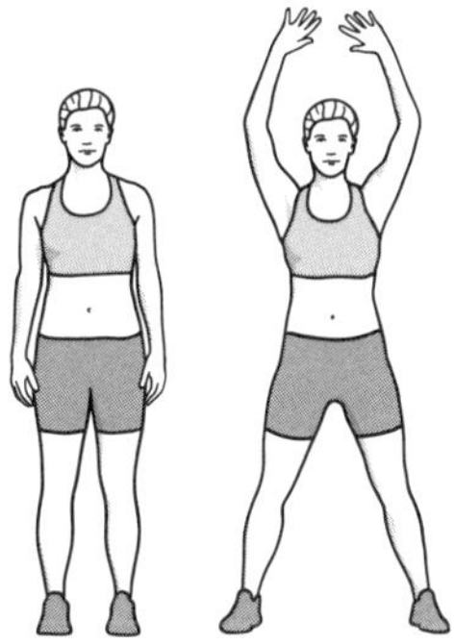

1 Hampelmann

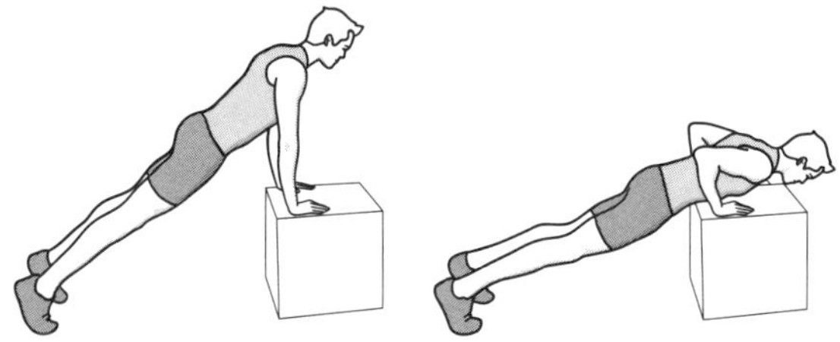

2 Liegestütz erhöht

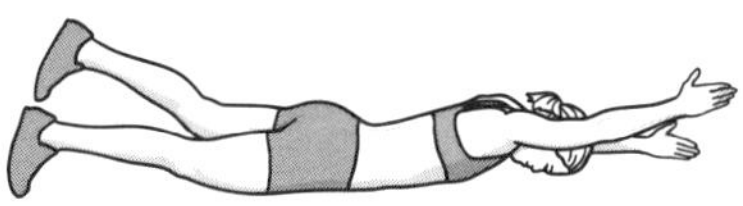

3 Paddeln in Bauchlage

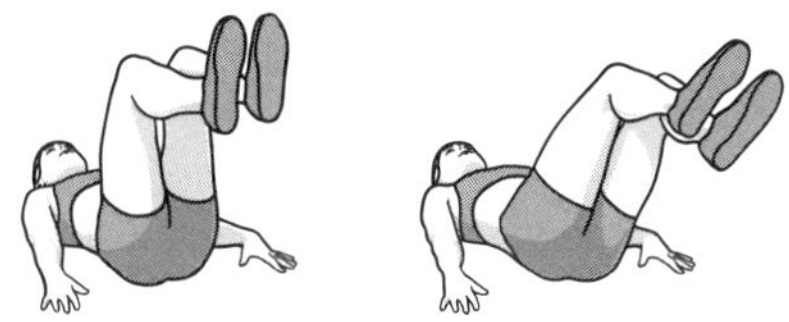

4 Liegende Rumpfrotation mit angewinkelten Beinen

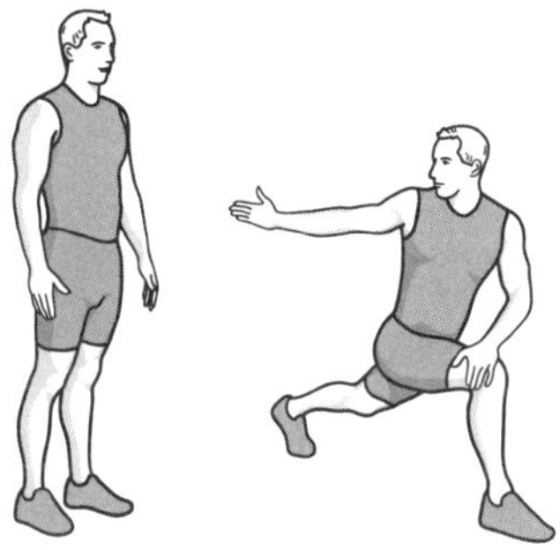

5 Ausfallschritt mit Rotation

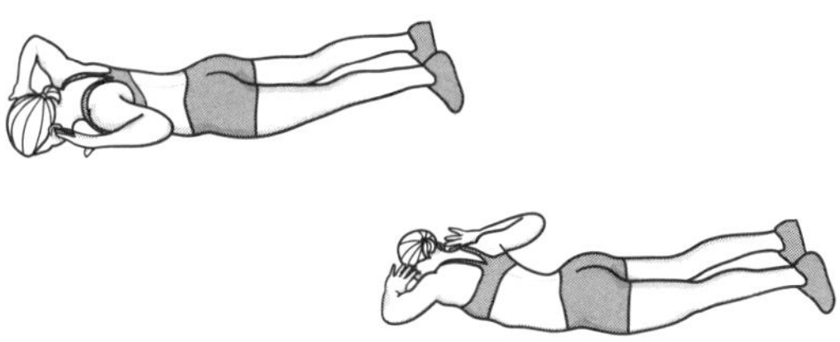

6 Eidechse mit am Kopf angelegten Armen

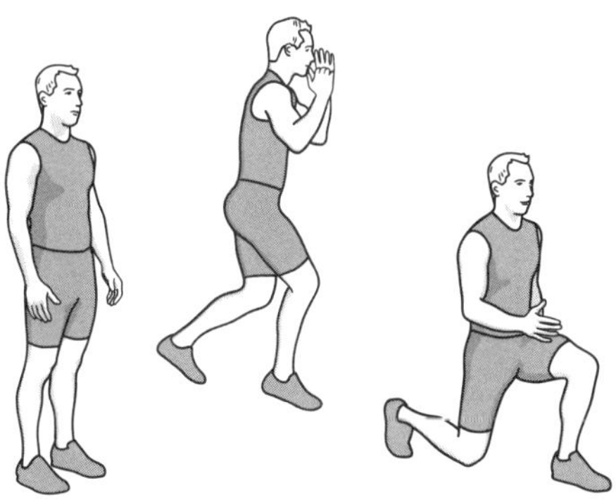

7 Gesprungener Ausfallschritt

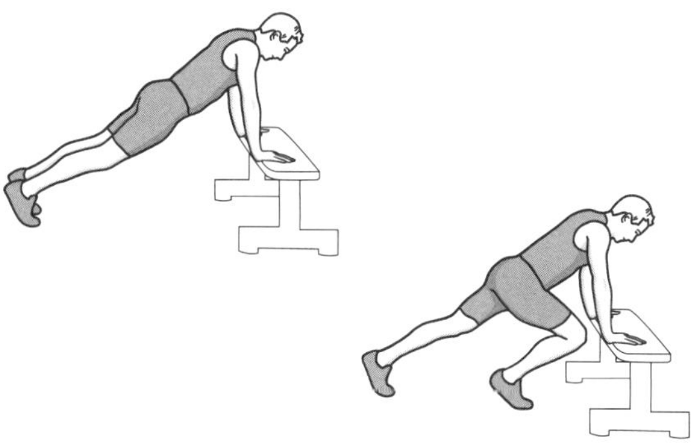

8 Bergsteiger erhöht

4 Ganzkörper-Tabata für Einsteiger 2

Dauer pro Runde: 4 Minuten, Rundenpause: 2–4 Minuten
Durchgänge: 1–3

1 2 3

	Übungen	Belastungszeit in Sek.	Belastungs-pause in Sek.	Intensi-tät	Seite
1	Scherensprung	20	10	1	123
2	Crunch mit vor der Brust verschränkten Armen	20	10	2	137
3	Seitstütz mit Hüftheben	20	10	2	133
4	Liegestütz mit abgelegten Knien	20	10	1	129
5	Liegende Rumpfrotation mit angewinkelten Beinen	20	10	2	134
6	Seitheben in Bauchlage	20	10	1	128
7	Brücke	20	10	1	126
8	Alternierendes Beinstrecken	20	10	1	134

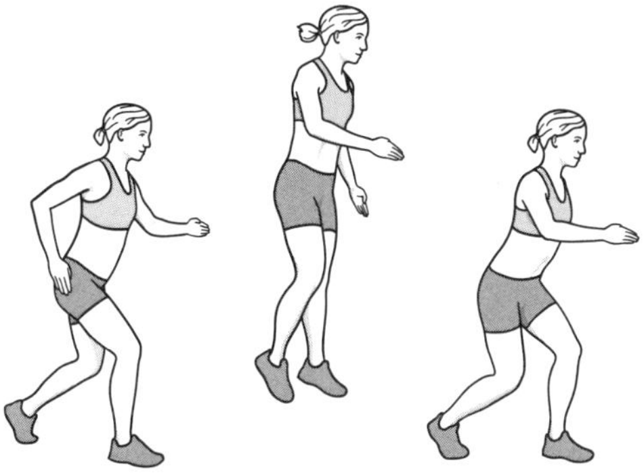

1 Scherensprung

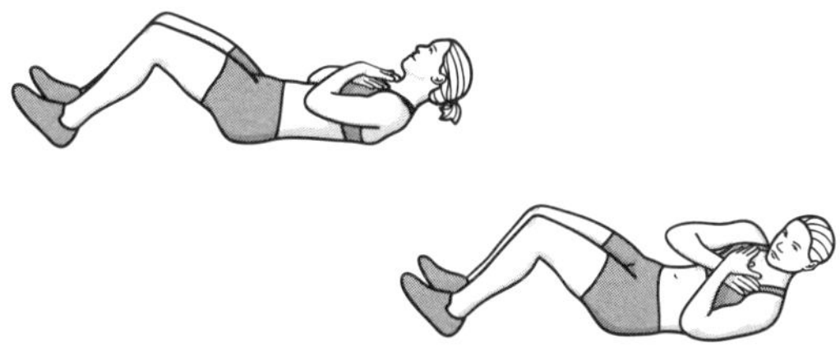

2 Crunch mit vor der Brust verschränkten Armen

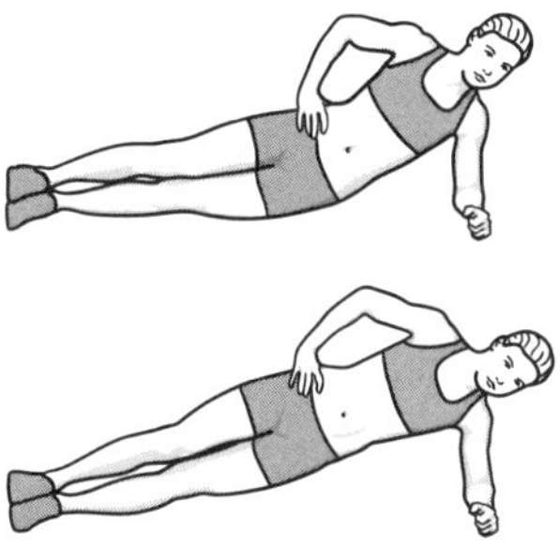

3 Seitstütz mit Hüftheben

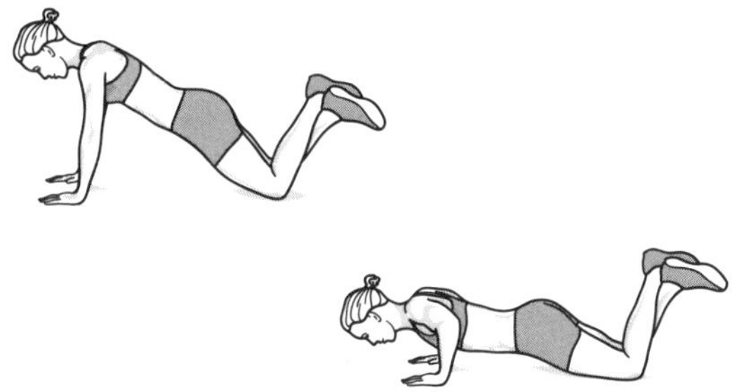

4 Liegestütz mit abgelegten Knien

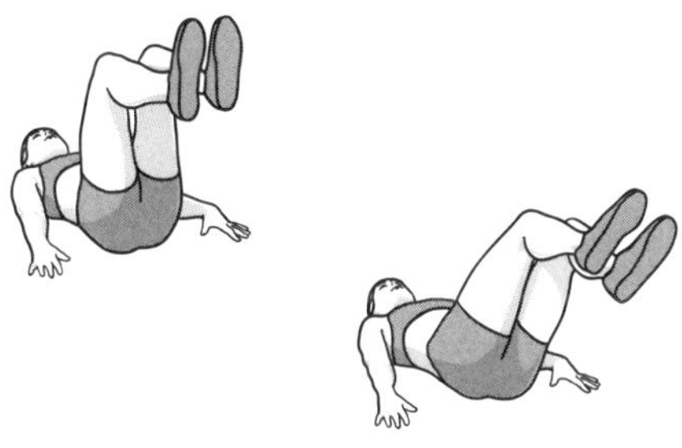

5 Liegende Rumpfrotation mit angewinkelten Beinen

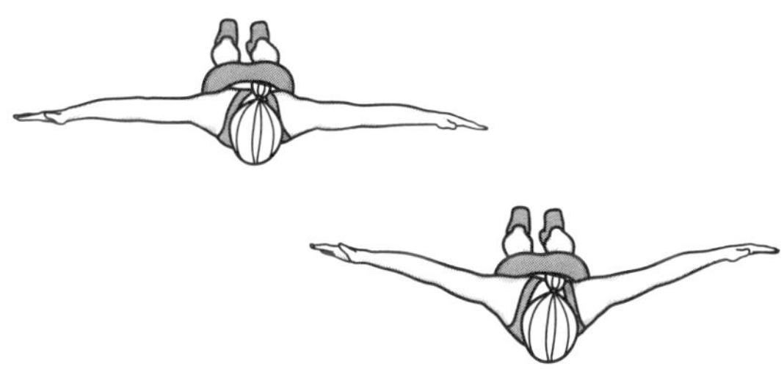

6 Seitheben in Bauchlage

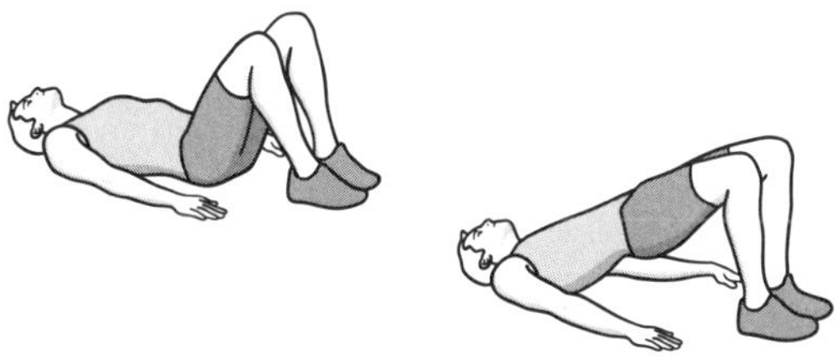

7 Brücke

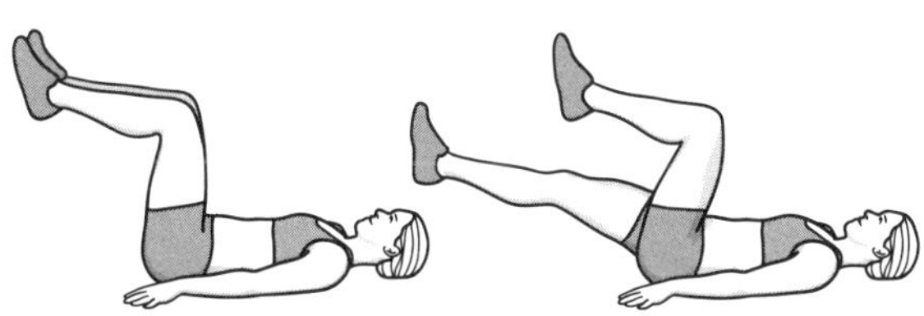

8 Alternierendes Beinstrecken

5 Ganzkörper-HIIT für Einsteiger 3

Dauer pro Runde: 12 Minuten, Rundenpause: 3–5 Minuten
Durchgänge: 1–3

1 2 3

	Übungen	Belastungszeit in Sek.	Belastungs-pause in Sek.	Intensi-tät	Seite
1	Seitlicher Ausfallschritt	45	45	1	124
2	Brücke	45	45	1	126
3	Ausfallschritt nach hinten	45	45	1	122
4	Frontstütz mit abgelegten Knien	45	45	1	131
5	Eidechse mit am Kopf angelegten Armen	45	45	2	135
6	Seitstütz mit abgelegtem Knie	45	45	1	133
7	Latdrücken in Rückenlage	45	45	1	127
8	Seitneigung	45	45	1	135

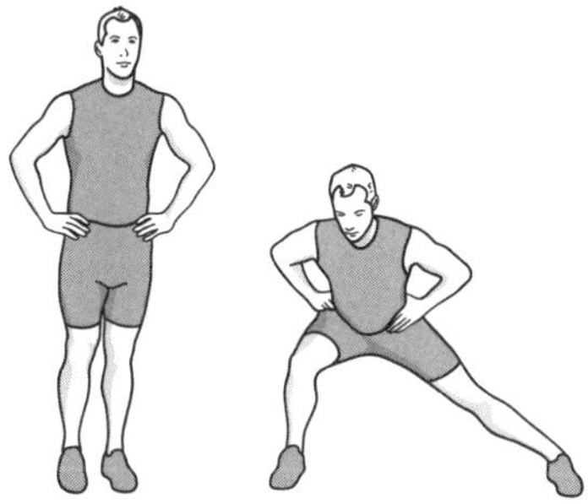

1 Seitlicher Ausfallschritt

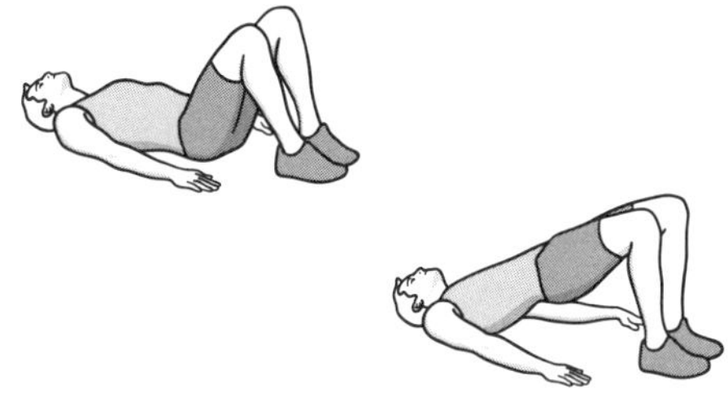

2 Brücke

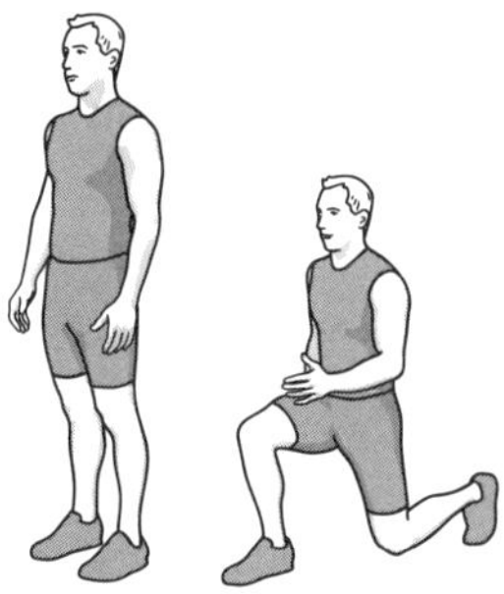

3 Ausfallschritt nach hinten

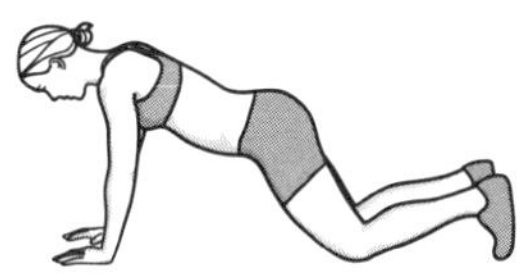

4 Frontstütz mit abgelegten Knien

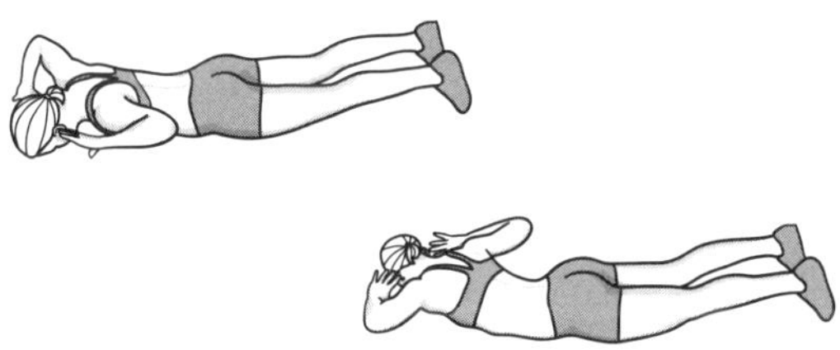

5 Eidechse mit am Kopf angelegten Armen

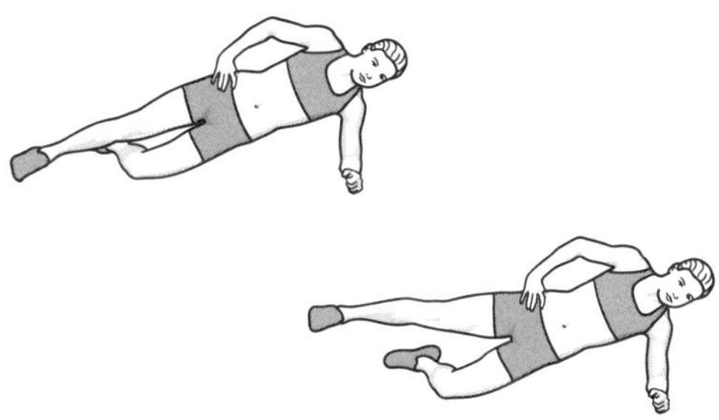

6 Seitstütz mit abgelegtem Knie

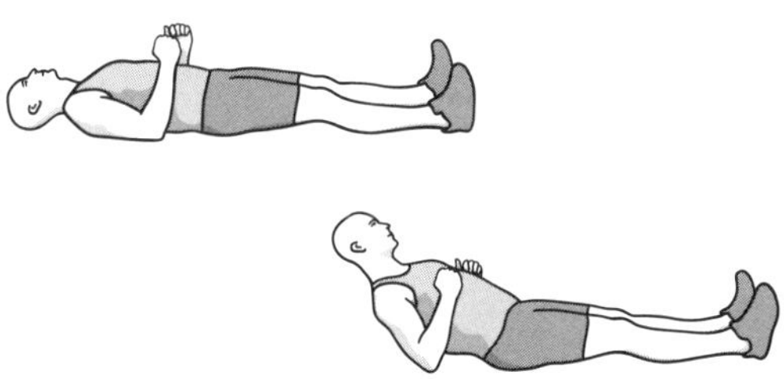

7 Latdrücken in Rückenlage

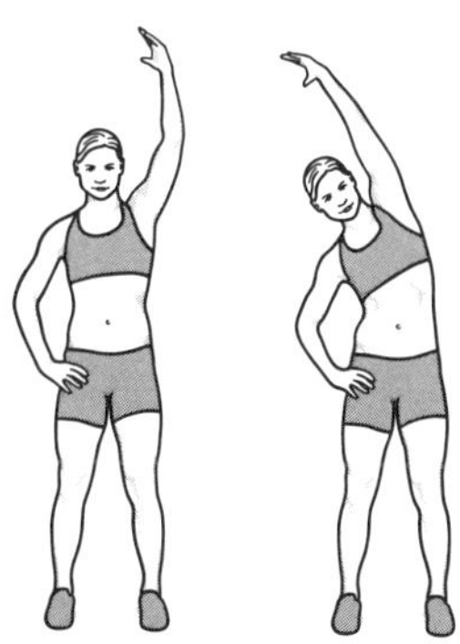

8 Seitneigung

6 Ganzkörper-Tabata für Einsteiger 3

Dauer pro Runde: 4 Minuten, Rundenpause: 2–4 Minuten
Durchgänge: 1–3
Benötigte Hilfsmittel: Gymnastikball, Gewicht

1 2 3

	Übungen	Belastungszeit in Sek.	Belastungspause in Sek.	Intensität	Seite
1	Latdrücken in Rückenlage	20	10	1	127
2	Liegestütz mit abgelegten Knien	20	10	1	129
3	Überkopfziehen mit gebeugten Armen	20	10	1	130
4	Eidechse mit am Kopf angelegten Armen	20	10	2	135
5	Hüftbeugung im Vierfüßlerstand	20	10	1	132
6	Bergsteiger stehend	20	10	1	139
7	Brücke	20	10	1	126
8	Gesprungener Ausfallschritt	20	10	2	123

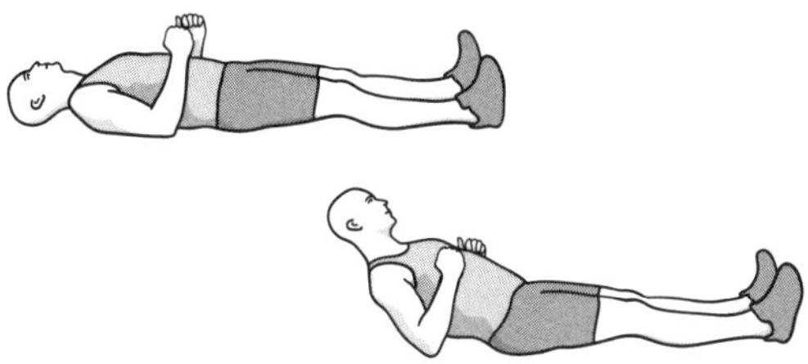

1 Latdrücken in Rückenlage

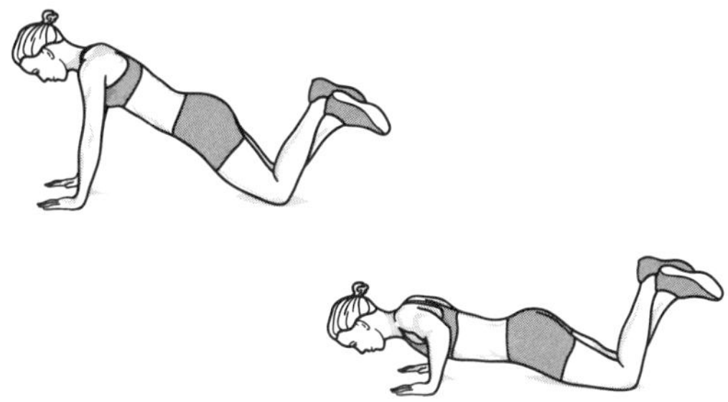

2 Liegestütz mit abgelegten Knien

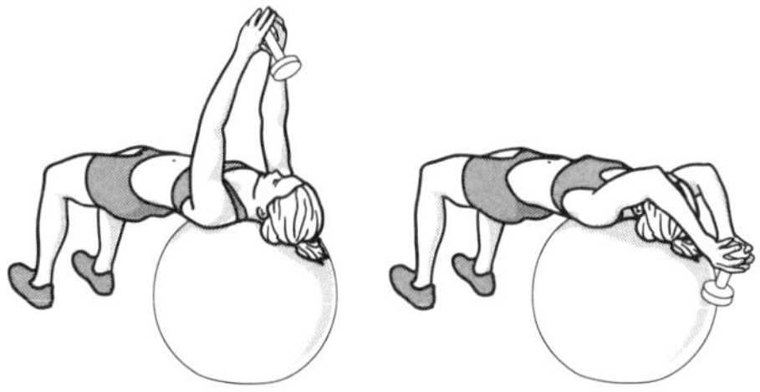

3 Überkopfziehen mit gebeugten Armen

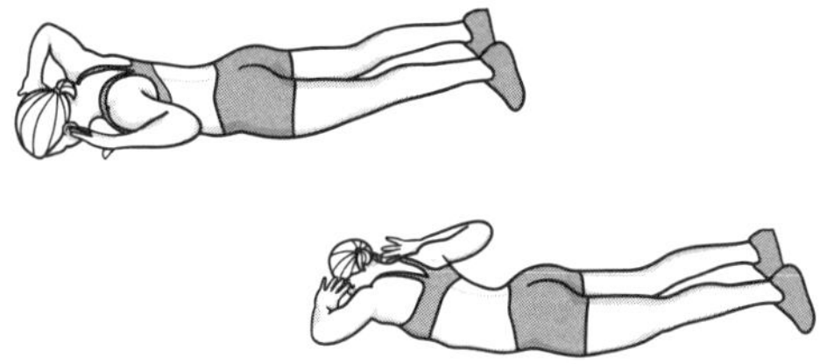

4 Eidechse mit am Kopf angelegten Armen

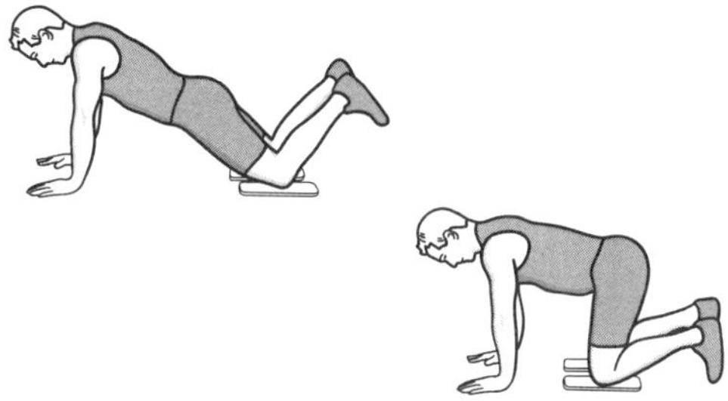

5 Hüftbeugung im Vierfüßlerstand

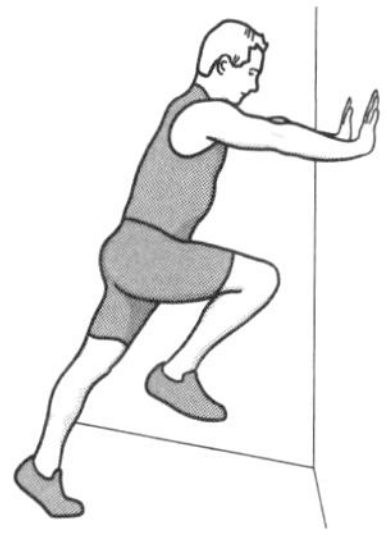

6 Bergsteiger stehend

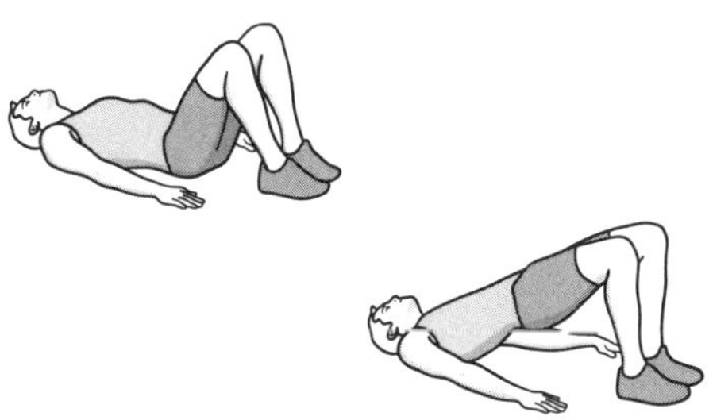

7 Brücke

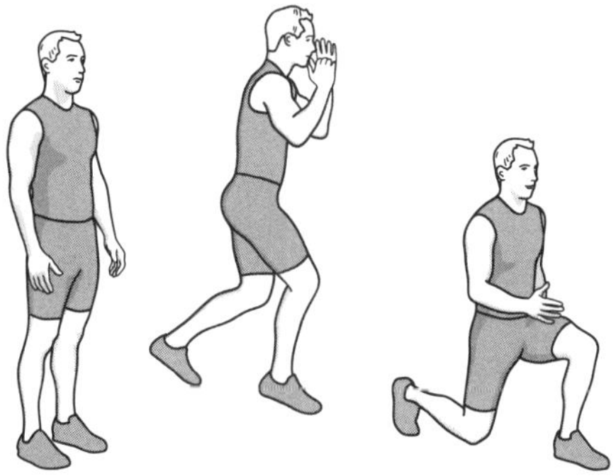

8 Gesprungener Ausfallschritt

7 Ganzkörper-HIIT für Fortgeschrittene 1

Dauer pro Runde: 8 Minuten, Rundenpause: 2–4 Minuten
Durchgänge: 1–3
Benötigte Hilfsmittel: Gewicht/Wasserkasten, Medizinball

1 2 3

	Übungen	Belastungszeit in Sek.	Belastungs-pause in Sek.	Inten-sität	Seite
1	Rudern im Stand	30	30	1	127
2	Ausfallschritt nach vorn	30	30	2	122
3	Hampelmann	30	30	2	138
4	Paddeln in Bauchlage	30	30	2	128
5	Seitstütz mit Hüftheben	30	30	2	133
6	Crunch mit vor der Brust verschränkten Armen	30	30	2	137
7	Frontstütz mit abgelegten Knien und Armheben	30	30	2	131
8	Rotationswurf seitlich	30	30	2	143

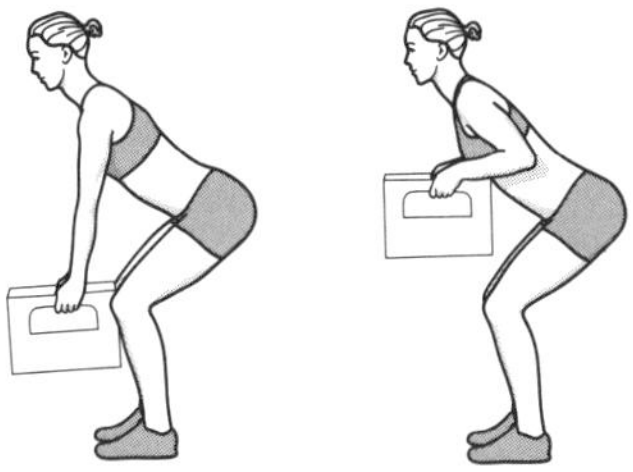

1 Rudern im Stand

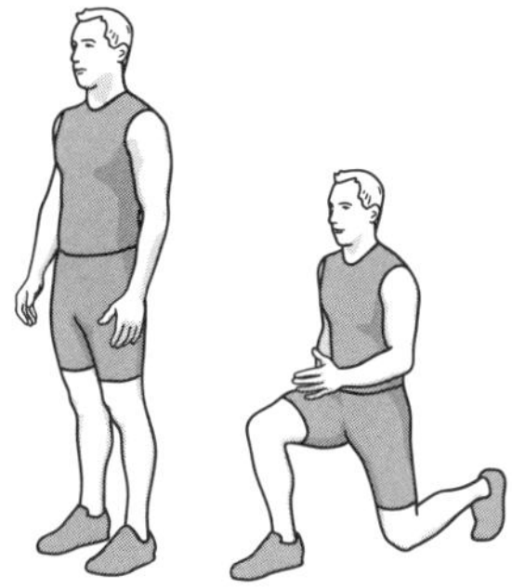

2 Ausfallschritt nach vorn

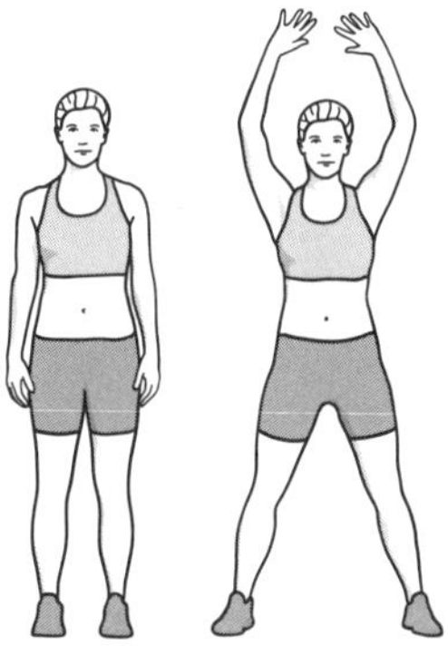

3 Hampelmann

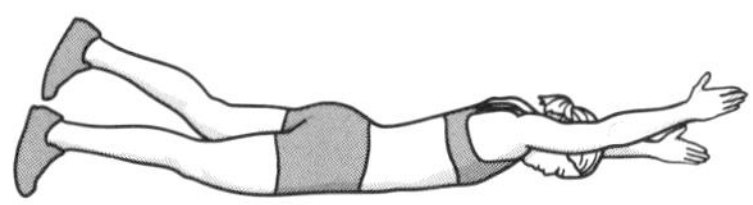

4 Paddeln in Bauchlage

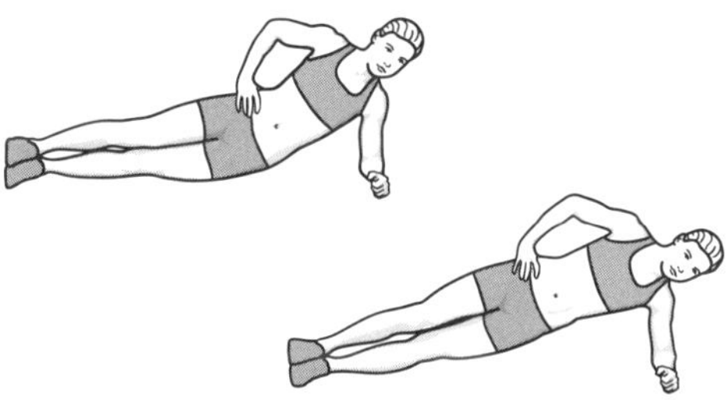

5 Seitstütz mit Hüftheben

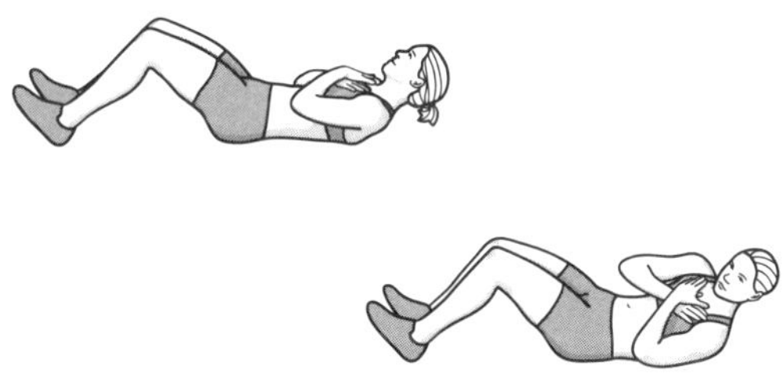

6 Crunch mit vor der Brust verschränkten Armen

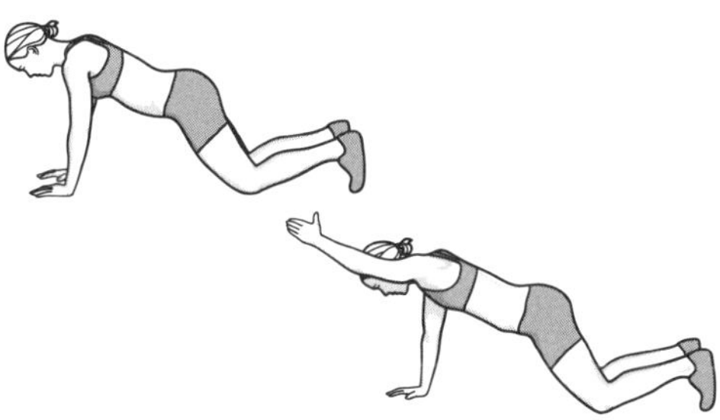

7 Frontstütz mit abgelegten Knien und Armheben

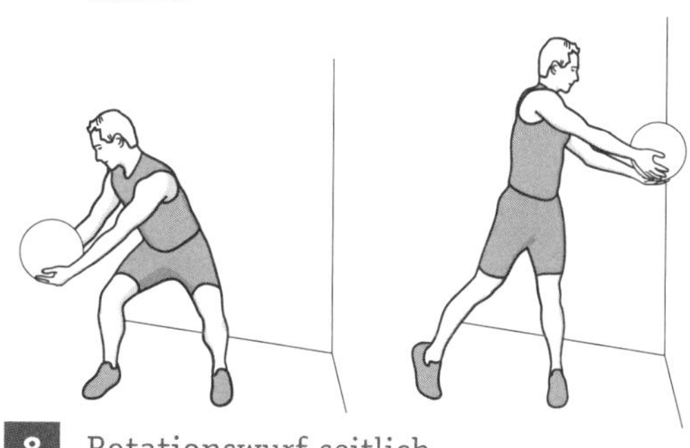

8 Rotationswurf seitlich

8 Ganzkörper-Tabata für Fortgeschrittene 1

Dauer pro Runde: 4 Minuten, Rundenpause: 1–3 Minuten
Durchgänge: 1–3
Benötigte Hilfsmittel: Gewicht/Wasserkasten, Kiste, Bank oder andere Erhöhung

1 2 3

	Übungen	Belastungszeit in Sek.	Belastungs-pause in Sek.	Inten-sität	Seite
1	Seitlicher Ausfallschritt	20	10	1	124
2	Rudern im Stand	20	10	2	127
3	Bergsteiger erhöht	20	10	2	139
4	Eidechse mit alternierendem Armstrecken	20	10	3	136
5	Crunch mit vor der Brust verschränkten Armen	20	10	2	137
6	Seitlicher Wechselsprung	20	10	3	124
7	Liegende Rumpfrotation mit gestreckten Beinen	20	10	3	135
8	Ausfallschrittsprung	20	10	3	122

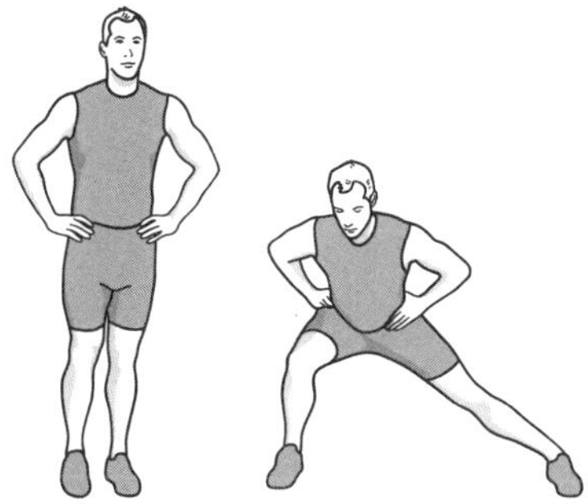

1 Seitlicher Ausfallschritt

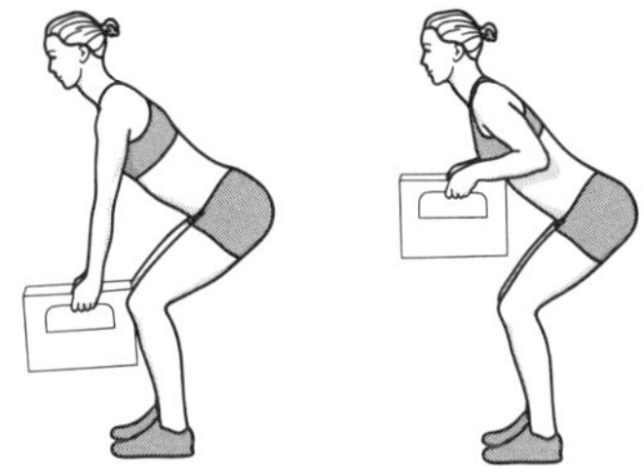

2 Rudern im Stand

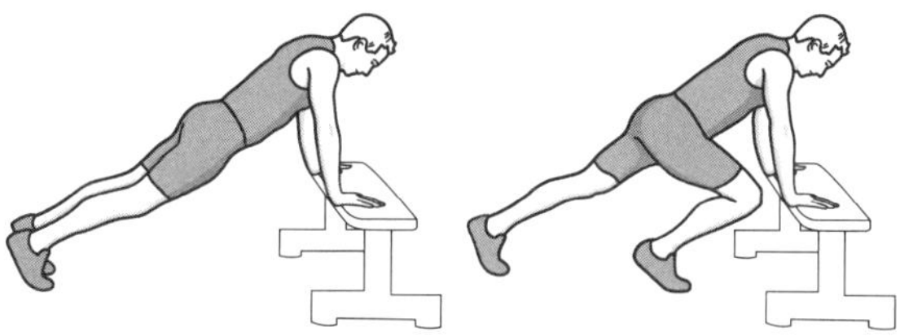

3 Bergsteiger erhöht

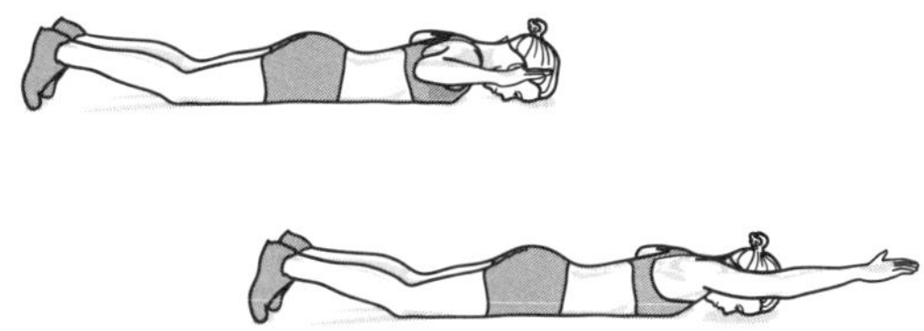

4 Eidechse mit alternierendem Armstrecken

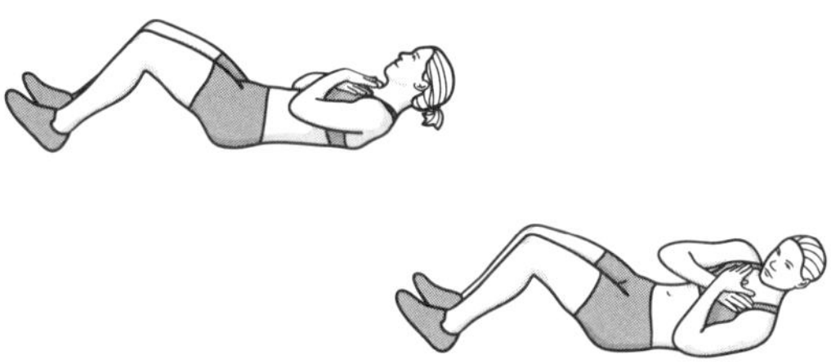

5 Crunch mit vor der Brust verschränkten Armen

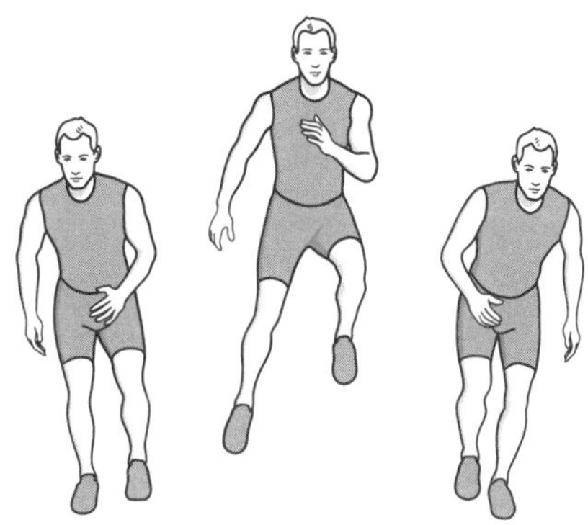

6 Seitlicher Wechselsprung

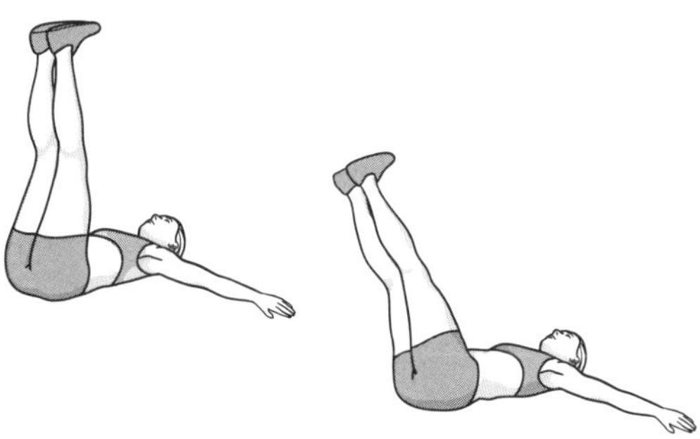

7 Liegende Rumpfrotation mit gestreckten Beinen

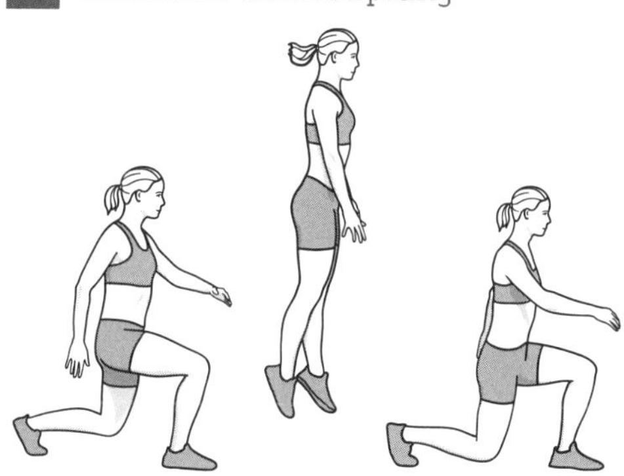

8 Ausfallschrittsprung

9 Ganzkörper-HIIT für Fortgeschrittene 2

Dauer pro Runde: 7 Minuten, Rundenpause: 3–5 Minuten
Durchgänge: 1–3
Benötigte Hilfsmittel: Medizinball, Handtuch

1 **2** 3

	Übungen	Belastungszeit in Sek.	Belastungs-pause in Sek.	Intensi-tät	Seite
1	Scherensprung	30	20	1	123
2	Alternierendes Beinstrecken	30	20	1	134
3	Rotationswurf frontal	30	20	1	142
4	Crunch mit gestreckten Armen	30	20	1	136
5	Seitheben in Bauchlage	30	20	1	128
6	Gesprungener Ausfallschritt	30	20	2	123
7	Frontstütz mit abgelegten Knien	30	20	1	131
8	Hüftbeugung im Vierfüßlerstand	30	20	1	132

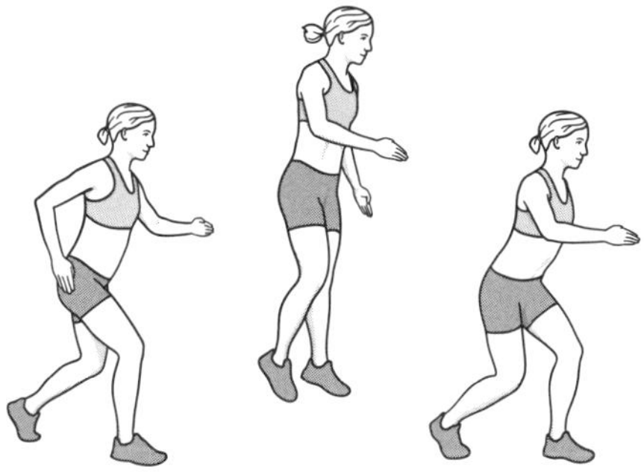

1 Scherensprung

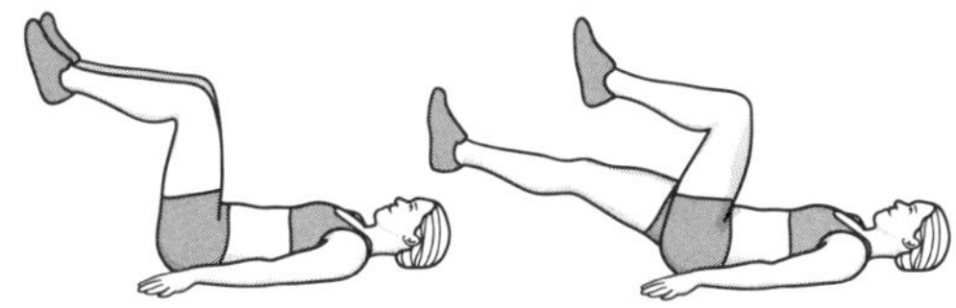

2 Alternierendes Beinstrecken

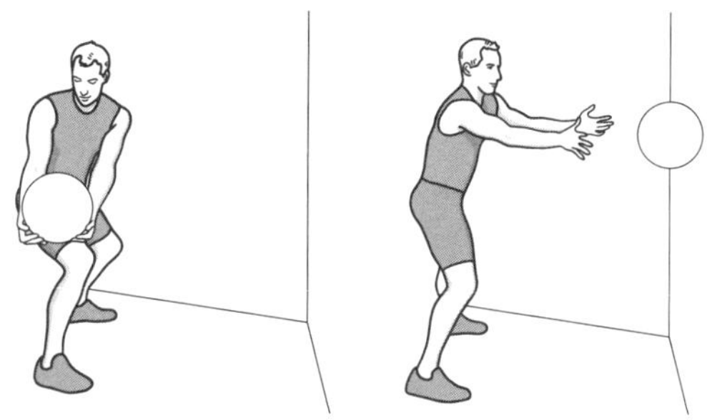

3 Rotationswurf frontal

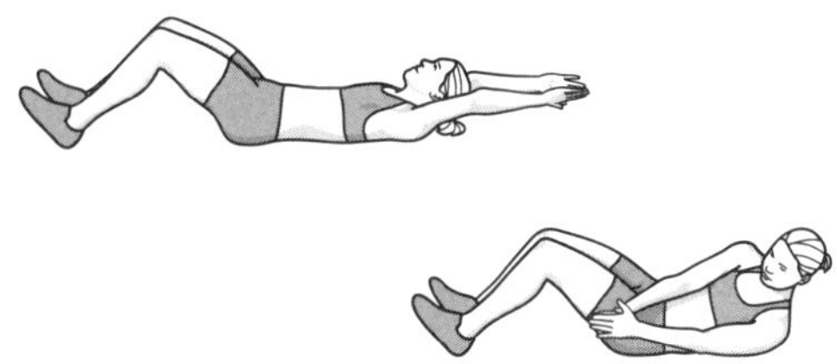

4 Crunch mit gestreckten Armen

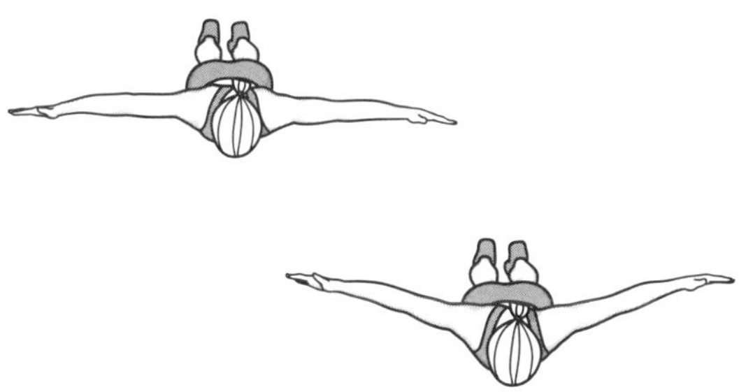

5 Seitheben in Bauchlage

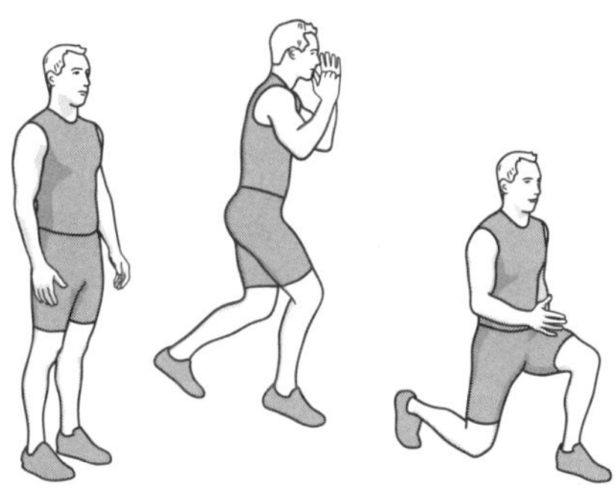

6 Gesprungener Ausfallschritt

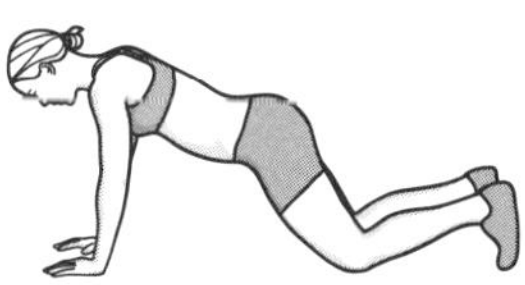

7 Frontstütz mit abgelegten Knien

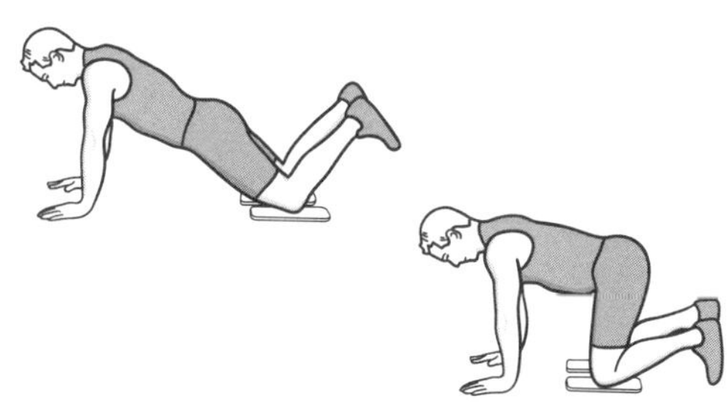

8 Hüftbeugung im Vierfüßlerstand

10 Ganzkörper-Tabata für Fortgeschrittene 2

Dauer pro Runde: 4 Minuten, Rundenpause: 1–3 Minuten
Durchgänge: 1–3
Benötigte Hilfsmittel: Kiste, Bank oder andere Erhöhung

1 **2** 3

	Übungen	Belastungszeit in Sek.	Belastungs-pause in Sek.	Intensi-tät	Seite
1	Gesprungener Ausfallschritt	20	10	2	123
2	Crunch mit am Kopf angelegten Armen	20	10	3	137
3	Seitstütz mit Beinheben	20	10	3	134
4	Liegestütz erhöht	20	10	2	129
5	Liegende Rumpfrotation mit gestreckten Beinen	20	10	3	135
6	Paddeln in Bauchlage	20	10	2	128
7	Einbeinige Brücke	20	10	2	126
8	Liegende Rumpfrotation mit angewinkelten Beinen	20	10	2	134

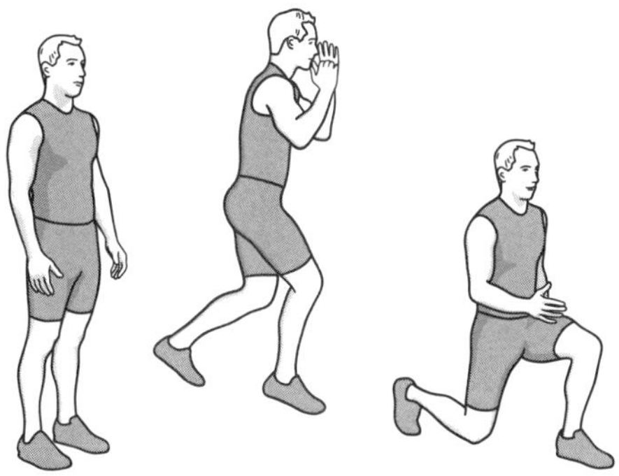

1 Gesprungener Ausfallschritt

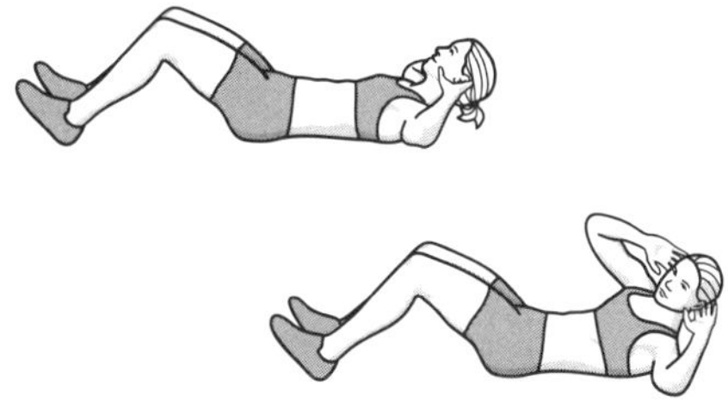

2 Crunch mit am Kopf angelegten Armen

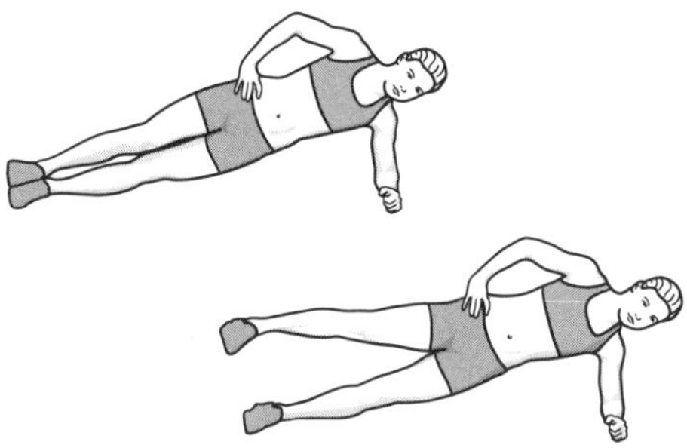

3 Seitstütz mit Beinheben

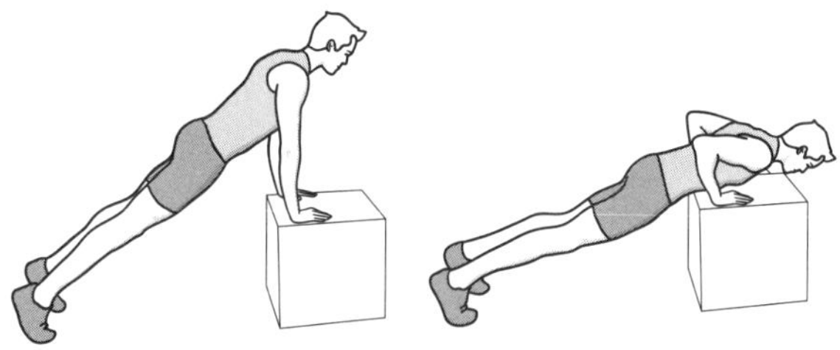

4 Liegestütz erhöht

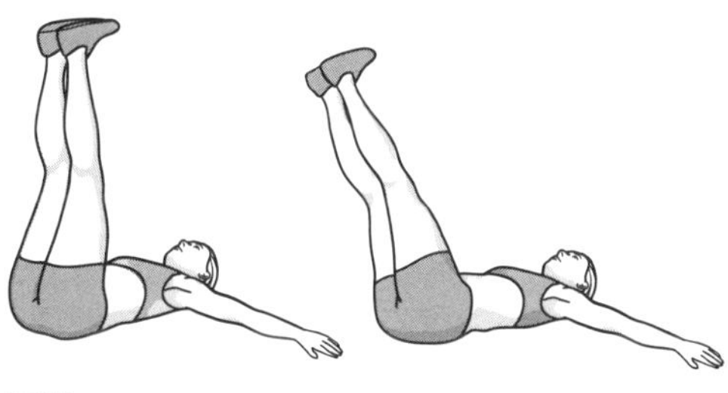

5 Liegende Rumpfrotation mit gestreckten Beinen

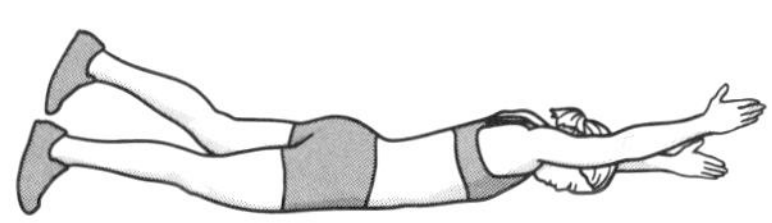

6 Paddeln in Bauchlage

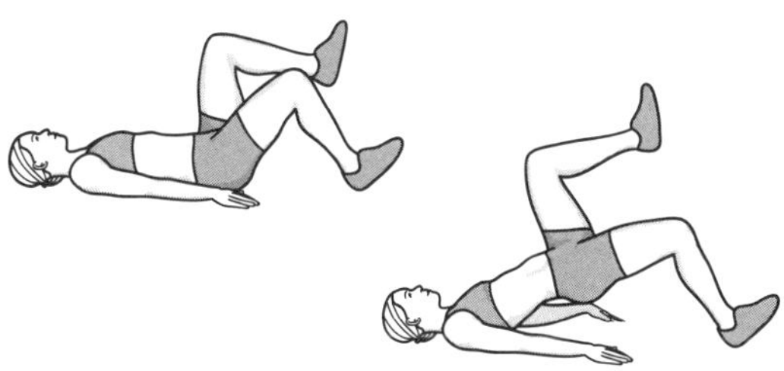

7 Einbeinige Brücke

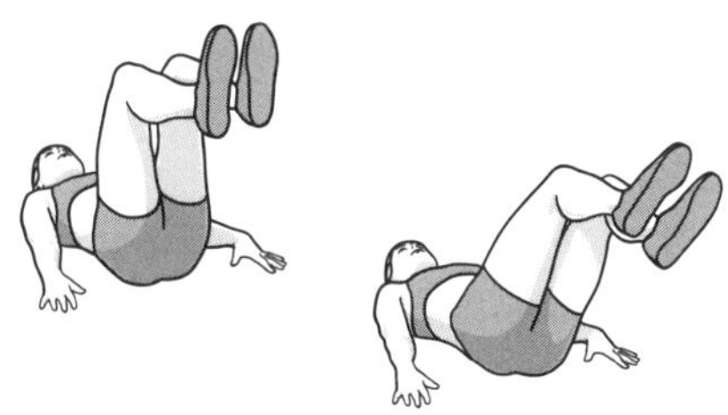

8 Liegende Rumpfrotation mit angewinkelten Beinen

11 Ganzkörper-HIIT für Fortgeschrittene 3

Dauer pro Runde: 12 Minuten, Rundenpause: 3–5 Minuten
Durchgänge: 1–3
Benötigte Hilfsmittel: Miniband

1 **2** 3

	Übungen	Belastungszeit in Sek.	Belastungs-pause in Sek.	Intensi-tät	Seite
1	Hampelmann	45	45	2	138
2	Eidechse mit alternierendem Armstrecken	45	45	3	136
3	Frontstütz mit abgelegten Knien	45	45	1	131
4	Seitlicher Ausfallschritt	45	45	1	124
5	Seitstütz mit Hüftheben	45	45	2	133
6	Seitliches Gehen mit gestreckten Knien	45	45	1	125
7	Seitlicher Ausfallschritt mit überkopf gestreckten Armen	45	45	2	124
8	Crunch mit gestreckten Armen	45	45	1	136

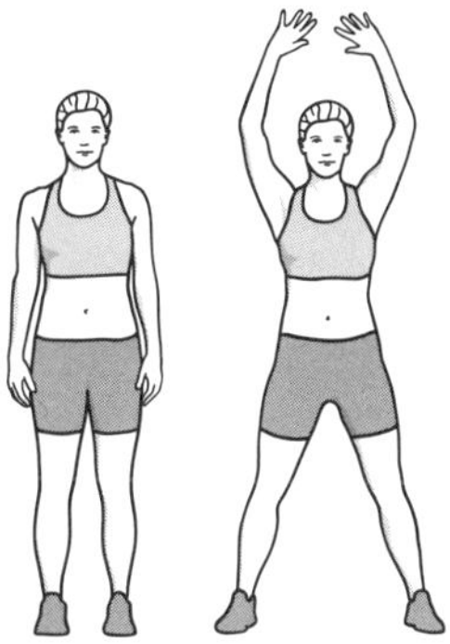

1 Hampelmann

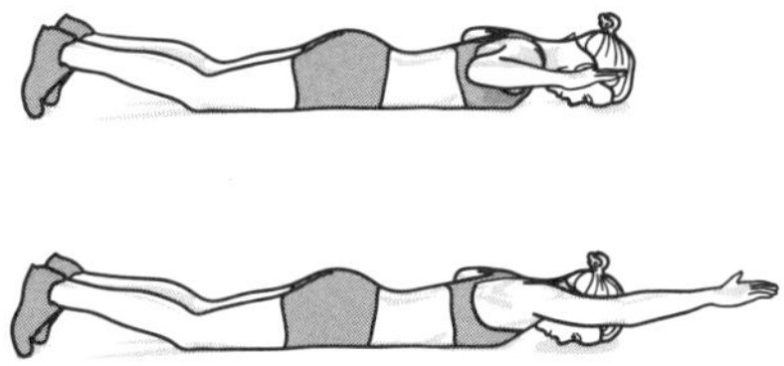

2 Eidechse mit alternierendem Armstrecken

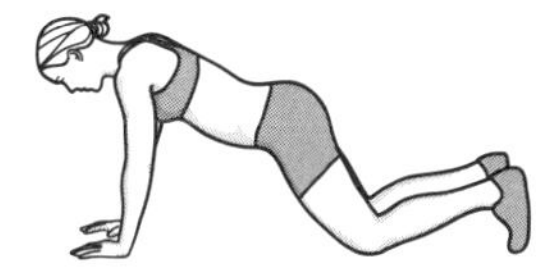

3 Frontstütz mit abgelegten Knien

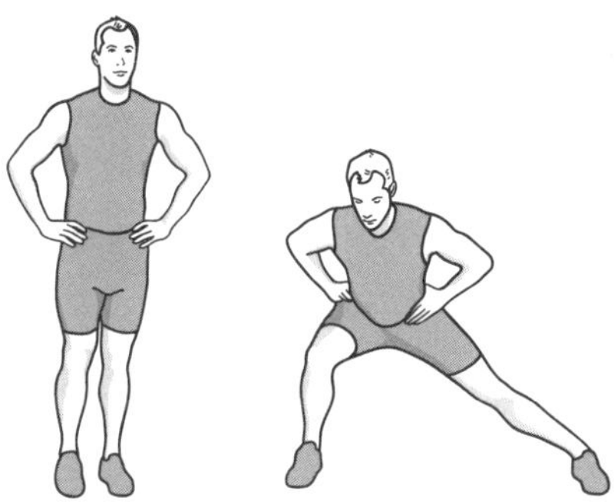

4 Seitlicher Ausfallschritt

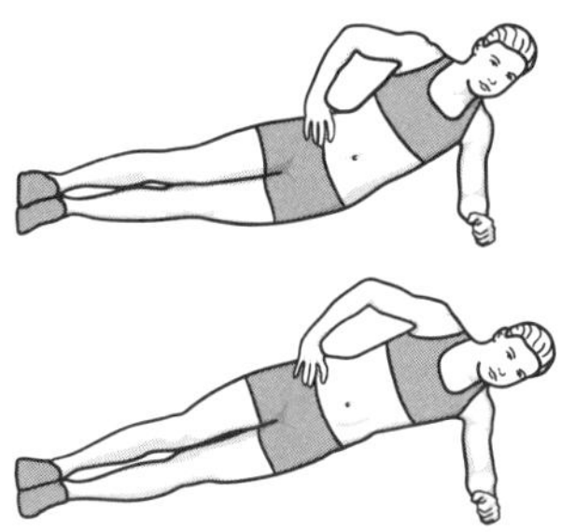

5 Seitstütz mit Hüftheben

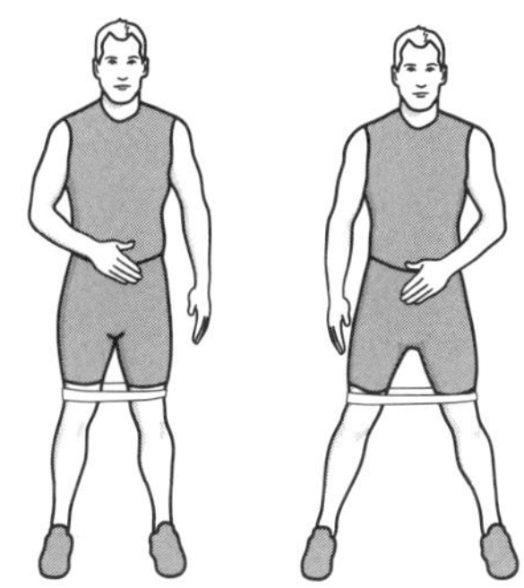

6 Seitliches Gehen mit gestreckten Knien

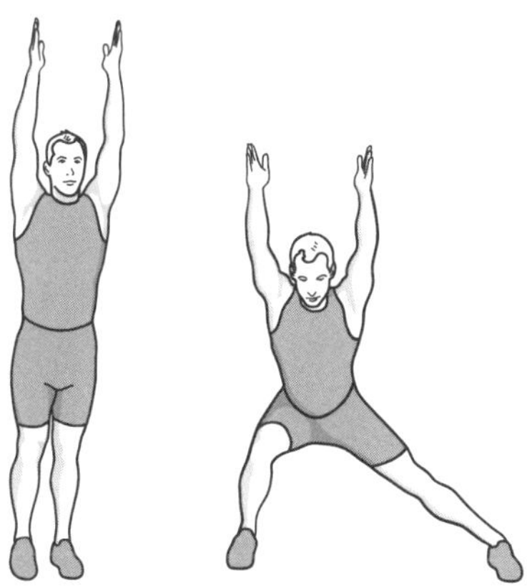

7 Seitlicher Ausfallschritt mit überkopf gestreckten Armen

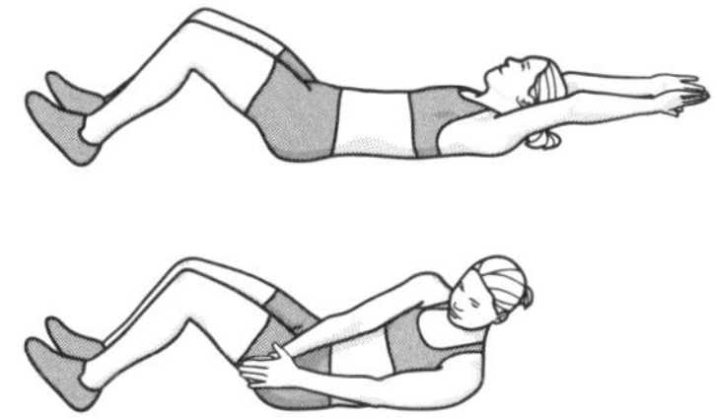

8 Crunch mit gestreckten Armen

12 Ganzkörper-Tabata für Fortgeschrittene 3

Dauer pro Runde: 4 Minuten, Rundenpause: 1–3 Minuten
Durchgänge: 1–3
Benötigte Hilfsmittel: Gewicht/Wasserkasten, Kiste, Bank oder andere Erhöhung, Gymnastikball, Medizinball, Handtuch

1 **2** 3

	Übungen	Belastungszeit in Sek.	Belastungspause in Sek.	Intensität	Seite
1	Rudern im Stand	20	10	2	127
2	Liegestütz erhöht	20	10	2	129
3	Überkopfziehen mit gestreckten Armen	20	10	2	130
4	Eidechse mit alternierendem Armstrecken	20	10	3	136
5	Hüftbeugung	20	10	2	132
6	Bergsteiger erhöht	20	10	2	139
7	Einbeinige Brücke	20	10	2	126
8	Rotationswurf seitlich in tiefem Ausfallschritt	20	10	3	143

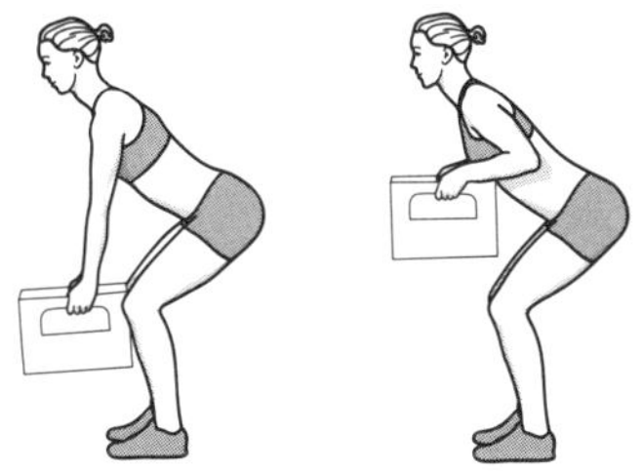

1 Rudern im Stand

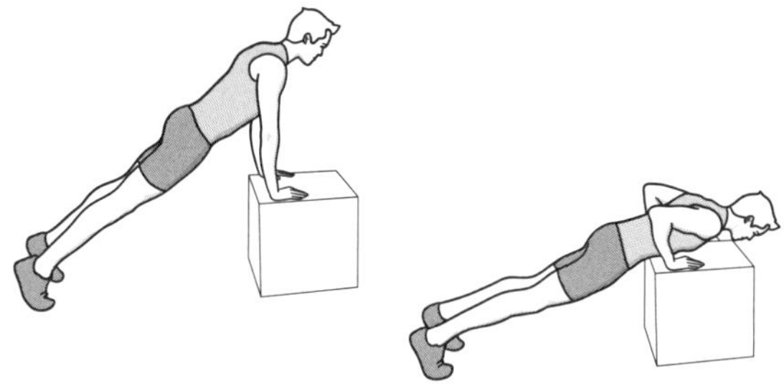

2 Liegestütz erhöht

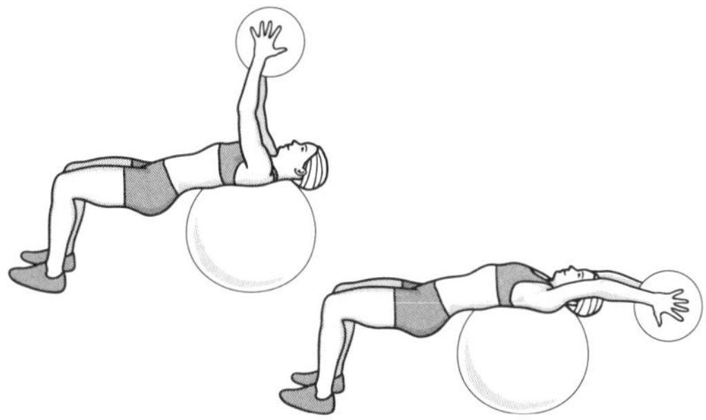

3 Überkopfziehen mit gestreckten Armen

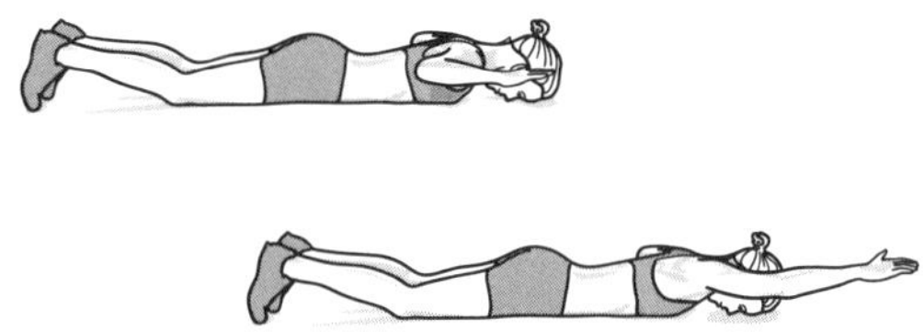

4 Eidechse mit alternierendem Armstrecken

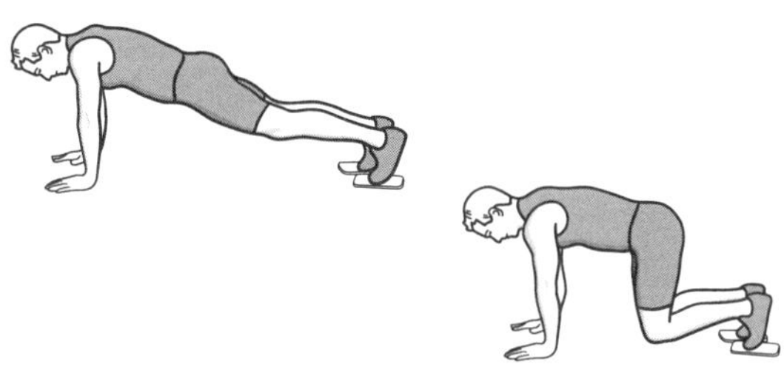

5 Hüftbeugung

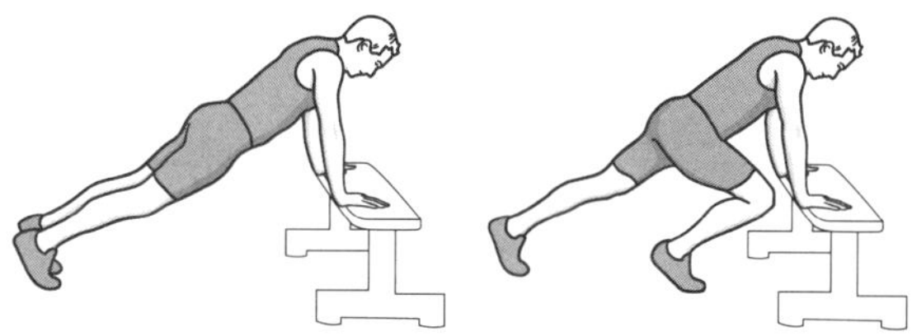

6 Bergsteiger erhöht

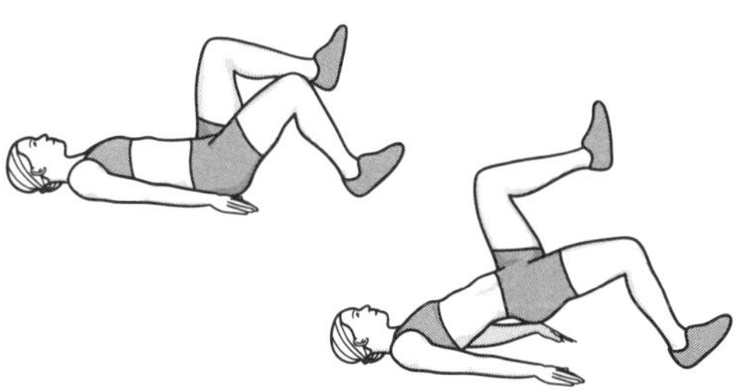

7 Einbeinige Brücke

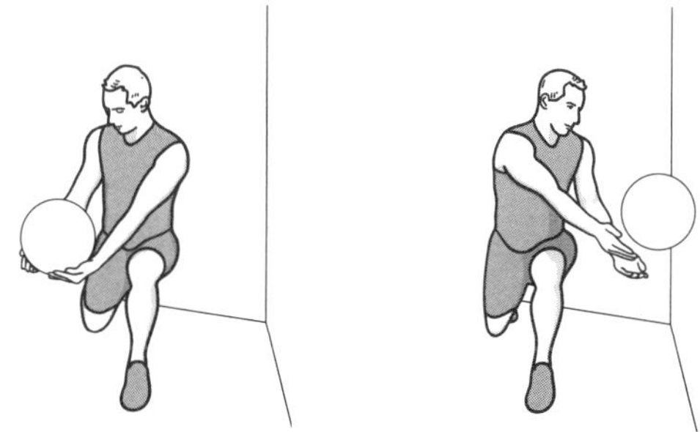

8 Rotationswurf seitlich in tiefem Ausfallschritt

13 Ganzkörper-HIIT für Profis 1

Dauer pro Runde: 8 Minuten, Rundenpause: 1–3 Minuten

1 2 **3**

Durchgänge: 1–3

Benötigte Hilfsmittel: Kiste, Bank oder andere Erhöhung, Hürde, Miniband, Medizinball

	Übungen	**Belastungszeit in Sek.**	**Belastungs-pause in Sek.**	**Intensi-tät**	**Seite**
1	Bergsteiger erhöht	30	30	2	139
2	Armheben in Bauchlage	30	30	3	128
3	Hürden-Hocksprung	30	30	3	138
4	Liegende Rumpfrotation mit gestreckten Beinen	30	30	3	135
5	Seitlicher Wechselsprung mit Miniband	30	30	3	125
6	Gehaltene Brücke mit alternierendem Beinheben	30	30	3	126
7	Ausfallschrittsprung	30	30	3	122
8	Überkopfwurf mit tiefem Ausfallschritt	30	30	3	142

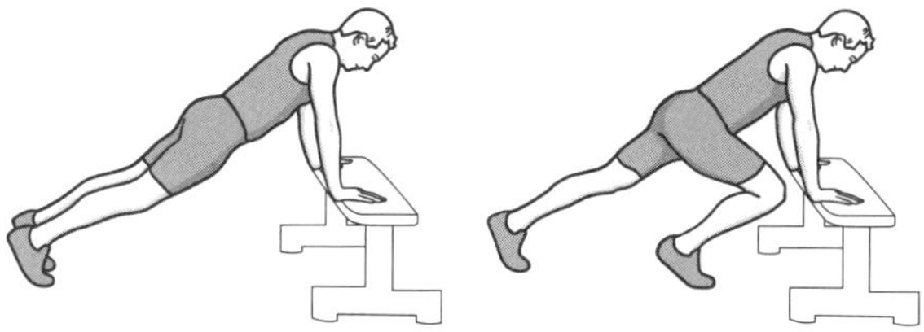

1 Bergsteiger erhöht

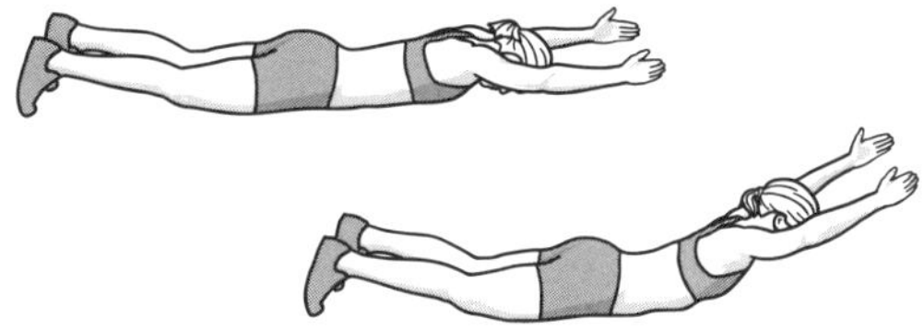

2 Armheben in Bauchlage

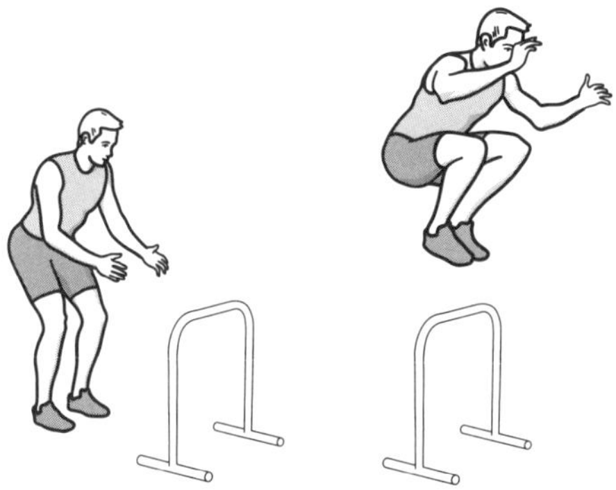

3 Hürden-Hocksprung

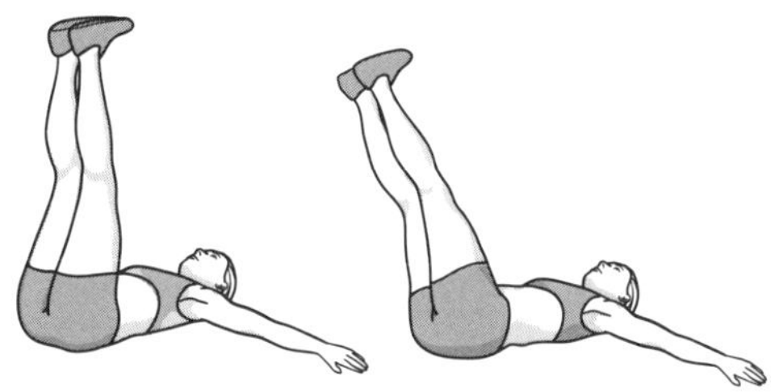

4 Liegende Rumpfrotation mit gestreckten Beinen

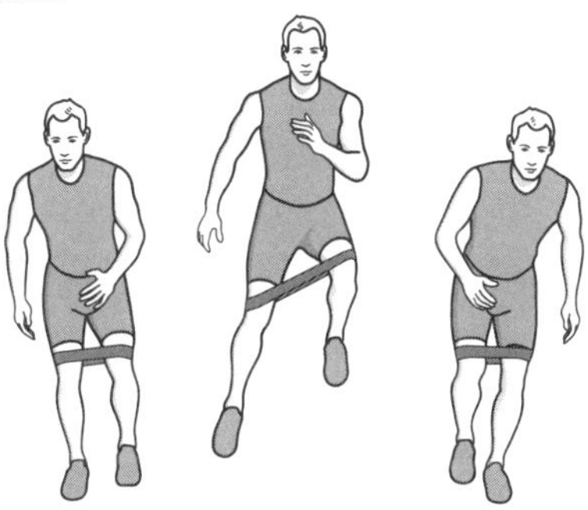

5 Seitlicher Wechselsprung mit Miniband

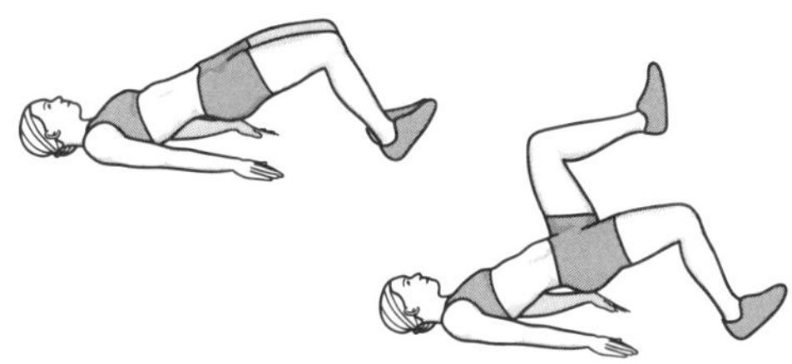

6 Gehaltene Brücke mit alternierendem Beinheben

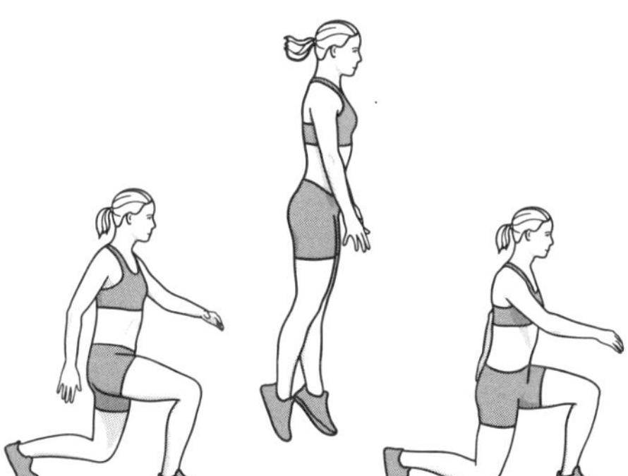

7 Ausfallschrittsprung

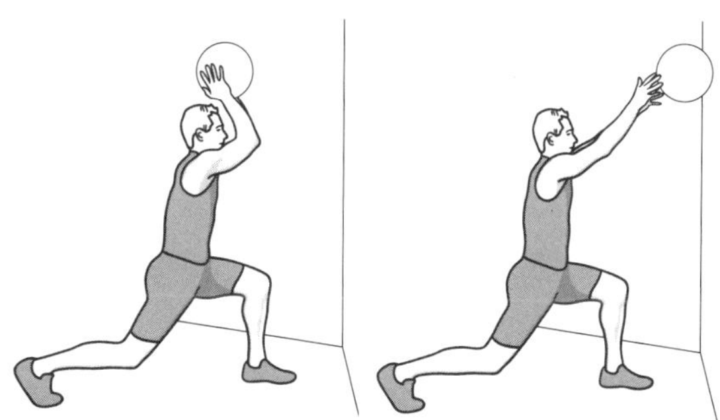

8 Überkopfwurf mit tiefem Ausfallschritt

14 Ganzkörper-Tabata für Profis 1

Dauer pro Runde: 4 Minuten, Rundenpause: 1–2 Minuten
Durchgänge: 1–3
Benötigte Hilfsmittel: Sprungseil, Miniband, Medizinball

1 2 **3**

	Übungen	Belastungszeit in Sek.	Belastungs-pause in Sek.	Intensität	Seite
1	Seilspringen	20	10	1	138
2	Rudern am Tisch	20	10	3	127
3	Bergsteiger	20	10	3	139
4	Eidechse mit am Kopf angelegten Armen	20	10	2	135
5	Crunch mit am Kopf angelegten Armen	20	10	3	137
6	Seitliches Gehen mit gebeugten Knien	20	10	2	125
7	Eidechse mit alternierendem Armstrecken	20	10	3	136
8	Rotationswurf seitlich	20	10	2	143

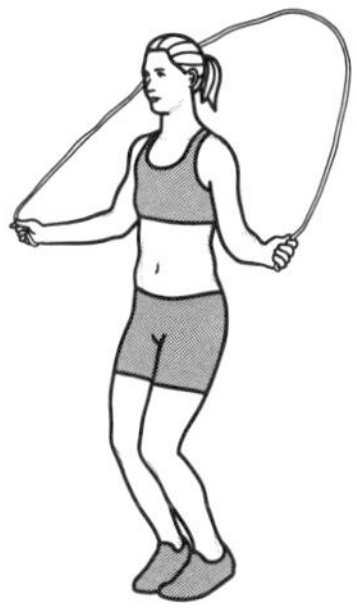

1 Seilspringen

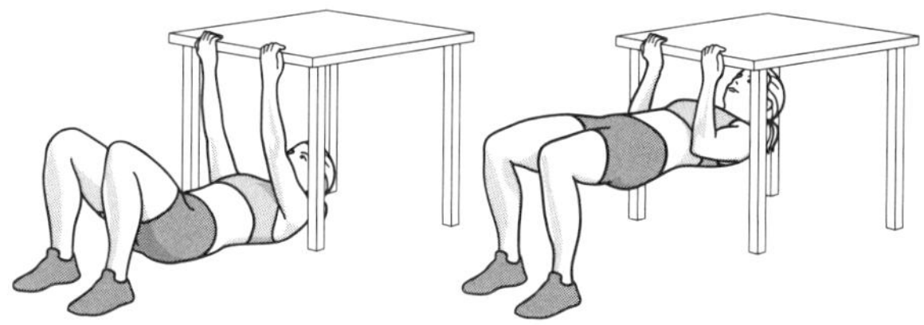

2 Rudern am Tisch

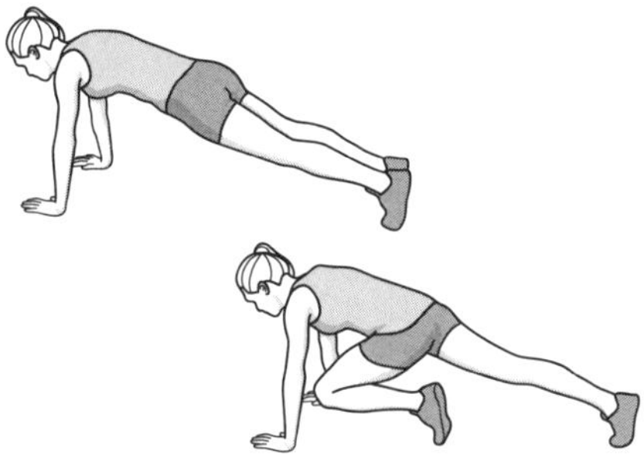

3 Bergsteiger

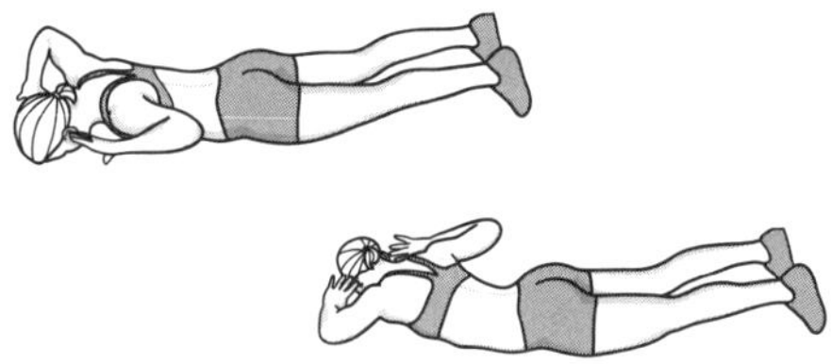

4 Eidechse mit am Kopf angelegten Armen

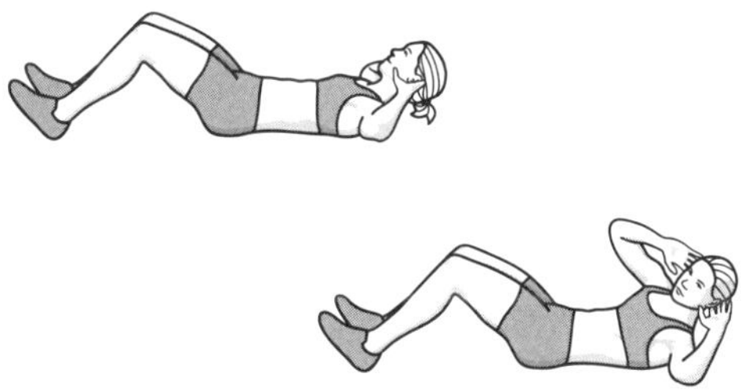

5 Crunch mit am Kopf angelegten Armen

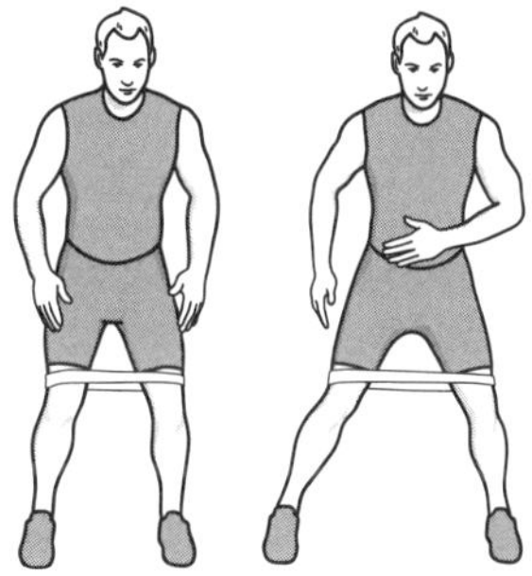

6 Seitliches Gehen mit gebeugten Knien

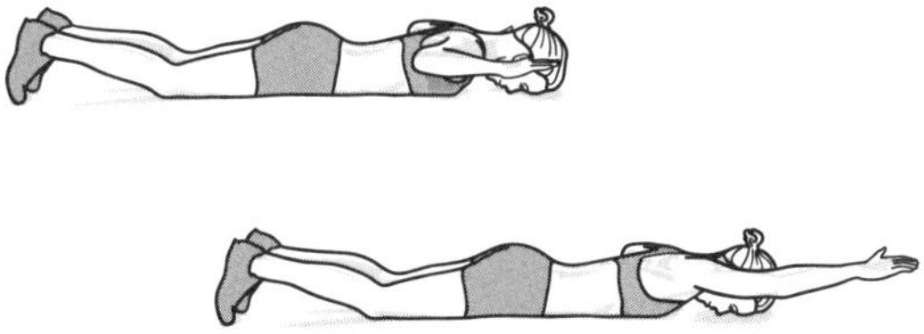

7 Eidechse mit alternierendem Armstrecken

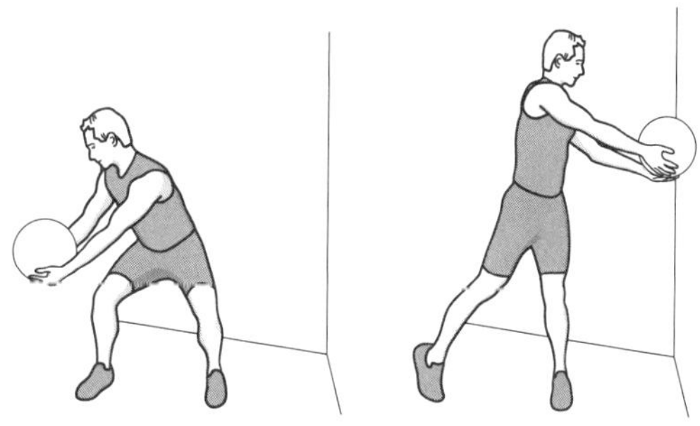

8 Rotationswurf seitlich

15 Ganzkörper-HIIT für Profis 2

Dauer pro Runde: 7 Minuten, Rundenpause: 3–4 Minuten
Durchgänge: 1–3
Benötigte Hilfsmittel: Miniband, Medizinball

1 2 **3**

	Übungen	Belastungszeit in Sek.	Belastungspause in Sek.	Intensität	Seite
1	Seitliches Gehen mit gebeugten Knien	30	20	2	125
2	Bergsteiger	30	20	3	139
3	Überkopfwurf mit tiefem Ausfallschritt	30	20	3	142
4	Ausfallschritt mit Rotation	30	20	1	140
5	Einbeinige Brücke	30	20	2	126
6	Seitlicher Wechselsprung mit Miniband	30	20	3	125
7	Seitstütz mit Beinheben	30	20	3	134
8	Rotationswurf frontal	30	20	1	142

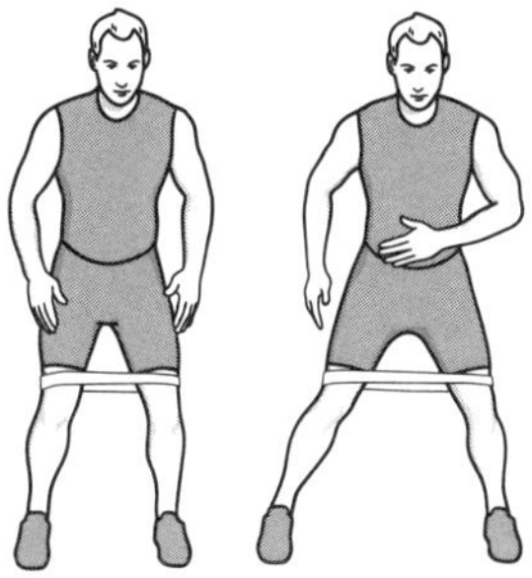

1 Seitliches Gehen mit gebeugten Knien

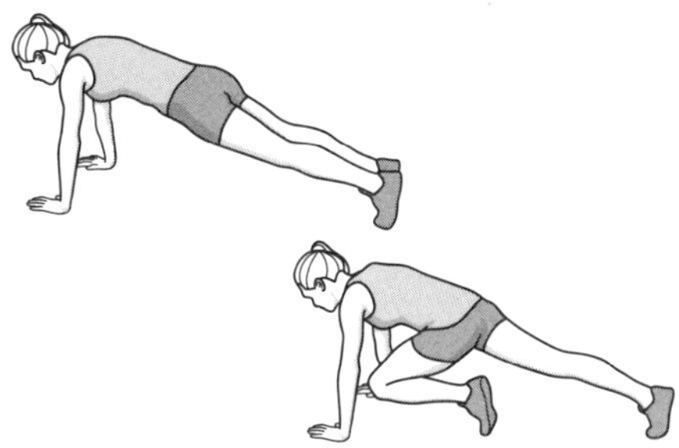

2 Bergsteiger

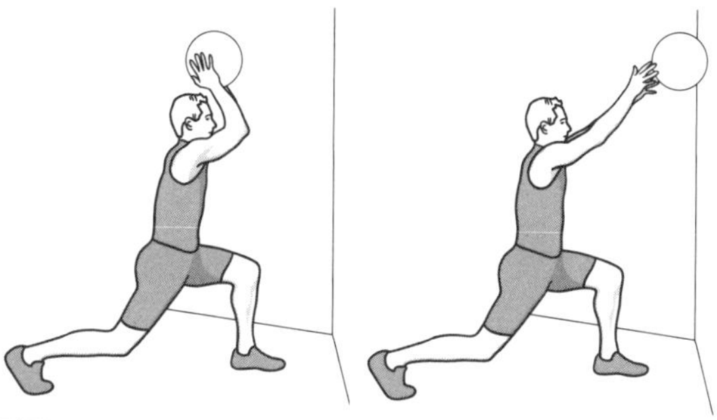

3 Überkopfwurf mit tiefem Ausfallschritt

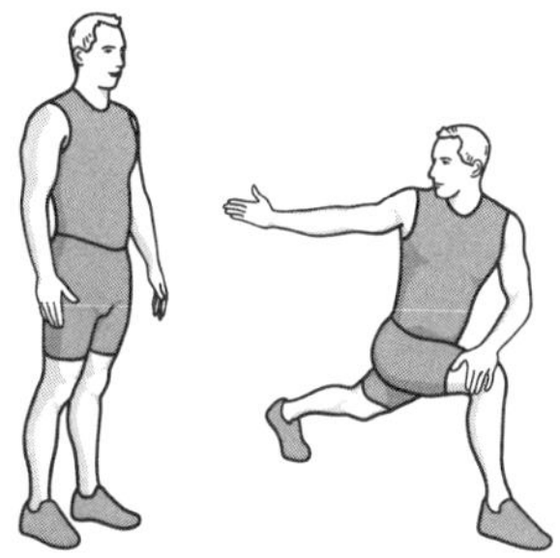

4 Ausfallschritt mit Rotation

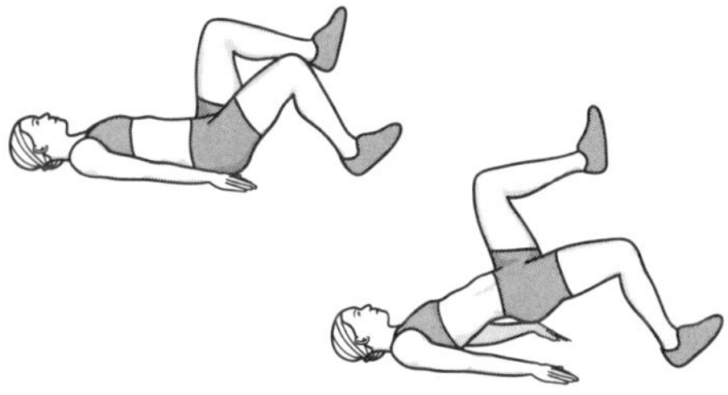

5 Einbeinige Brücke

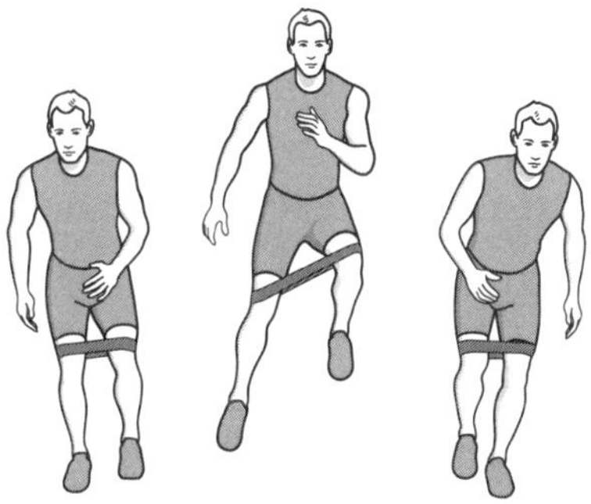

6 Seitlicher Wechselsprung mit Miniband

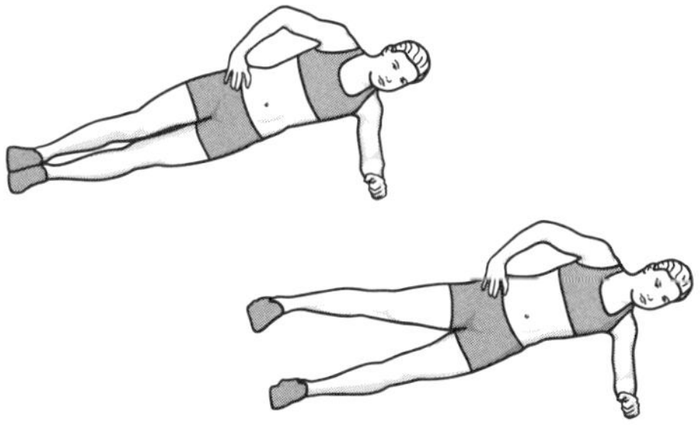

7 Seitstütz mit Beinheben

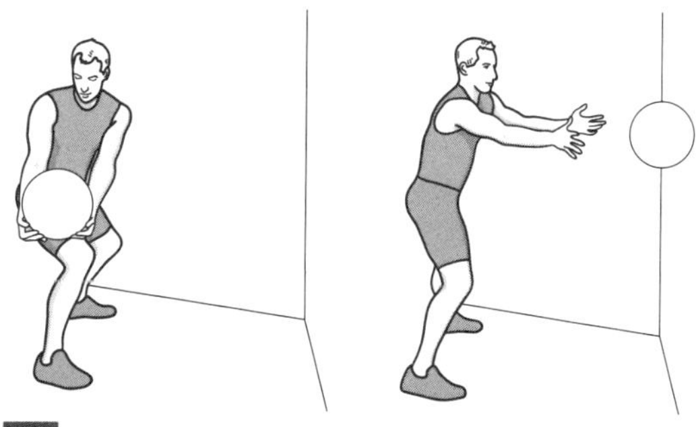

8 Rotationswurf frontal

16 Ganzkörper-Tabata für Profis 2

Dauer pro Runde: 4 Minuten, Rundenpause: 1–2 Minuten
Durchgänge: 1–3
Benötigte Hilfsmittel: Handtuch, Medizinball

1 2 **3**

	Übungen	Belastungszeit in Sek.	Belastungspause in Sek.	Intensität	Seite
1	Kniebeugensprung	20	10	3	123
2	Crunch mit am Kopf angelegten Armen	20	10	3	137
3	Liegende Rumpfrotation mit gestreckten Beinen	20	10	3	135
4	Gehaltene Brücke mit alternierendem Beinheben	20	10	3	126
5	Armheben in Bauchlage	20	10	3	128
6	Hüftbeugung mit Pike	20	10	3	133
7	Rotationswurf frontal	20	10	1	142
8	Seitstütz mit Beinheben	20	10	3	134

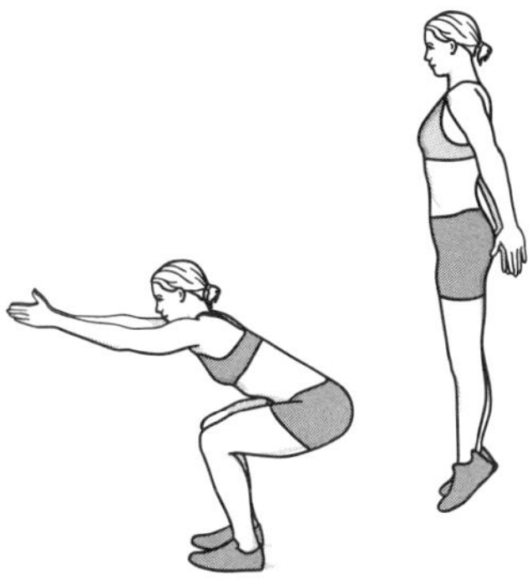

1 Kniebeugensprung

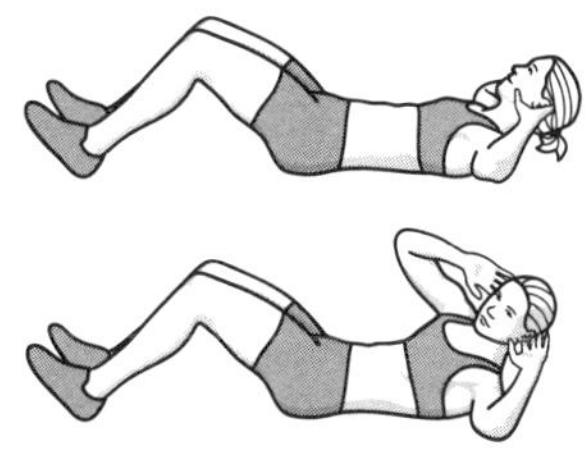

2 Crunch mit am Kopf angelegten Armen

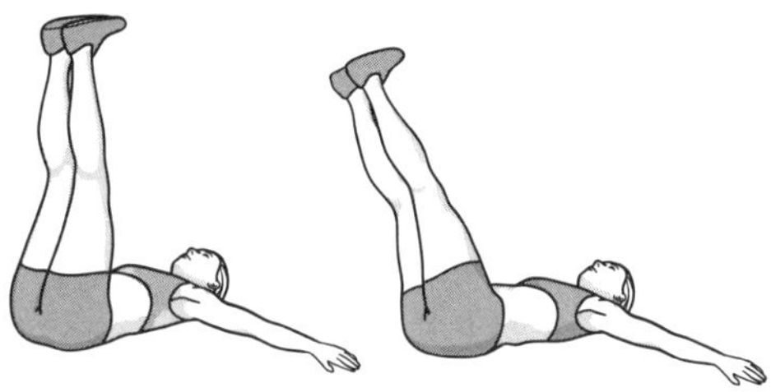

3 Liegende Rumpfrotation mit gestreckten Beinen

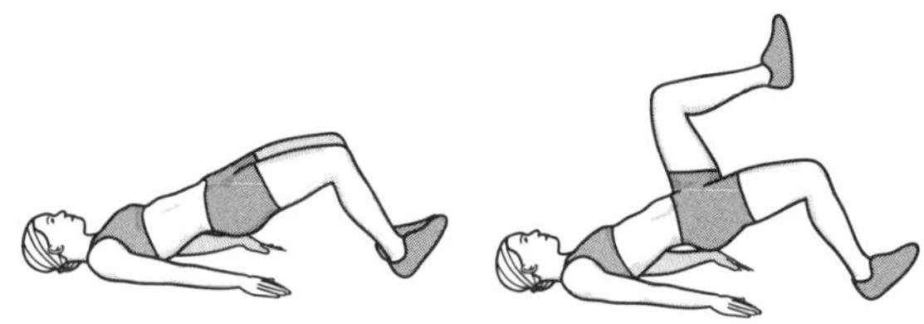

4 Gehaltene Brücke mit alternierendem Beinheben

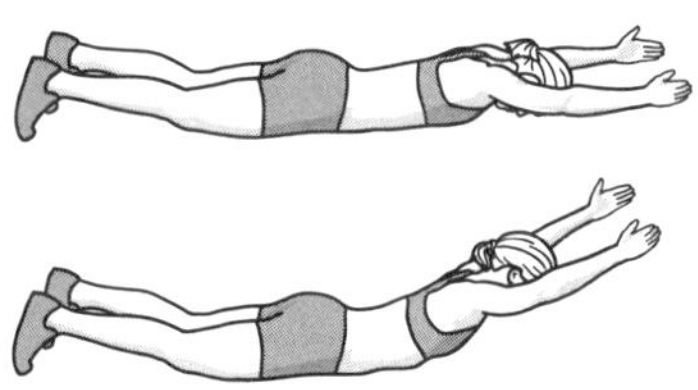

5 Armheben in Bauchlage

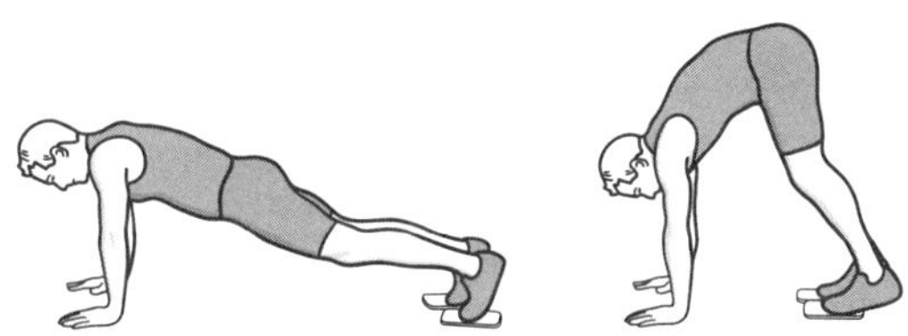

6 Hüftbeugung mit Pike

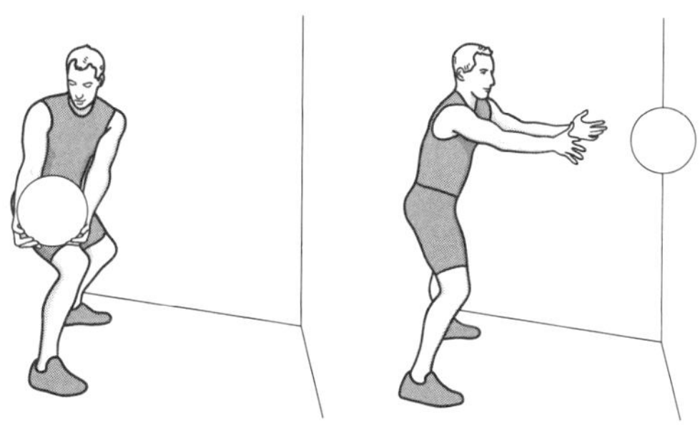

7 Rotationswurf frontal

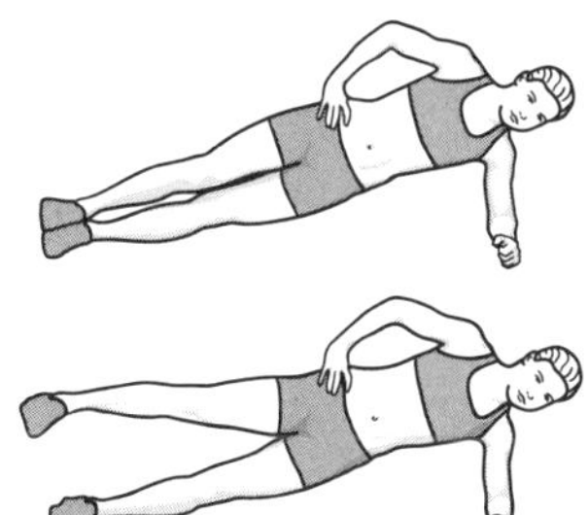

8 Seitstütz mit Beinheben

17 Ganzkörper-HIIT für Profis 3

Dauer pro Runde: 12 Minuten, Rundenpause: 2–4 Minuten
Durchgänge: 1–3
Benötigte Hilfsmittel: Gewicht/Wasserkasten, Kiste, Bank oder andere Erhöhung, Miniband

1 2 **3**

	Übungen	Belastungszeit in Sek.	Belastungspause in Sek.	Intensität	Seite
1	Liegende Rumpfrotation mit angewinkelten Beinen	45	45	2	134
2	Eidechse mit alternierendem Armstrecken	45	45	3	136
3	Seitstütz mit Hüftheben	45	45	2	133
4	Rudern im Stand	45	45	2	127
5	Ausfallschrittsprung	45	45	3	122
6	Bergsteiger erhöht	45	45	2	139
7	Seitliches Gehen mit gestreckten Knien	45	45	1	125
8	Kniebeugensprung	45	45	3	123

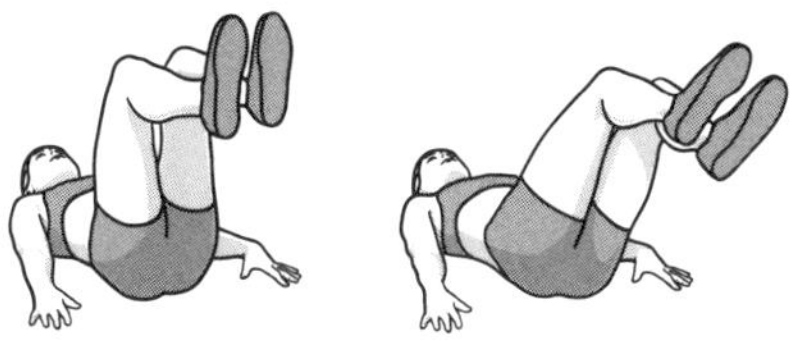

1 Liegende Rumpfrotation mit angewinkelten Beinen

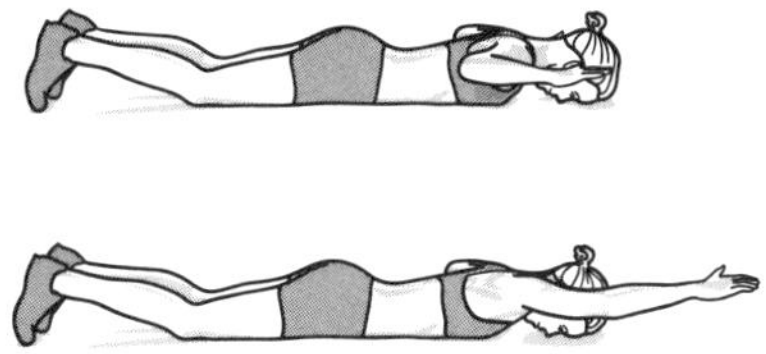

2 Eidechse mit alternierendem Armstrecken

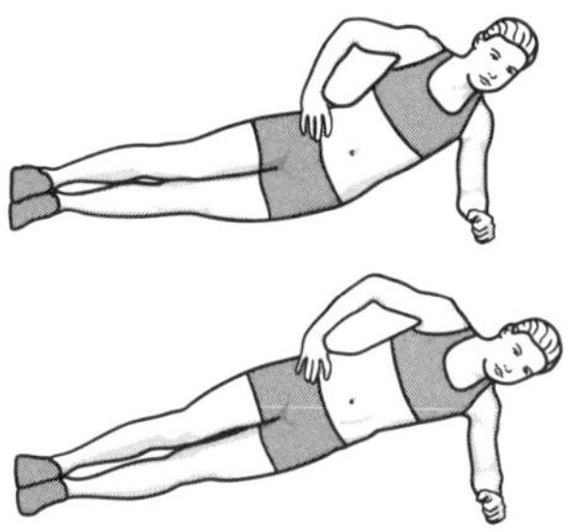

3 Seitstütz mit Hüftheben

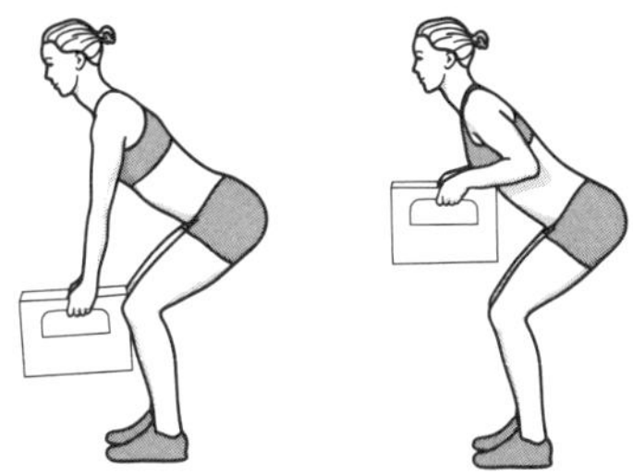

4 Rudern im Stand

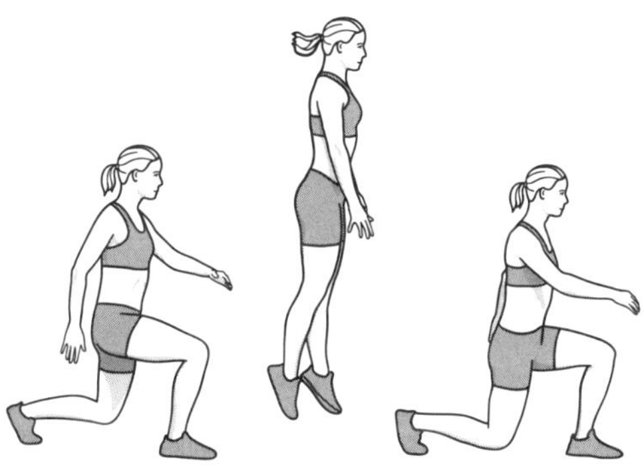

5 Ausfallschrittsprung

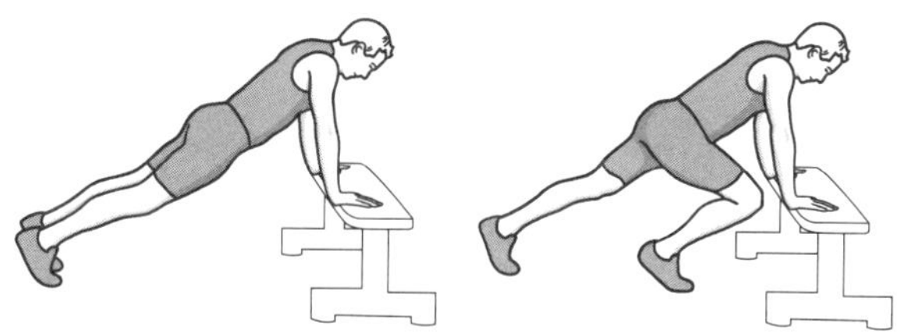

6 Bergsteiger erhöht

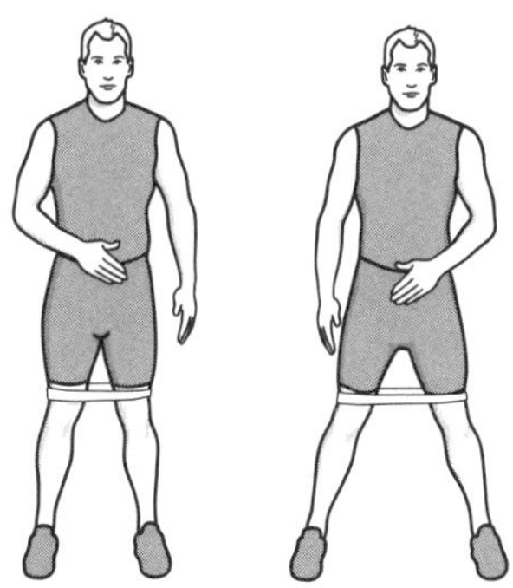

7 Seitliches Gehen mit gestreckten Knien

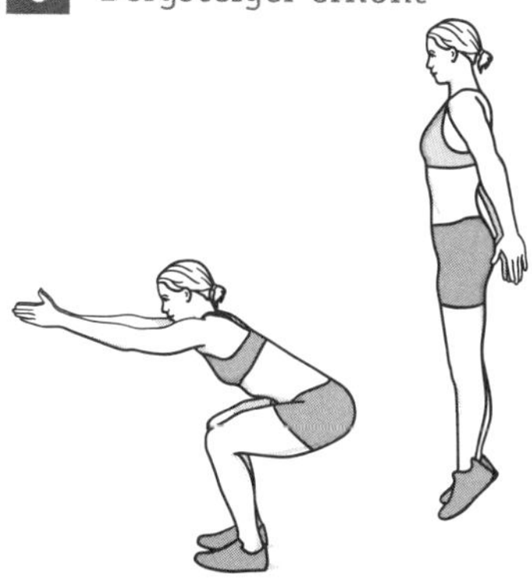

8 Kniebeugensprung

18 Ganzkörper-Tabata für Profis 3

Dauer pro Runde: 4 Minuten, Rundenpause: 1–2 Minuten
Durchgänge: 1–3
Benötigte Hilfsmittel: Gymnastikball, Medizinball, Handtuch

1 2 **3**

	Übungen	Belastungszeit in Sek.	Belastungs-pause in Sek.	Intensi-tät	Seite
1	Rudern am Tisch	20	10	3	127
2	Rumpfdrehung auf dem Gymnastikball	20	10	3	130
3	Bergsteiger	20	10	3	139
4	Hüftbeugung mit Pike	20	10	3	133
5	Rotationswurf seitlich	20	10	2	143
6	Gehaltene Brücke mit alternierendem Beinheben	20	10	3	126
7	Liegestütz	20	10	3	129
8	Hüftbeugung	20	10	2	132

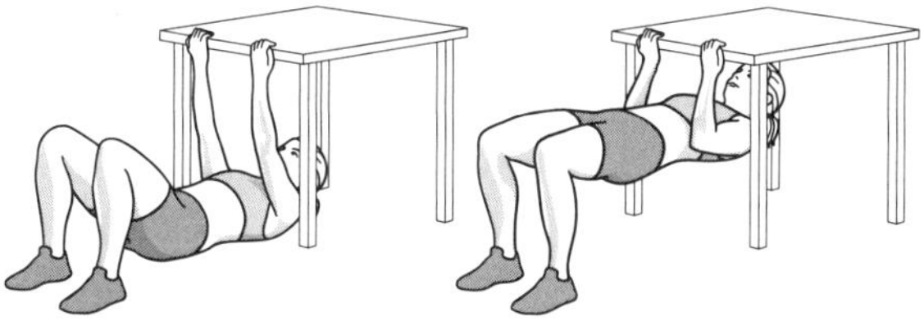

1 Rudern am Tisch

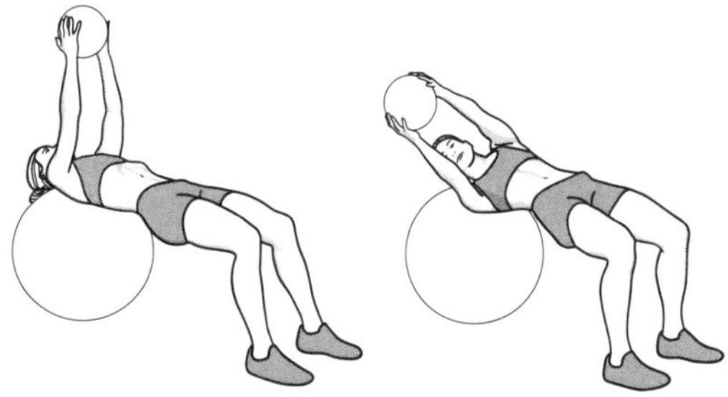

2 Rumpfdrehung auf dem Gymnastikball

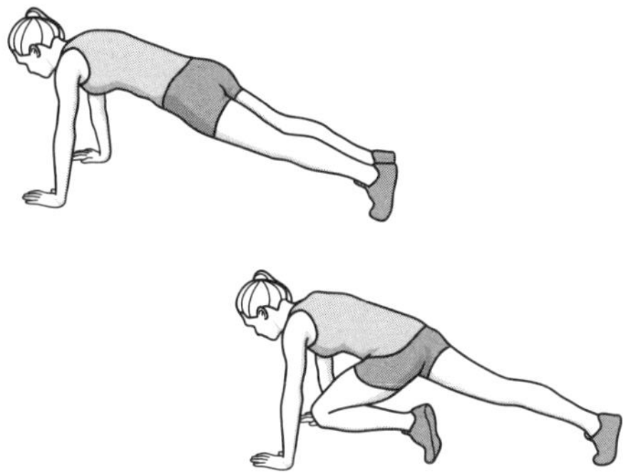

3 Bergsteiger

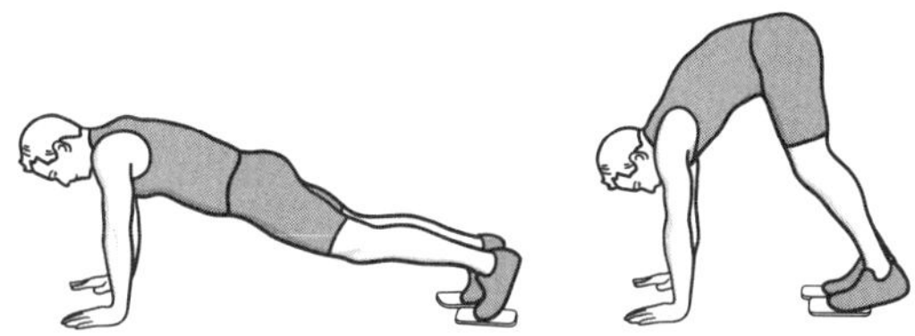

4 Hüftbeugung mit Pike

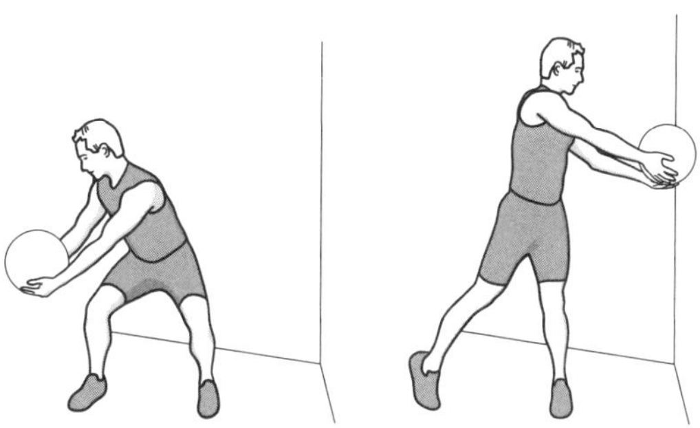

5 Rotationswurf seitlich

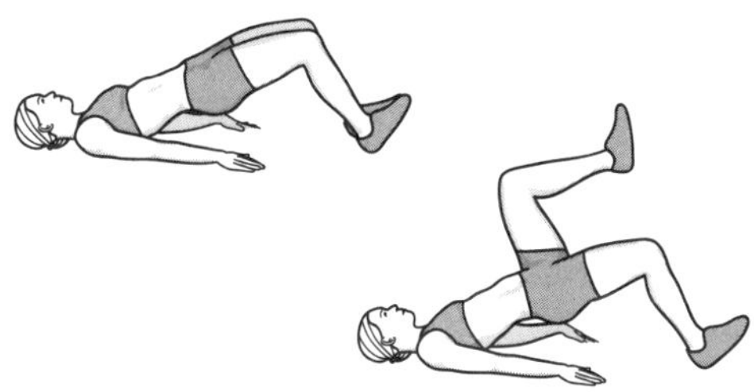

6 Gehaltene Brücke mit alternierendem Beinheben

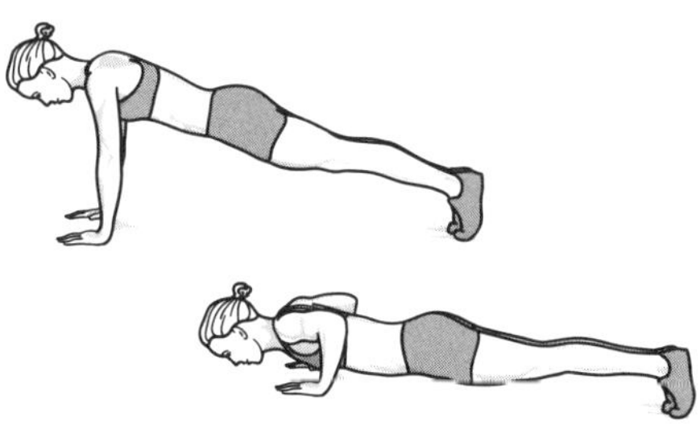

7 Liegestütz

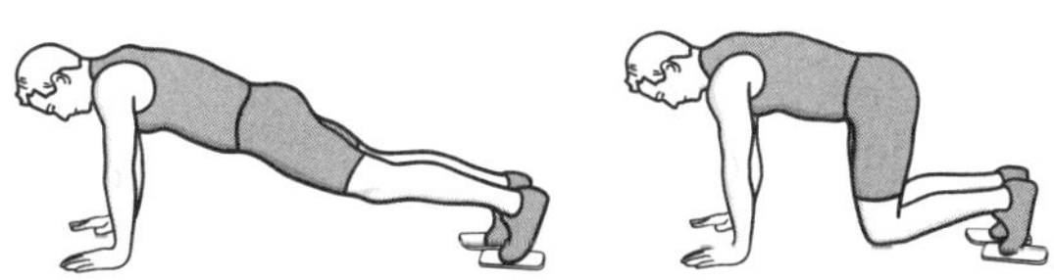

8 Hüftbeugung

19 Oberkörper-HIIT für Einsteiger

Dauer pro Runde: 8 Minuten, Rundenpause: 2–4 Minuten
Durchgänge: 1–3
Benötigte Hilfsmittel: Medizinball, Gymnastikball, Gewicht

1 2 3

	Übungen	Belastungszeit in Sek.	Belastungs-pause in Sek.	Intensi-tät	Seite
1	Liegestütz mit abgelegten Knien	30	30	1	129
2	Crunch mit vor der Brust verschränkten Armen	30	30	2	137
3	Seitneigung	30	30	1	135
4	Brustpass aus Schrittstellung	30	30	1	141
5	Latdrücken in Rückenlage	30	30	1	127
6	Eidechse mit alternierendem Armstrecken	30	30	3	136
7	Überkopfziehen mit gebeugten Armen	30	30	1	130
8	Seitheben in Bauchlage	30	30	1	128

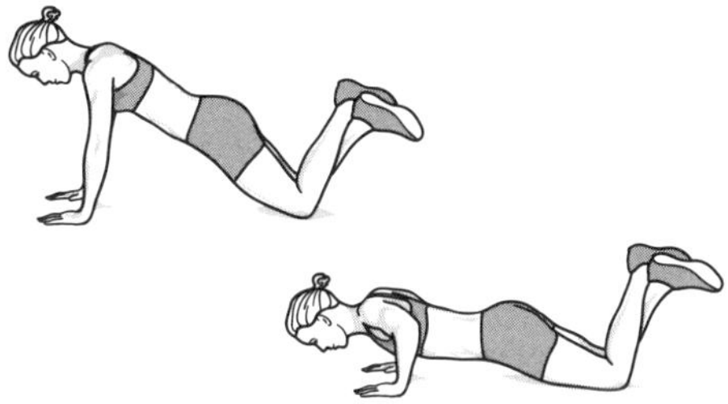

1 Liegestütz mit abgelegten Knien

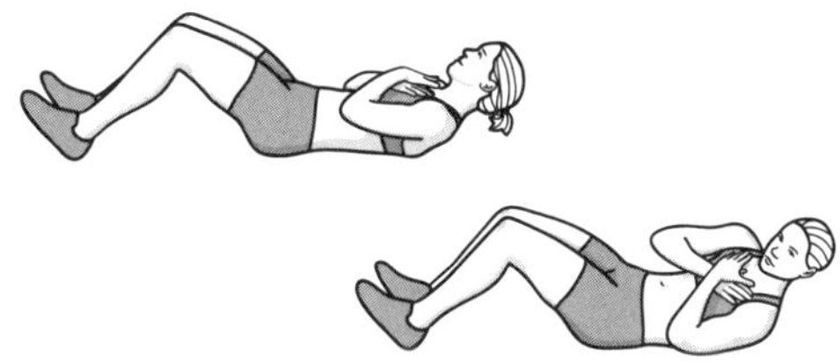

2 Crunch mit vor der Brust verschränkten Armen

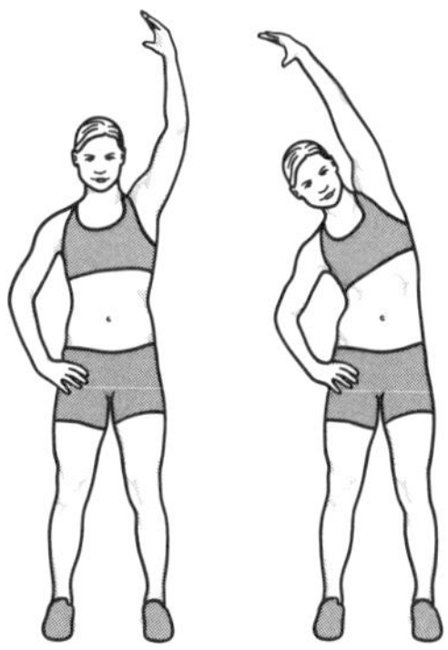

3 Seitneigung

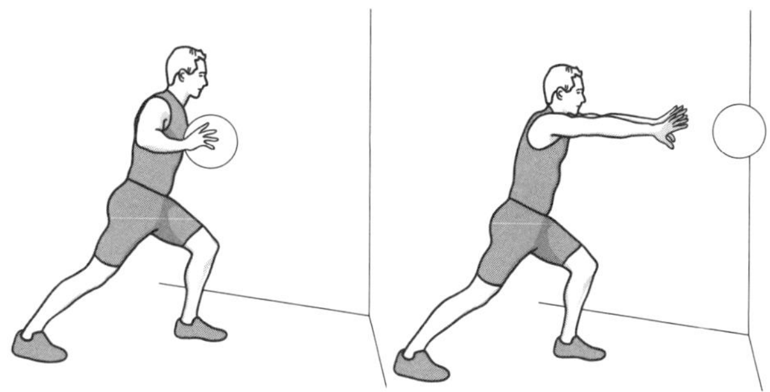

4 Brustpass aus Schrittstellung

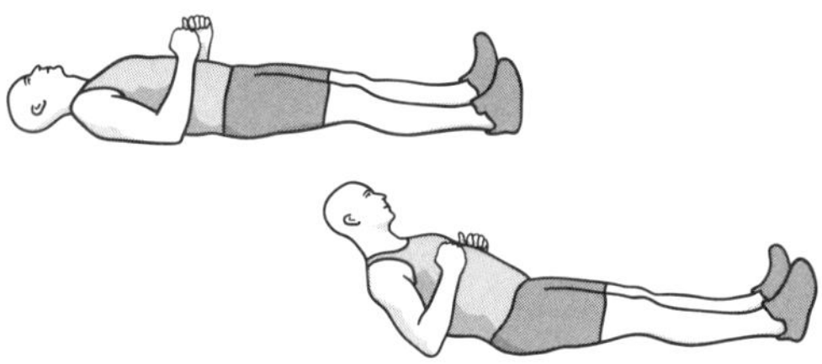

5 Latdrücken in Rückenlage

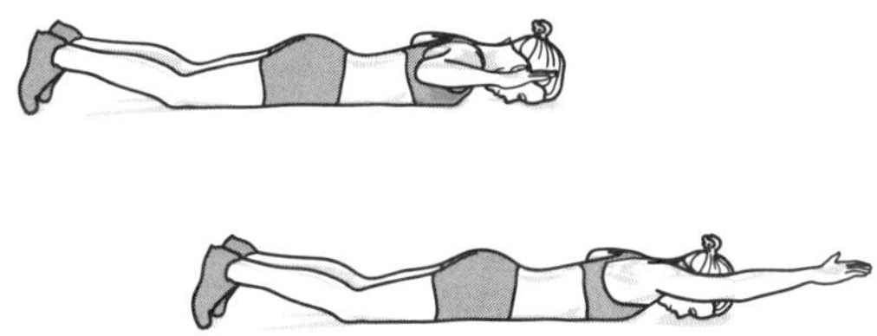

6 Eidechse mit alternierendem Armstrecken

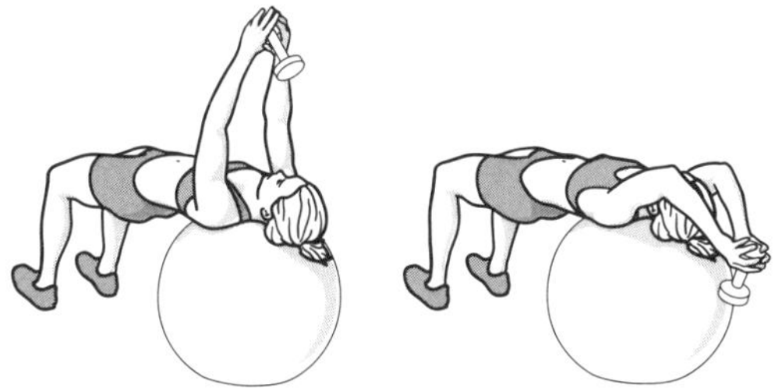

7 Überkopfziehen mit gebeugten Armen

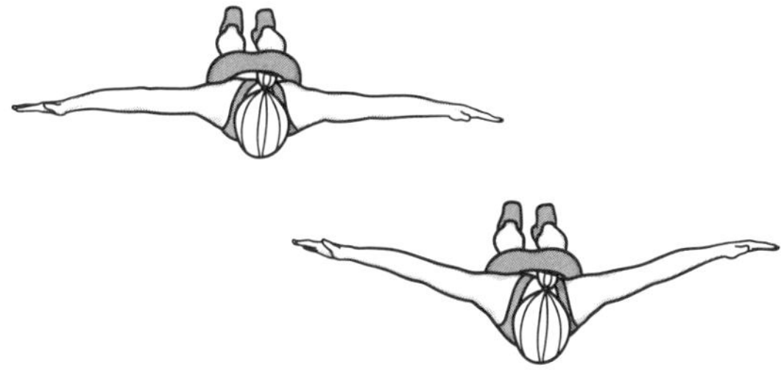

8 Seitheben in Bauchlage

20 Oberkörper-Tabata für Einsteiger

Dauer pro Runde: 4 Minuten, Rundenpause: 2–4 Minuten
Durchgänge: 1–3
Benötigte Hilfsmittel: Sprungseil, Gymnastikball, Gewicht/Wasserkasten

1 2 3

	Übungen	Belastungszeit in Sek.	Belastungspause in Sek.	Intensität	Seite
1	Seilspringen	20	10	1	138
2	Liegestütz mit abgelegten Knien	20	10	1	129
3	Seitheben in Bauchlage	20	10	1	128
4	Alternierendes Beinstrecken	20	10	1	134
5	Latdrücken in Rückenlage	20	10	1	127
6	Seitstütz mit abgelegtem Knie	20	10	1	133
7	Überkopfziehen mit gebeugten Armen	20	10	1	130
8	Rudern im Stand	20	10	2	127

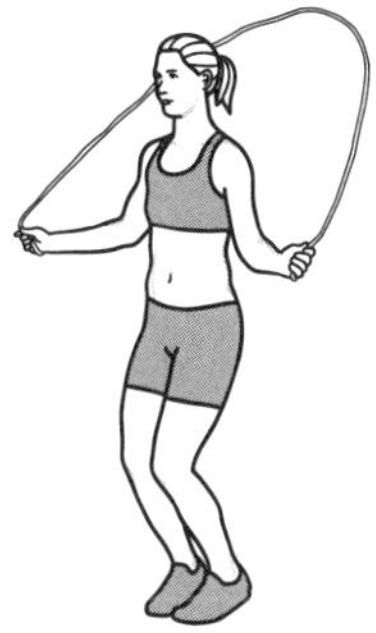

1 Seilspringen

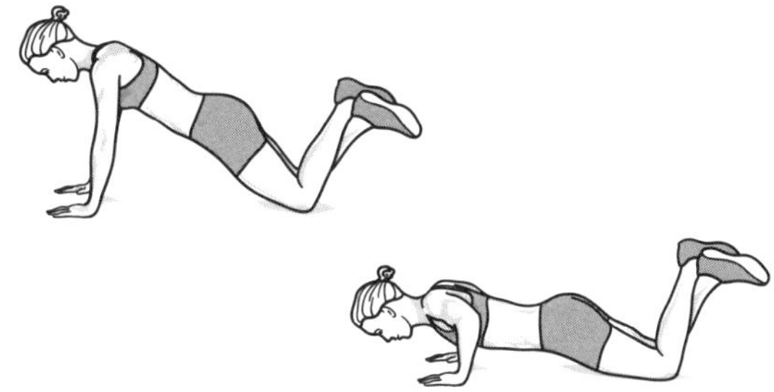

2 Liegestütz mit abgelegten Knien

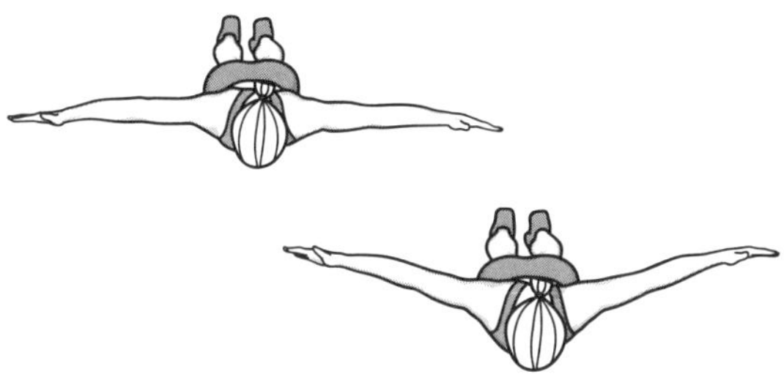

3 Seitheben in Bauchlage

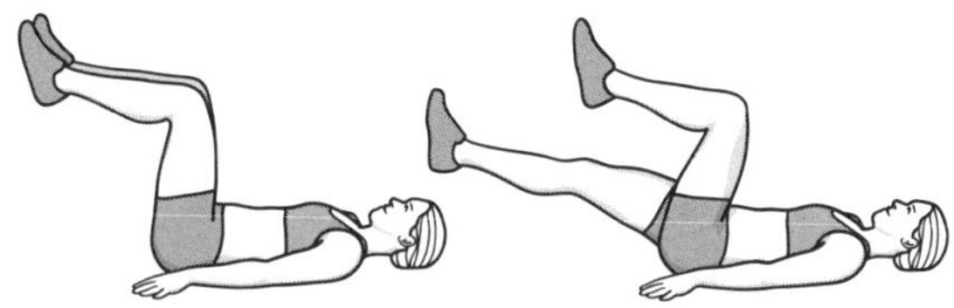

4 Alternierendes Beinstrecken

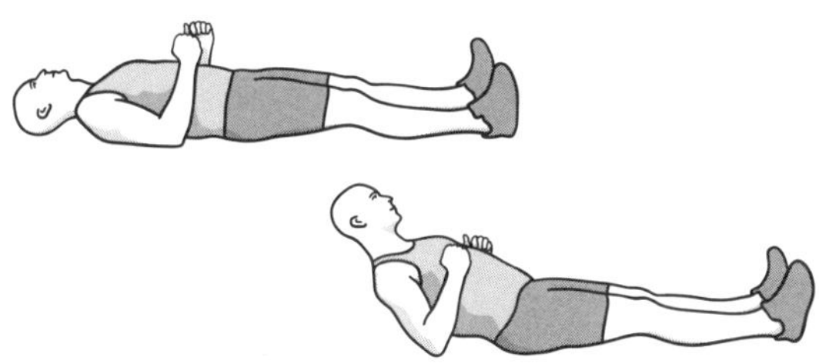

5 Latdrücken in Rückenlage

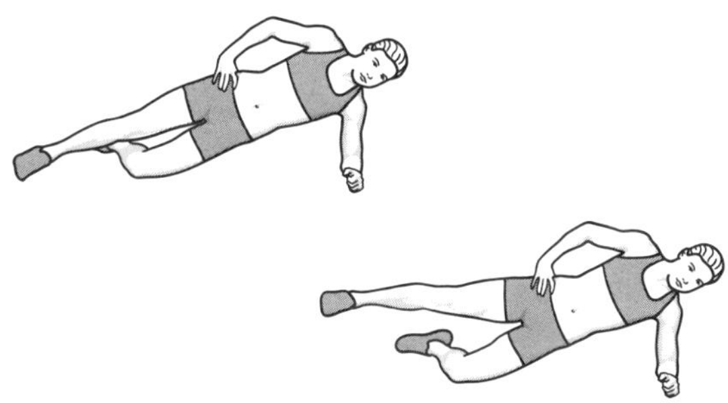

6 Seitstütz mit abgelegtem Knie

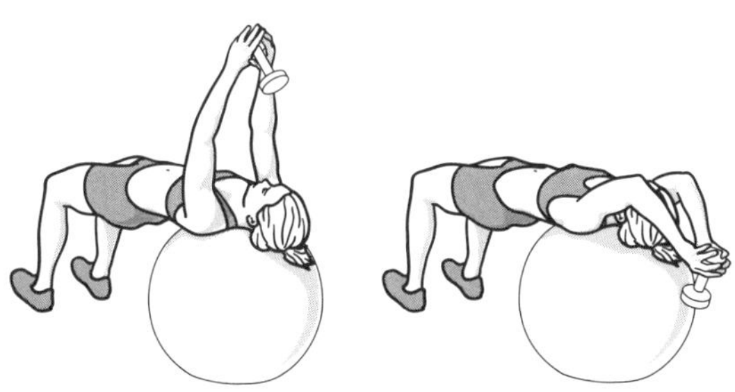

7 Überkopfziehen mit gebeugten Armen

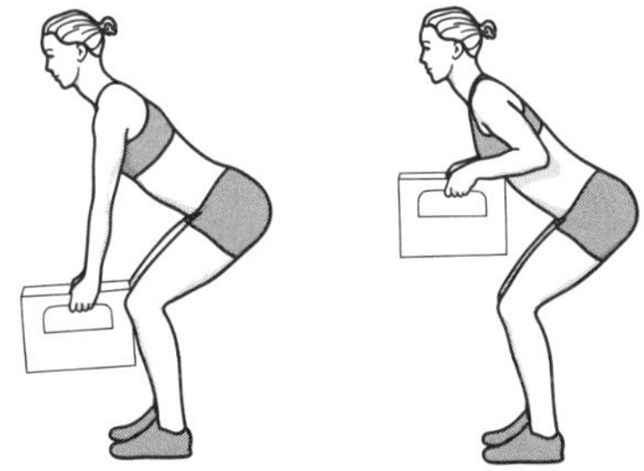

8 Rudern im Stand

21 Oberkörper-HIIT für Fortgeschrittene

1 **2** 3

Dauer pro Runde: 7 Minuten, Rundenpause: 3–4 Minuten
Durchgänge: 1–3
Benötigte Hilfsmittel: Kiste, Bank oder andere Erhöhung, Gymnastikball, Medizinball, Gewicht/Wasserkasten

	Übungen	Belastungszeit in Sek.	Belastungspause in Sek.	Intensität	Seite
1	Seitheben in Bauchlage	30	20	1	128
2	Liegestütz erhöht	30	20	2	129
3	Rudern am Tisch	30	20	3	127
4	Paddeln in Bauchlage	30	20	2	128
5	Brustpass mit tiefem Ausfallschritt	30	20	2	141
6	Überkopfziehen mit gestreckten Armen	30	20	2	130
7	Rudern im Stand	30	20	2	127
8	Überkopfwurf mit tiefem Ausfallschritt	30	20	3	142

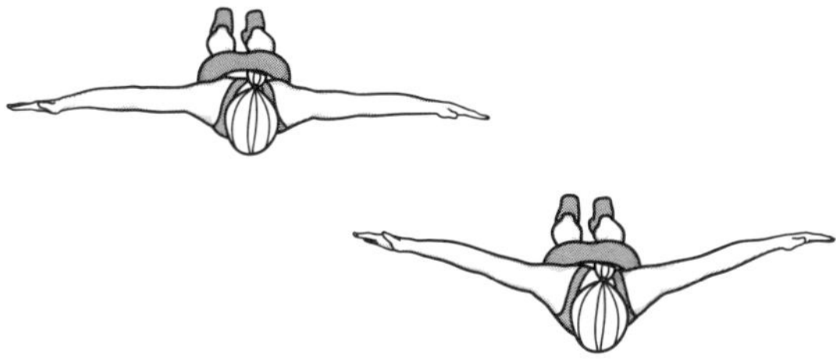

1 Seitheben in Bauchlage

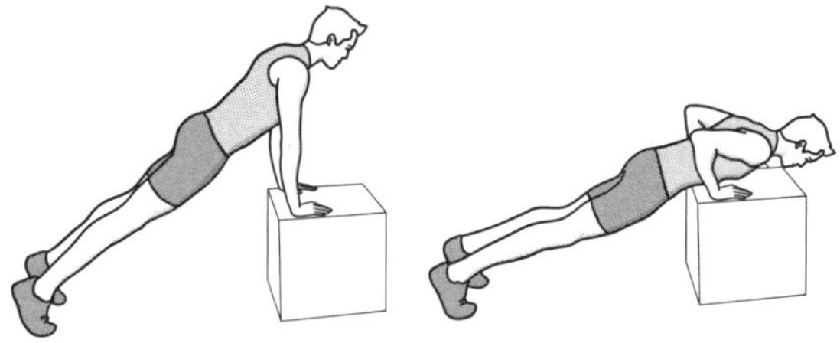

2 Liegestütz erhöht

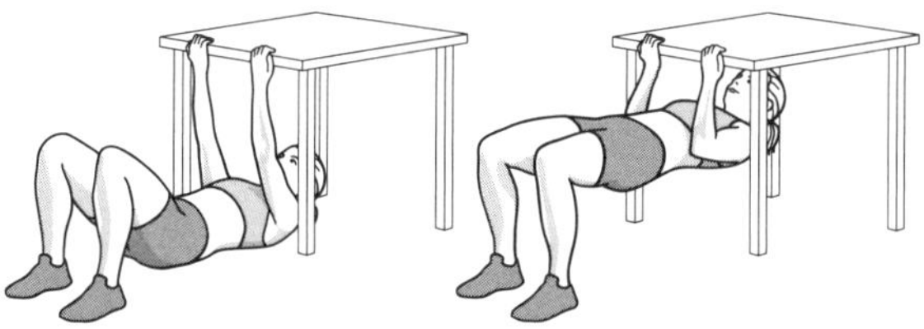

3 Rudern am Tisch

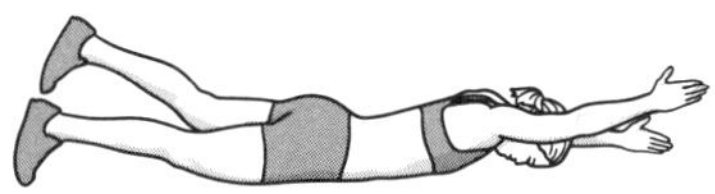

4 Paddeln in Bauchlage

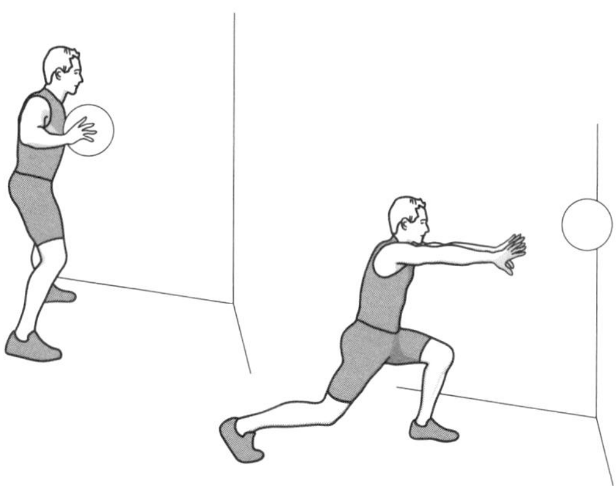

5 Brustpass mit tiefem Ausfallschritt

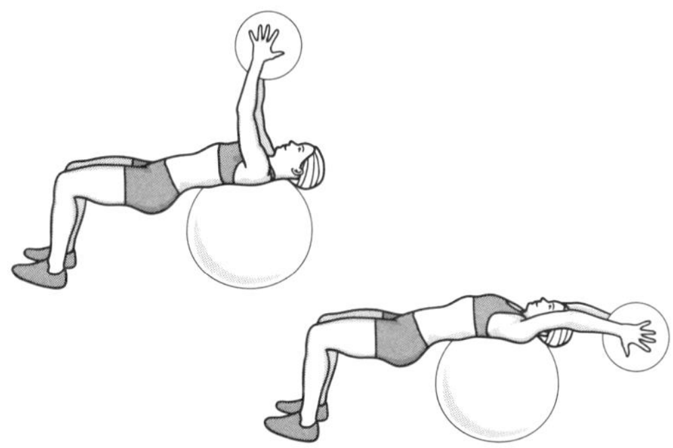

6 Überkopfziehen mit gestreckten Armen

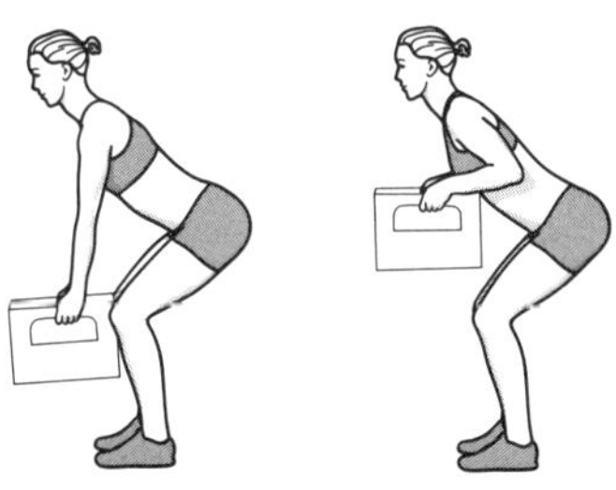

7 Rudern im Stand

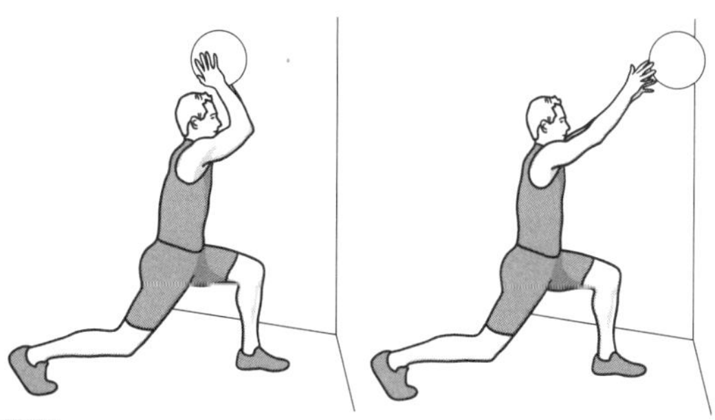

8 Überkopfwurf mit tiefem Ausfallschritt

22 Oberkörper-Tabata für Fortgeschrittene

Dauer pro Runde: 4 Minuten, Rundenpause: 1–3 Minuten
Durchgänge: 1–3
Benötigte Hilfsmittel: Gewicht/Wasserkasten, Kiste, Bank oder andere Erhöhung, Gymnastikball, Medizinball

1 **2** 3

	Übungen	Belastungszeit in Sek.	Belastungspause in Sek.	Intensität	Seite
1	Hampelmann	20	10	2	138
2	Rudern im Stand	20	10	2	127
3	Bergsteiger erhöht	20	10	2	139
4	Überkopfziehen mit gestreckten Armen	20	10	2	130
5	Rudern am Tisch	20	10	3	127
6	Armheben in Bauchlage	20	10	3	128
7	Liegestütz mit abgelegten Knien	20	10	1	129
8	Brustpass mit tiefem Ausfallschritt	20	10	2	141

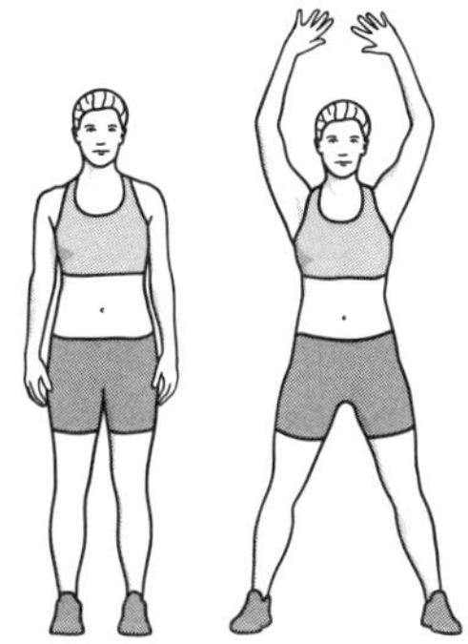

1 Hampelmann

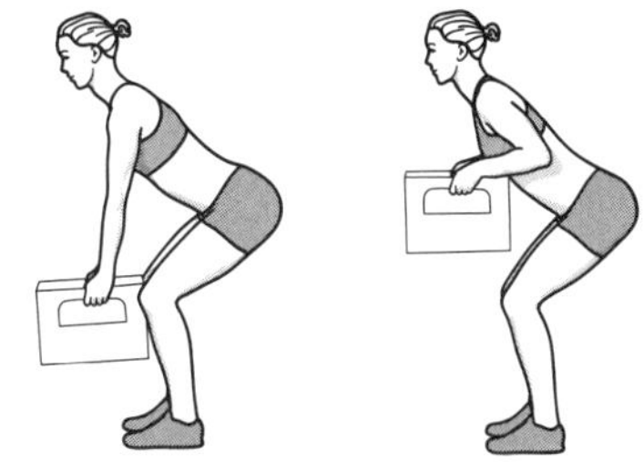

2 Rudern im Stand

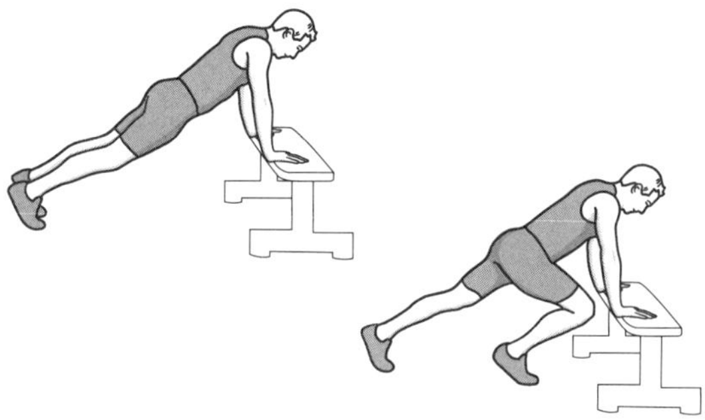

3 Bergsteiger erhöht

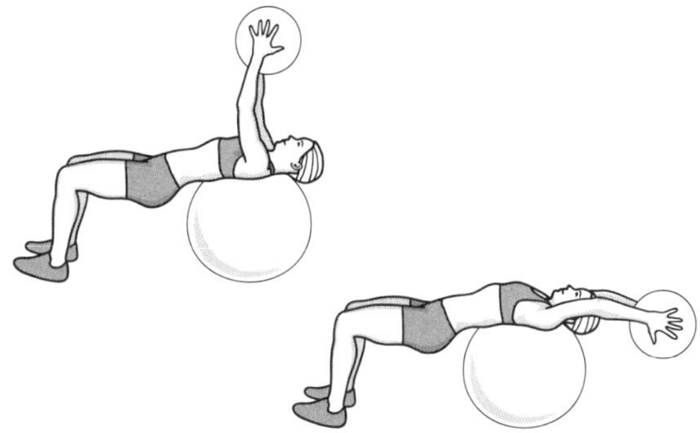

4 Überkopfziehen mit gestreckten Armen

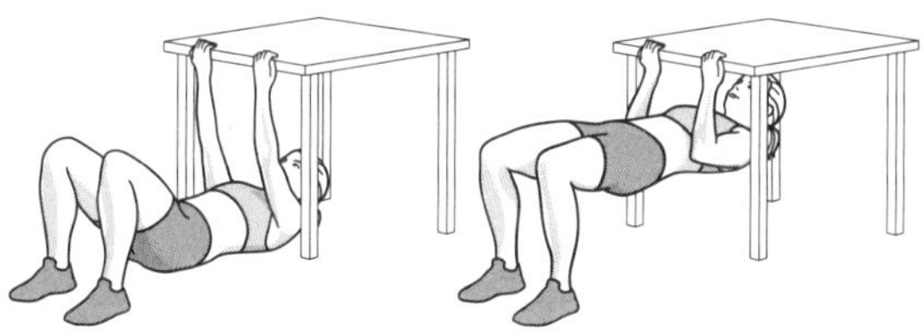

5 Rudern am Tisch

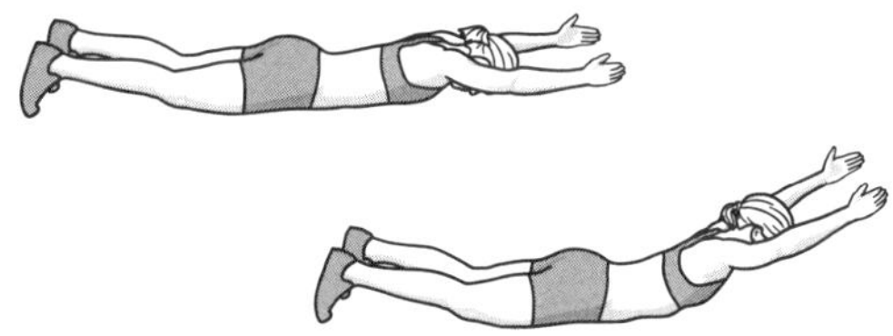

6 Armheben in Bauchlage

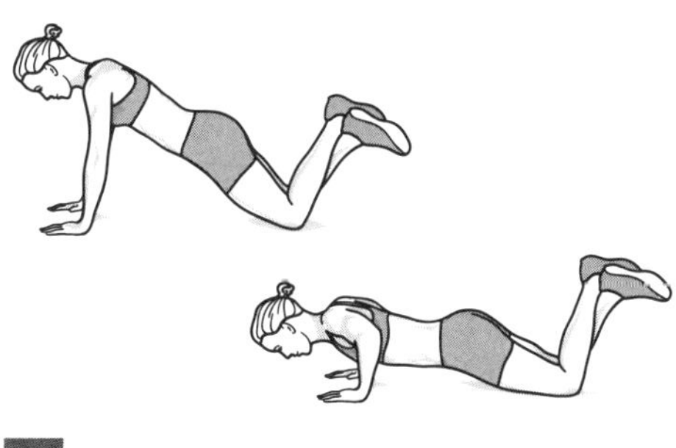

7 Liegestütz mit abgelegten Knien

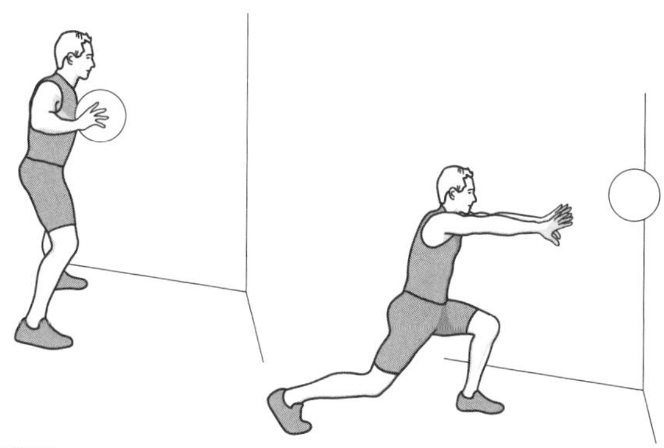

8 Brustpass mit tiefem Ausfallschritt

23 Oberkörper-HIIT für Profis

Dauer pro Runde: 12 Minuten, Rundenpause: 2–4 Minuten
Durchgänge: 1–3
Benötigte Hilfsmittel: Medizinball, Gymnastikball, Kiste, Bank oder andere Erhöhung

1 2 3

	Übungen	Belastungszeit in Sek.	Belastungspause in Sek.	Intensität	Seite
1	Frontstütz mit abgelegten Knien und Armheben	45	45	2	131
2	Brustpass mit tiefem Ausfallschritt	45	45	2	141
3	Armheben in Bauchlage	45	45	3	128
4	Liegestütz	45	45	3	129
5	Rudern am Tisch	45	45	3	127
6	Überkopfziehen mit gestreckten Armen	45	45	2	130
7	Überkopfwurf mit tiefem Ausfallschritt	45	45	3	142
8	Bergsteiger erhöht	45	45	2	139

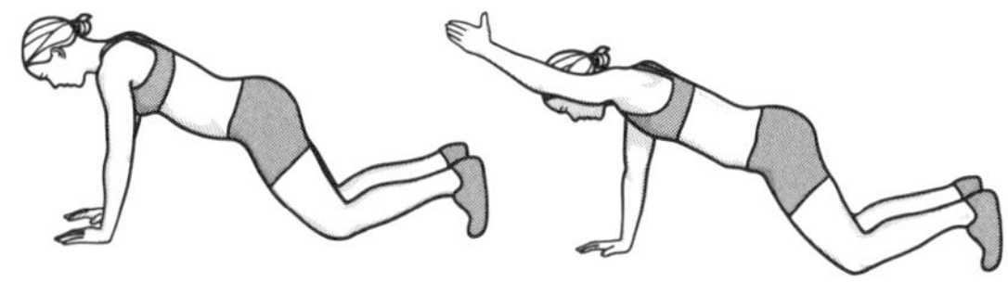

1 Frontstütz mit abgelegten Knien und Armheben

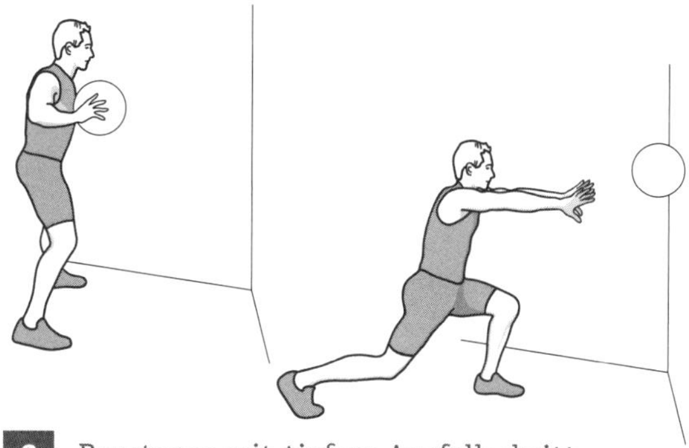

2 Brustpass mit tiefem Ausfallschritt

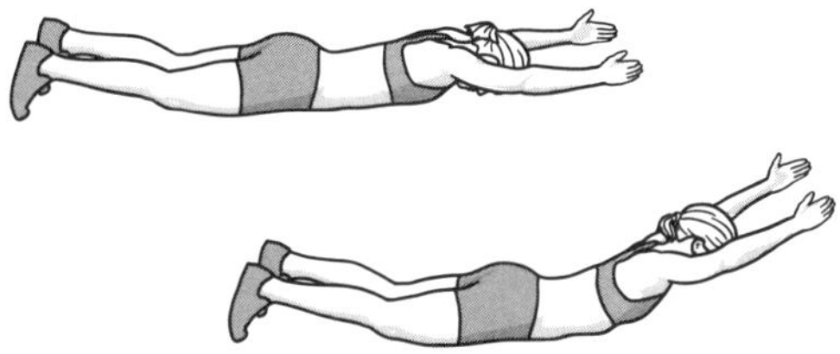

3 Armheben in Bauchlage

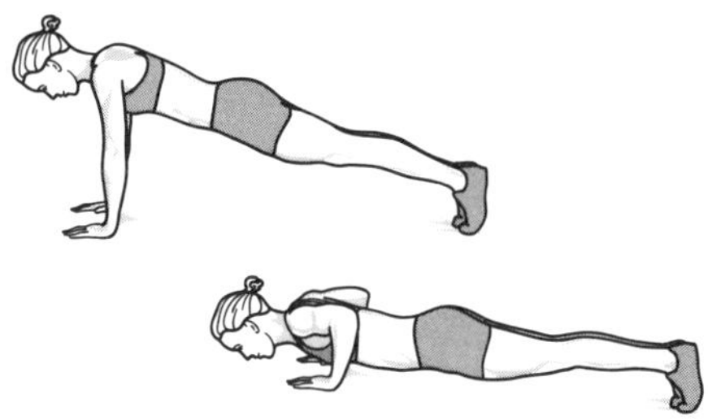

4 Liegestütz

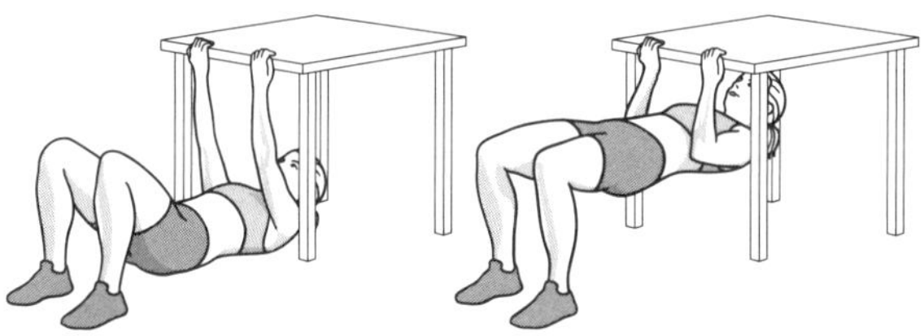

5 Rudern am Tisch

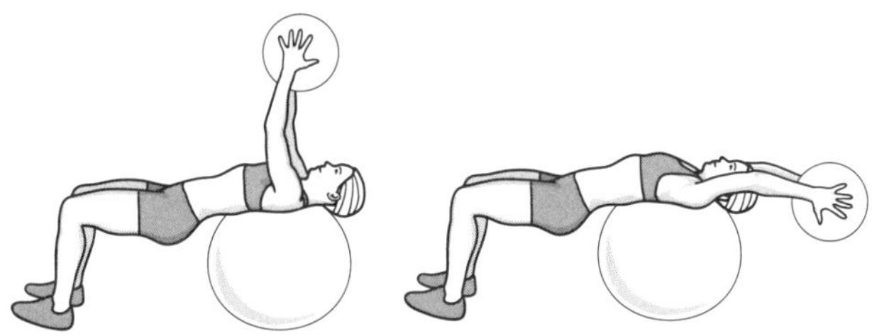

6 Überkopfziehen mit gestreckten Armen

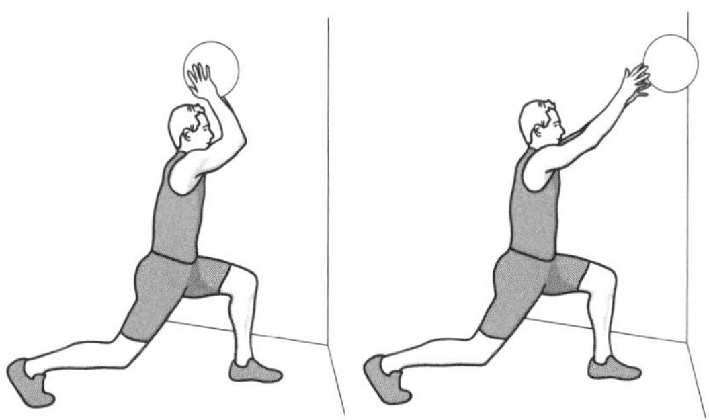

7 Überkopfwurf mit tiefem Ausfallschritt

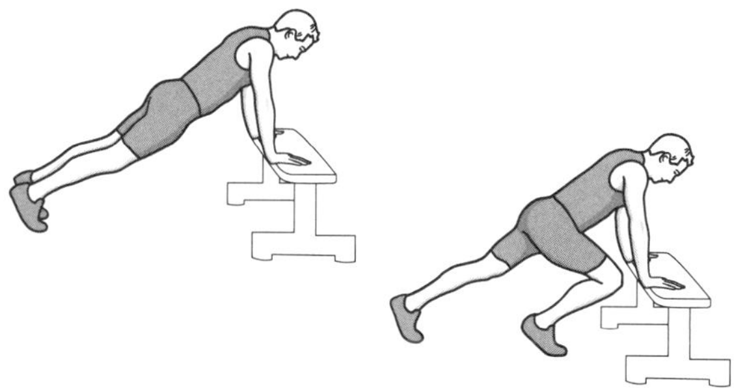

8 Bergsteiger erhöht

24 Oberkörper-Tabata für Profis

Dauer pro Runde: 4 Minuten, Rundenpause: 1–2 Minuten
Durchgänge: 1–3
Benötigte Hilfsmittel: Kiste, Bank oder andere Erhöhung, Medizinball

1 2 **3**

	Übungen	Belastungszeit in Sek.	Belastungs-pause in Sek.	Intensi-tät	Seite
1	Hampelmann	20	10	2	138
2	Rudern am Tisch	20	10	3	127
3	Seitheben in Bauchlage	20	10	1	128
4	Liegestütz	20	10	3	129
5	Bergsteiger erhöht	20	10	2	139
6	Eidechse mit alternierendem Armstrecken	20	10	3	136
7	Armheben in Bauchlage	20	10	3	128
8	Überkopfwurf mit tiefem Ausfallschritt	20	10	3	142

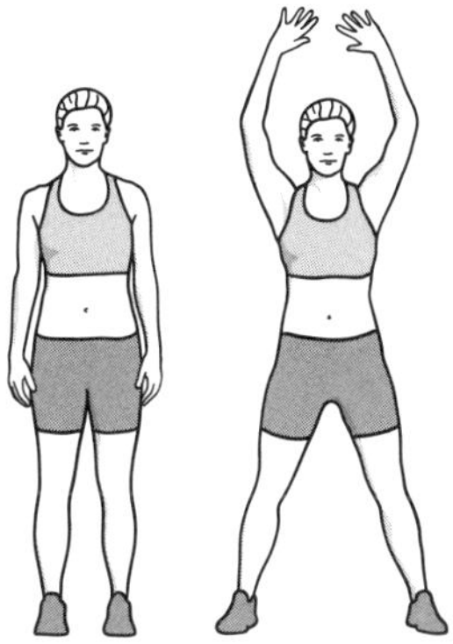

1 Hampelmann

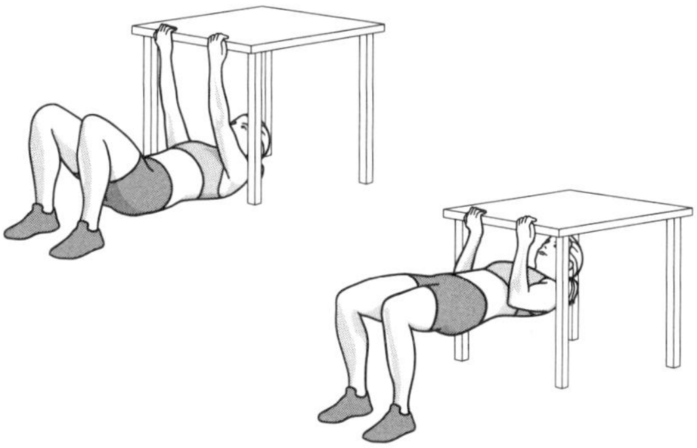

2 Rudern am Tisch

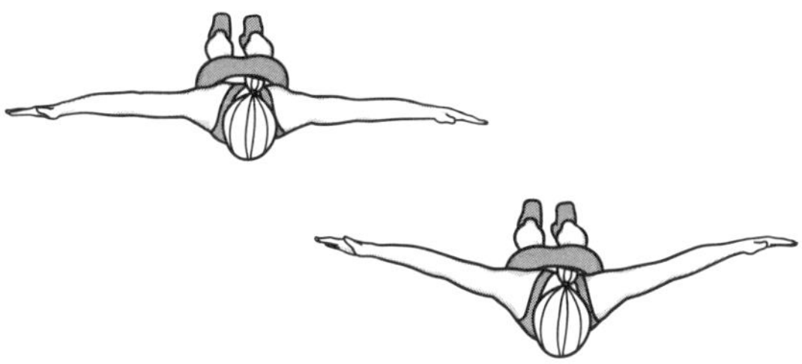

3 Seitheben in Bauchlage

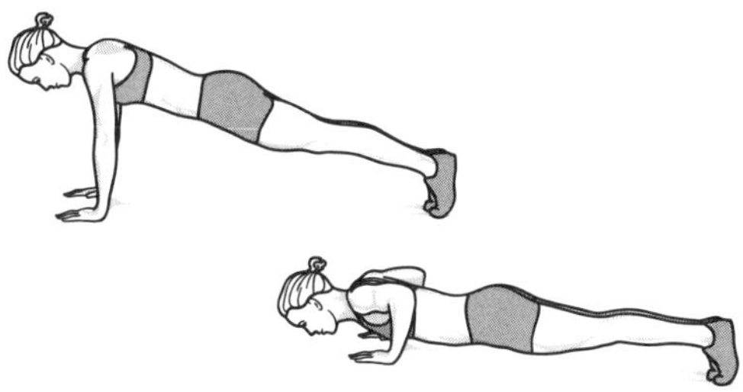

4 Liegestütz

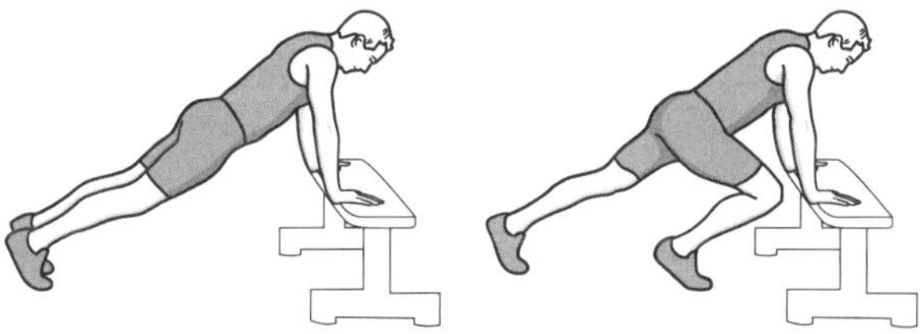

5 Bergsteiger erhöht

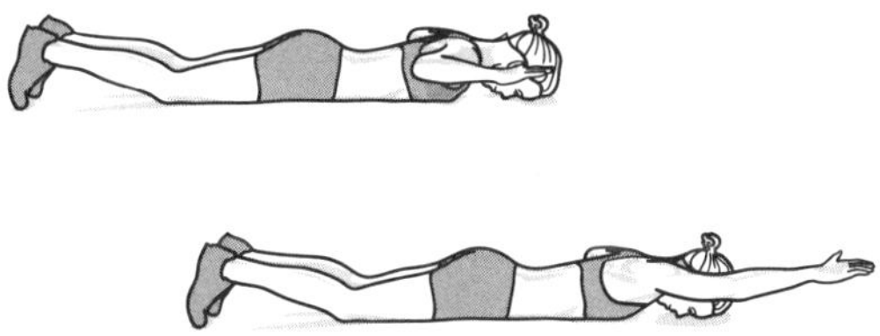

6 Eidechse mit alternierendem Armstrecken

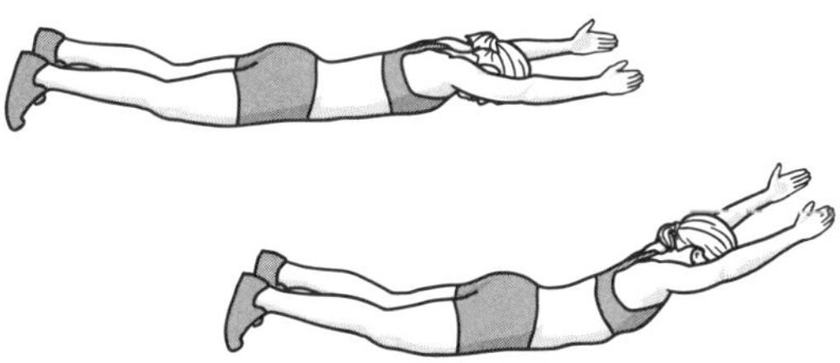

7 Armheben in Bauchlage

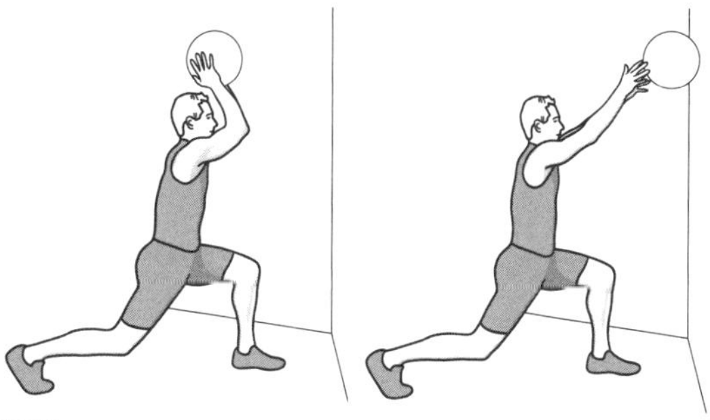

8 Überkopfwurf mit tiefem Ausfallschritt

25 Unterkörper-HIIT für Einsteiger

Dauer pro Runde: 8 Minuten, Rundenpause: 2–4 Minuten
Durchgänge: 1–3
Benötigte Hilfsmittel: Handtuch, Miniband

1 2 3

	Übungen	Belastungszeit in Sek.	Belastungspause in Sek.	Intensität	Seite
1	Seitlicher Ausfallschritt	30	30	1	124
2	Brücke	30	30	1	126
3	Hampelmann	30	30	2	138
4	Hüftbeugung	30	30	2	132
5	Ausfallschritt nach vorn	30	30	2	122
6	Seitliches Gehen mit gebeugten Knien	30	30	2	125
7	Seitlicher Wechselsprung mit Miniband	30	30	3	125
8	Ausfallschritt nach hinten	30	30	1	122

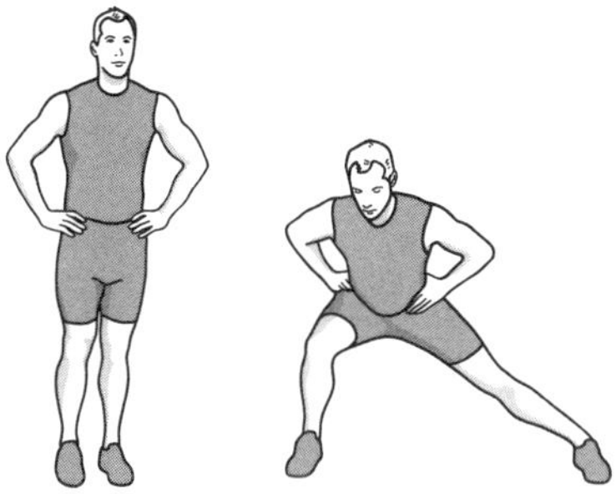

1 Seitlicher Ausfallschritt

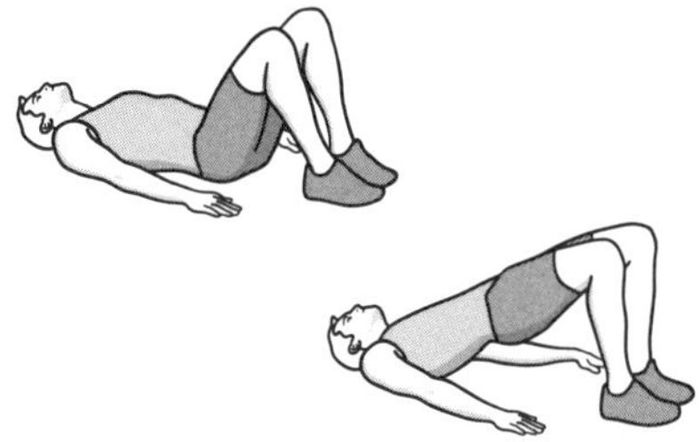

2 Brücke

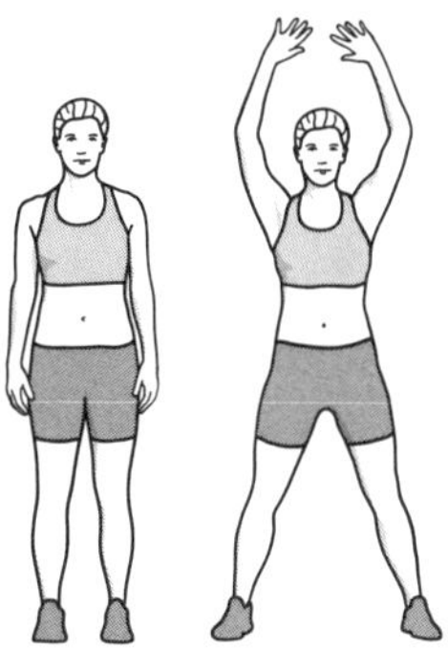

3 Hampelmann

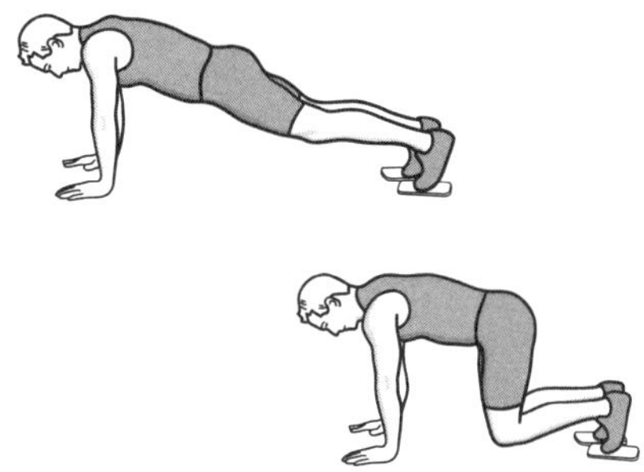

4 Hüftbeugung

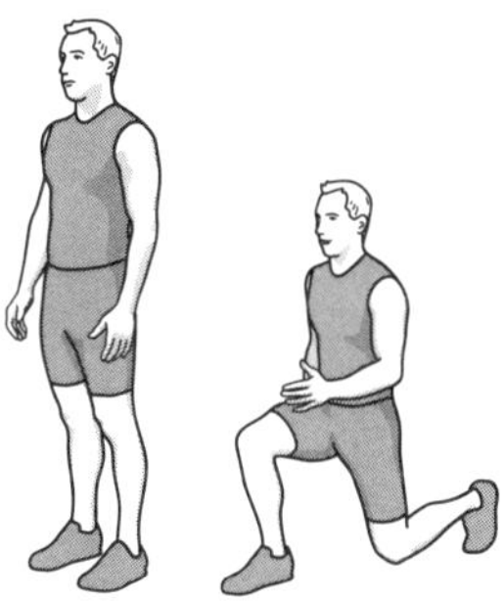

5 Ausfallschritt nach vorn

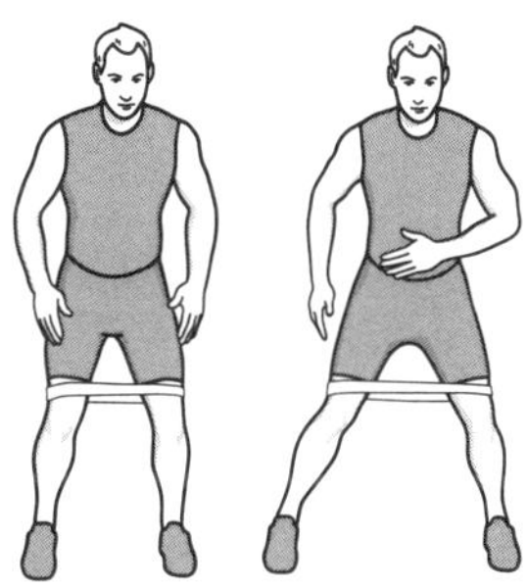

6 Seitliches Gehen mit gebeugten Knien

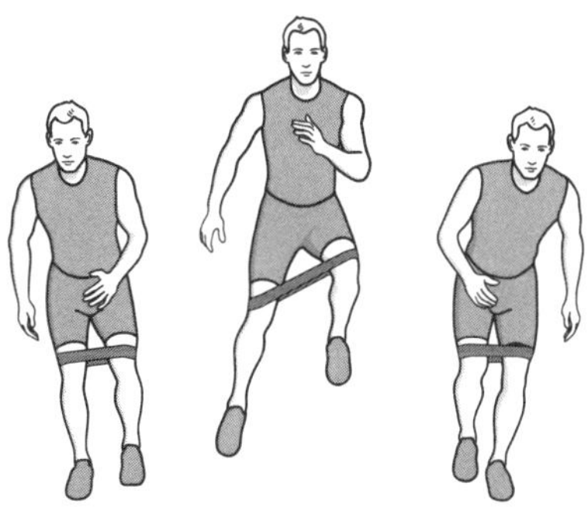

7 Seitlicher Wechselsprung mit Miniband

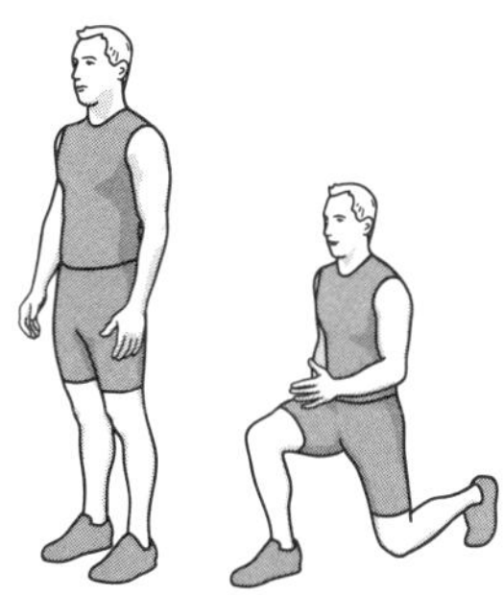

8 Ausfallschritt nach hinten

26 Unterkörper-Tabata für Einsteiger

Dauer pro Runde: 4 Minuten, Rundenpause: 2–4 Minuten
Durchgänge: 1–3
Benötigte Hilfsmittel: Miniband, Sprungseil

1 2 3

	Übungen	Belastungszeit in Sek.	Belastungspause in Sek.	Intensität	Seite
1	Seitliches Gehen mit gestreckten Knien	20	10	1	125
2	Ausfallschritt mit Rotation	20	10	1	140
3	Seilspringen	20	10	1	138
4	Brücke	20	10	1	126
5	Scherensprung	20	10	1	123
6	Ausfallschritt nach hinten	20	10	1	122
7	Bergsteiger stehend	20	10	1	139
8	Gesprungener Ausfallschritt	20	10	2	123

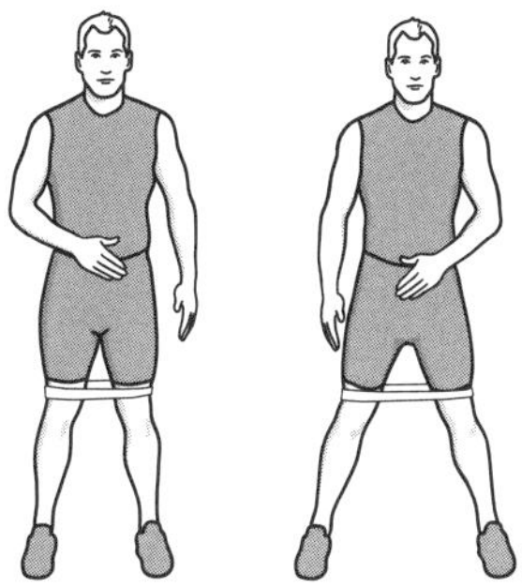

1 Seitliches Gehen mit gestreckten Knien

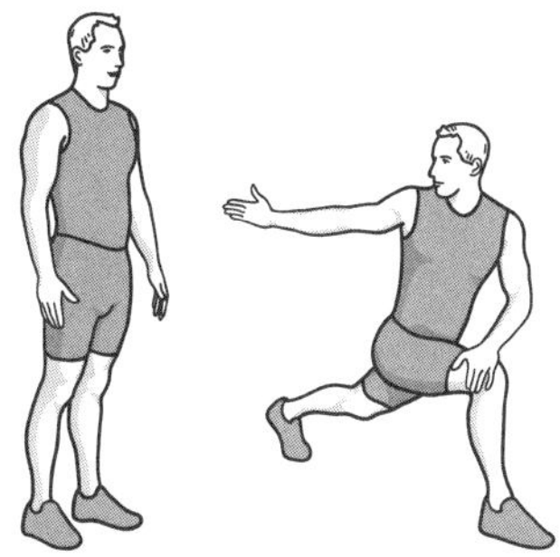

2 Ausfallschritt mit Rotation

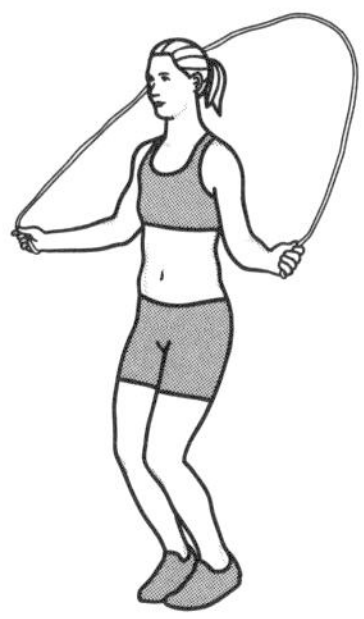

3 Seilspringen

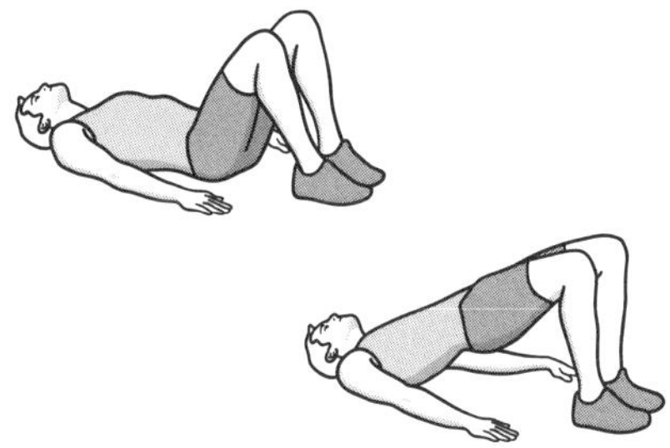

4 Brücke

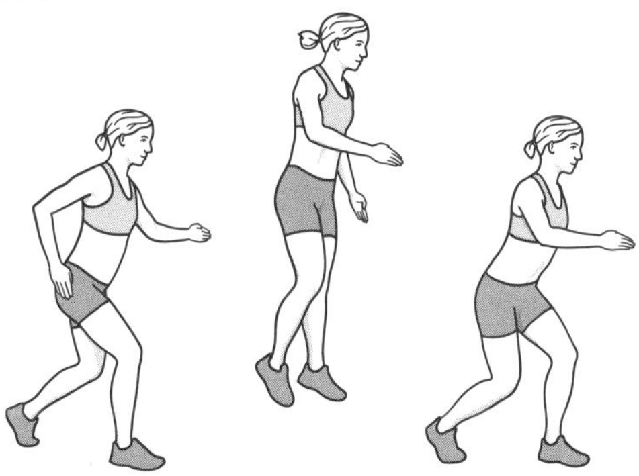

5 Scherensprung

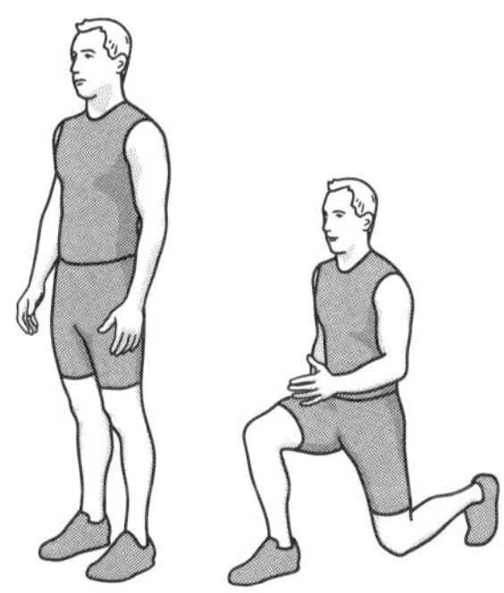

6 Ausfallschritt nach hinten

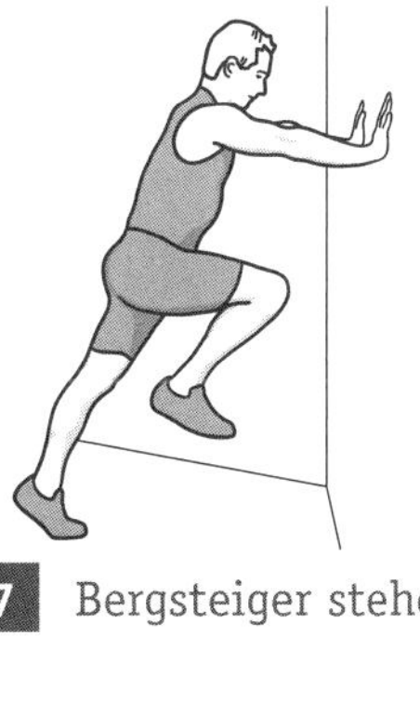

7 Bergsteiger stehend

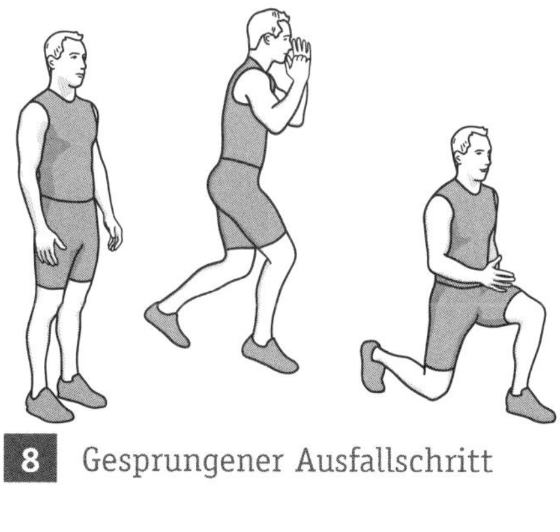

8 Gesprungener Ausfallschritt

27 Unterkörper-HIIT für Fortgeschrittene

Dauer pro Runde: 8 Minuten, Rundenpause: 2–4 Minuten
Durchgänge: 1–3
Benötigte Hilfsmittel: Handtuch, Miniband

1 **2** 3

	Übungen	Belastungszeit in Sek.	Belastungspause in Sek.	Intensität	Seite
1	Ausfallschritt nach hinten	30	30	1	122
2	Bergsteiger stehend	30	30	2	139
3	Einbeinige Brücke	30	30	2	126
4	Ausfallschrittsprung	30	30	3	122
5	Hüftbeugung im Vierfüßlerstand	30	30	1	132
6	Seitliches Gehen mit gebeugten Knien	30	30	2	125
7	Ausfallschritt nach vorn	30	30	2	122
8	Kniebeugensprung	30	30	3	123

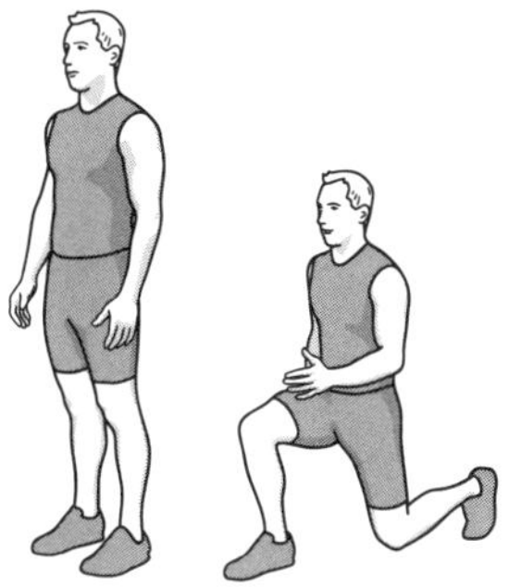

1 Ausfallschritt nach hinten

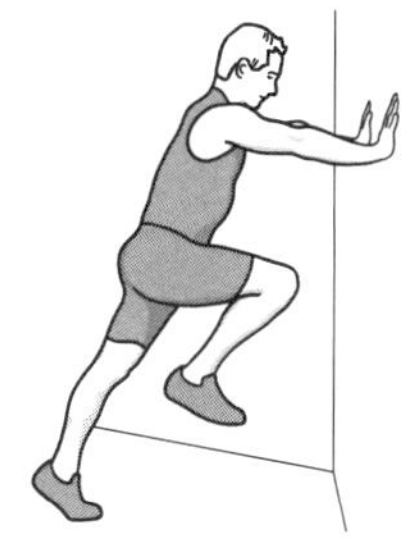

2 Bergsteiger stehend

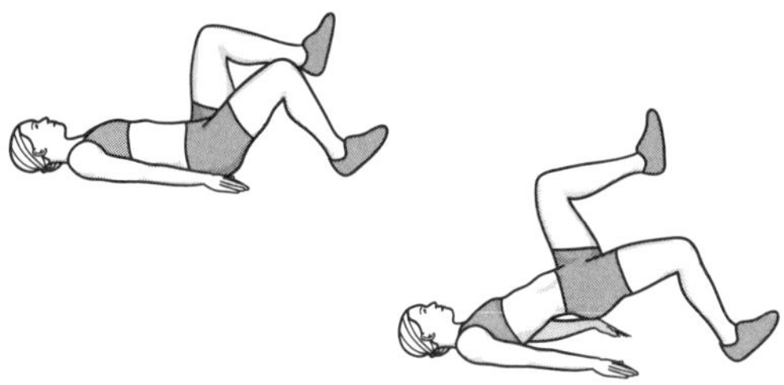

3 Einbeinige Brücke

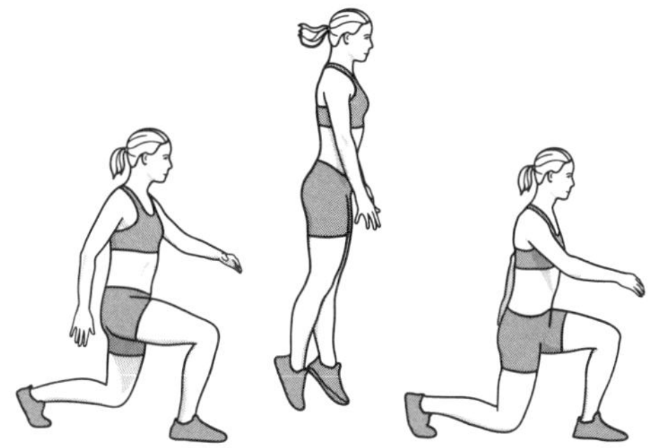

4 Ausfallschrittsprung

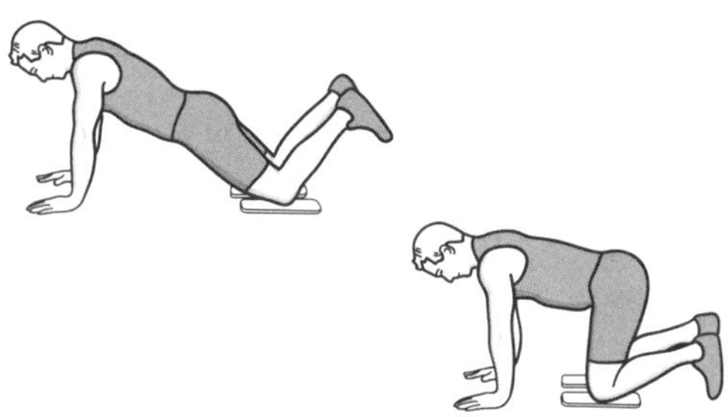

5 Hüftbeugung im Vierfüßlerstand

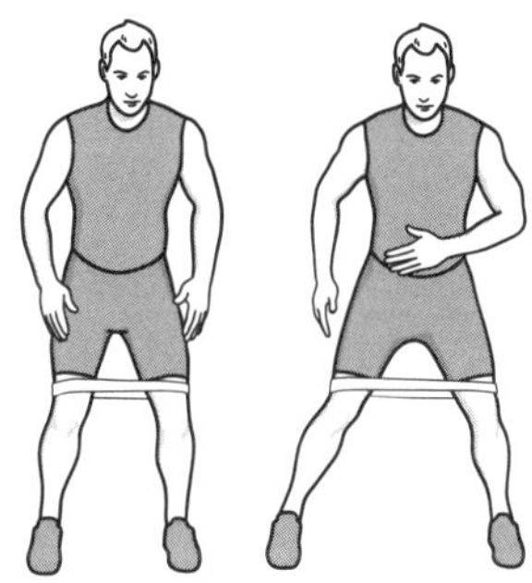

6 Seitliches Gehen mit gebeugten Knien

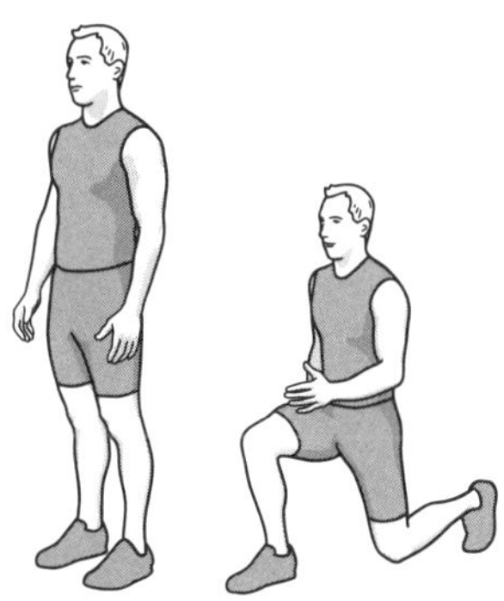

7 Ausfallschritt nach vorn

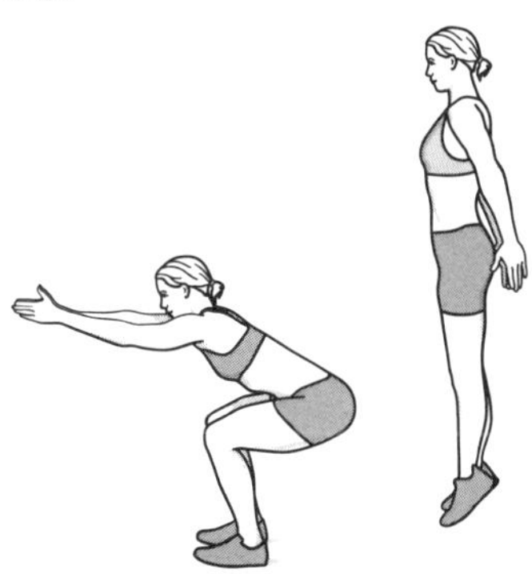

8 Kniebeugensprung

28 Unterkörper-Tabata für Fortgeschrittene

Dauer pro Runde: 4 Minuten, Rundenpause: 1–3 Minuten
Durchgänge: 1–3
Benötigte Hilfsmittel: Miniband, Medizinball

1 **2** 3

	Übungen	Belastungszeit in Sek.	Belastungspause in Sek.	Intensität	Seite
1	Scherensprung	20	10	1	123
2	Einbeinige Brücke	20	10	2	126
3	Bergsteiger	20	10	3	139
4	Gesprungener Ausfallschritt	20	10	2	123
5	Seitliches Gehen mit gebeugten Knien	20	10	2	125
6	Rotationswurf seitlich in tiefem Ausfallschritt	20	10	3	143
7	Hampelmann	20	10	2	138
8	Ausfallschritt mit tiefer Rotation	20	10	3	140

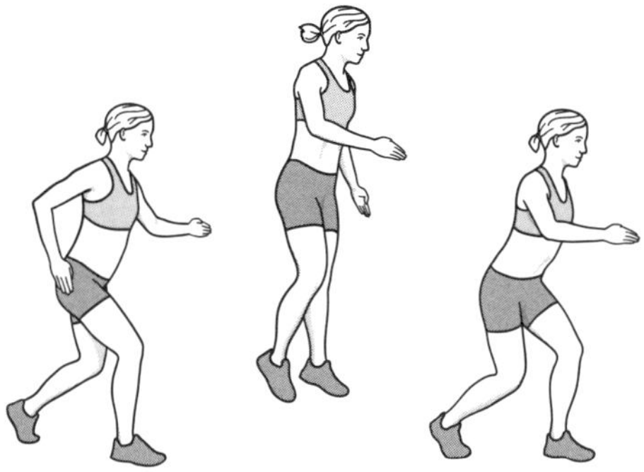

1 Scherensprung

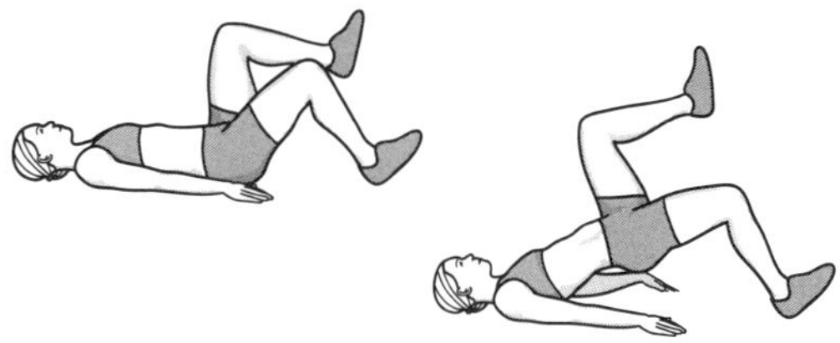

2 Einbeinige Brücke

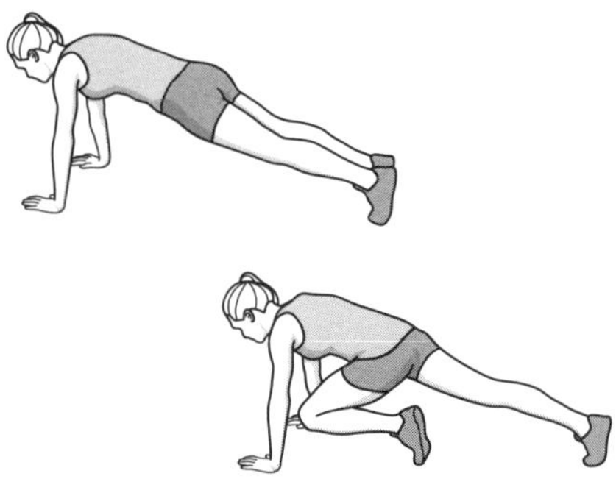

3 Bergsteiger

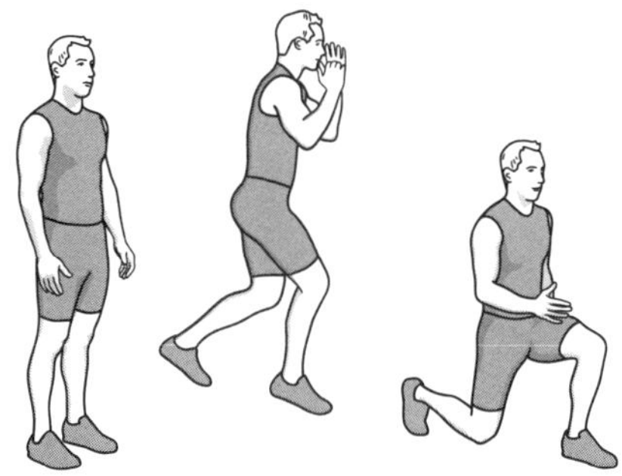

4 Gesprungener Ausfallschritt

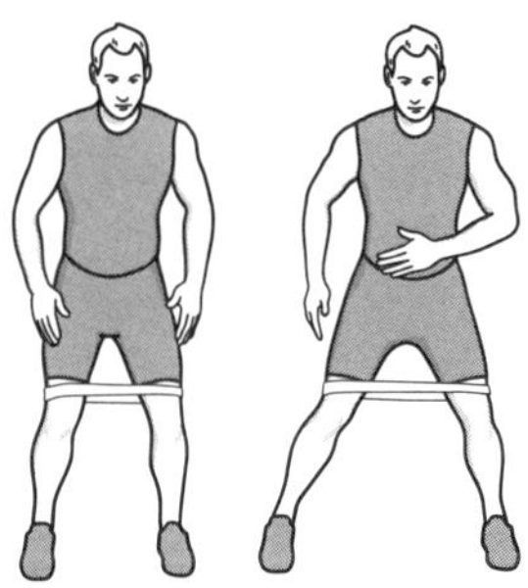

5 Seitliches Gehen mit gebeugten Knien

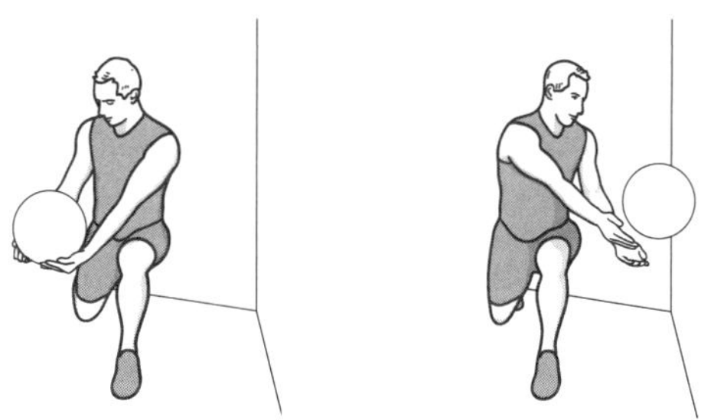

6 Rotationswurf seitlich in tiefem Ausfallschritt

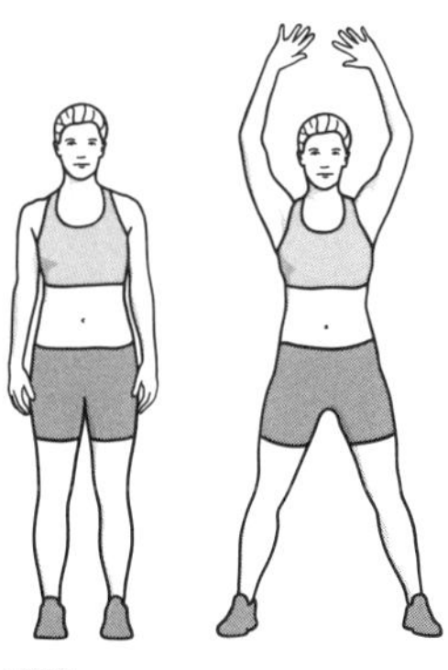

7 Hampelmann

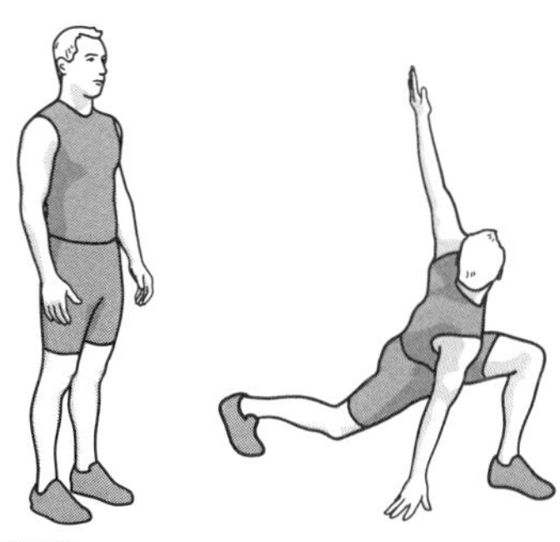

8 Ausfallschritt mit tiefer Rotation

29 Unterkörper-HIIT für Profis

Dauer pro Runde: 12 Minuten, Rundenpause: 2–4 Minuten
Durchgänge: 1–3
Benötigte Hilfsmittel: Handtuch, Hürde, Miniband

1 2 **3**

	Übungen	Belastungszeit in Sek.	Belastungspause in Sek.	Intensität	Seite
1	Scherensprung	45	45	1	123
2	Gehaltene Brücke mit alternierendem Beinheben	45	45	3	126
3	Ausfallschrittsprung	45	45	3	122
4	Hüftbeugung mit Pike	45	45	3	133
5	Hürden-Hocksprung	45	45	3	138
6	Seitlicher Wechselsprung mit Miniband	45	45	3	125
7	Gesprungener Ausfallschritt	45	45	2	123
8	Kniebeugensprung	45	45	3	123

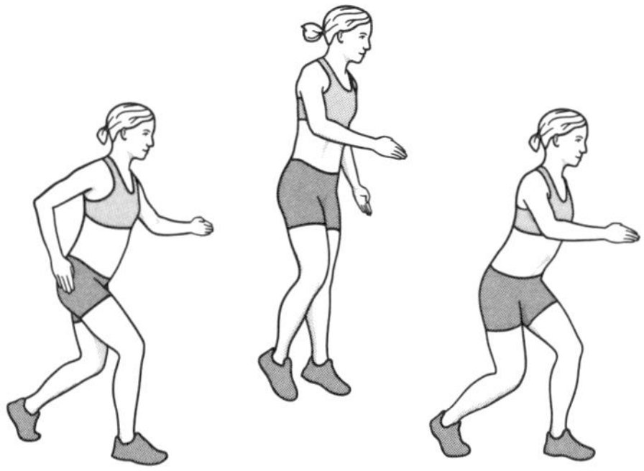

1 Scherensprung

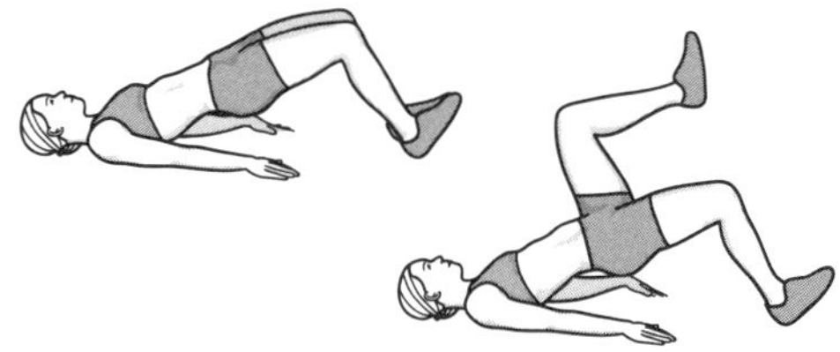

2 Gehaltene Brücke mit alternierendem Beinheben

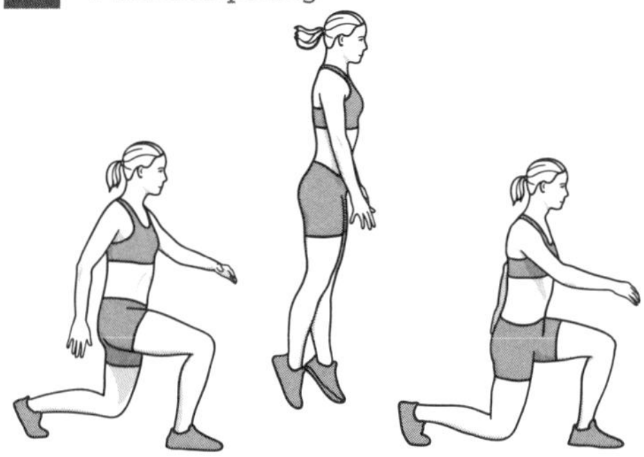

3 Ausfallschrittsprung

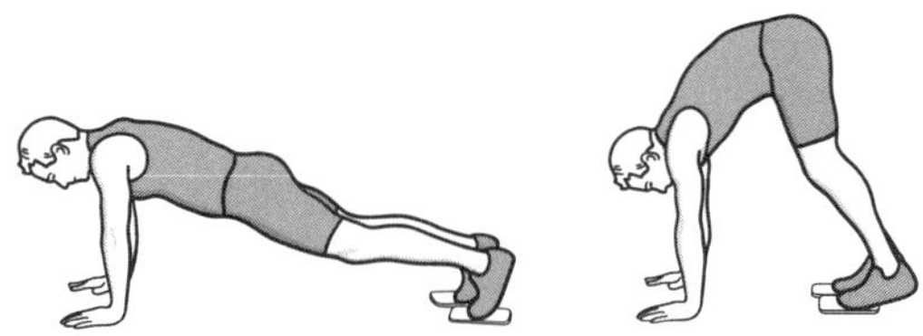

4 Hüftbeugung mit Pike

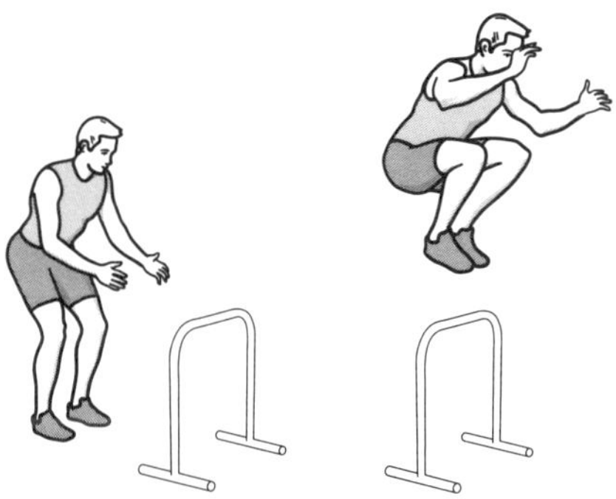

5 Hürden-Hocksprung

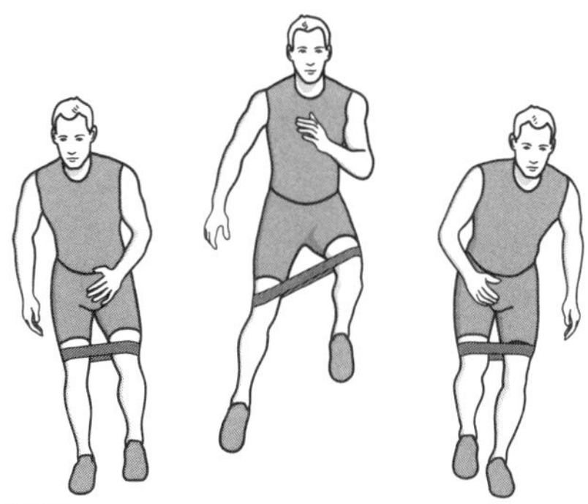

6 Seitlicher Wechselsprung mit Miniband

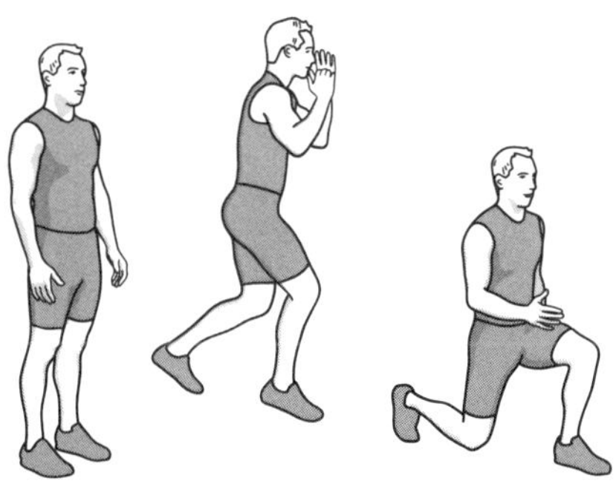

7 Gesprungener Ausfallschritt

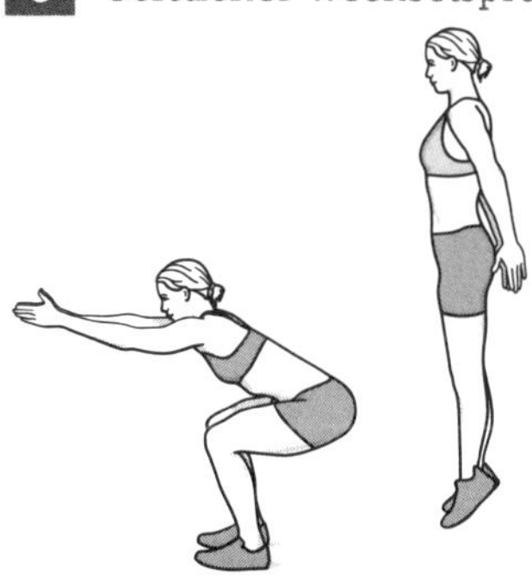

8 Kniebeugensprung

30 Unterkörper-Tabata für Profis

Dauer pro Runde: 4 Minuten, Rundenpause: 1–2 Minuten
Durchgänge: 1–3
Benötigte Hilfsmittel: Miniband, Hürde, Medizinball

1 2 **3**

	Übungen	**Belastungszeit in Sek.**	**Belastungspause in Sek.**	**Intensität**	**Seite**
1	Seitliches Gehen mit gebeugten Knien	20	10	2	125
2	Hürden-Hocksprung	20	10	3	138
3	Ausfallschritt mit Streckung	20	10	2	140
4	Ausfallschrittsprung	20	10	3	122
5	Gehaltene Brücke mit alternierendem Beinheben	20	10	3	126
6	Hampelmann	20	10	2	138
7	Seitlicher Wechselsprung	20	10	3	124
8	Rotationswurf seitlich in tiefem Ausfallschritt	20	10	3	143

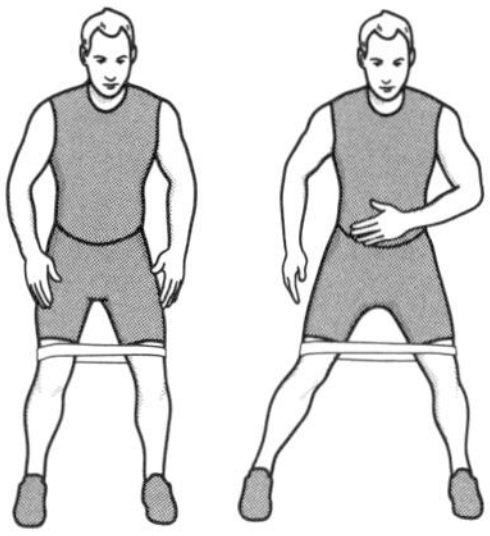

1 Seitliches Gehen mit gebeugten Knien

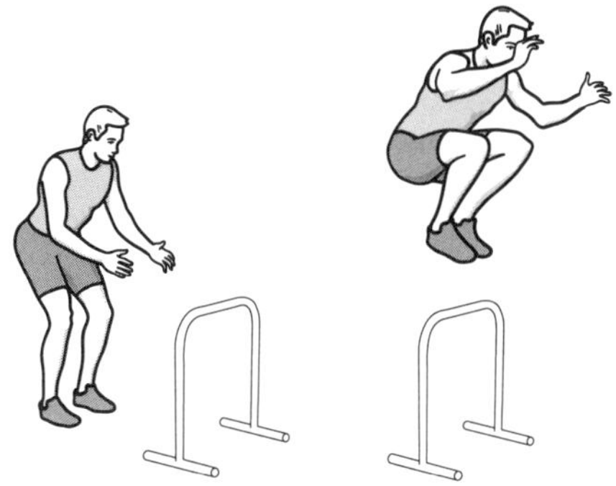

2 Hürden-Hocksprung

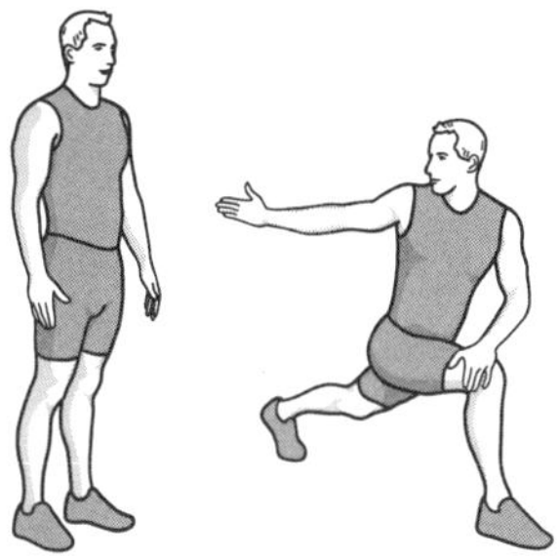

3 Ausfallschritt mit Streckung

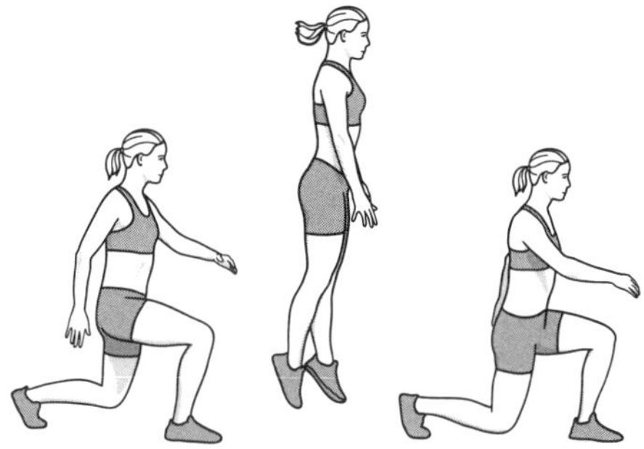

4 Ausfallschrittsprung

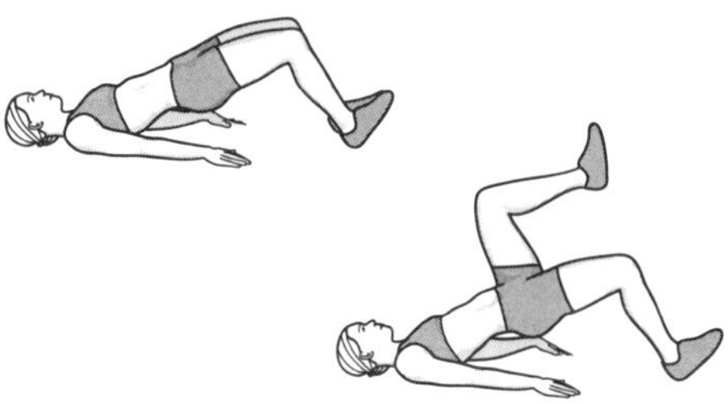

5 Gehaltene Brücke mit alternierendem Beinheben

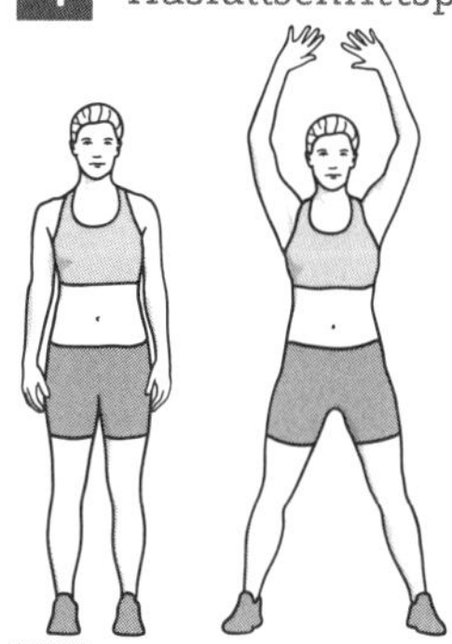

6 Hampelmann

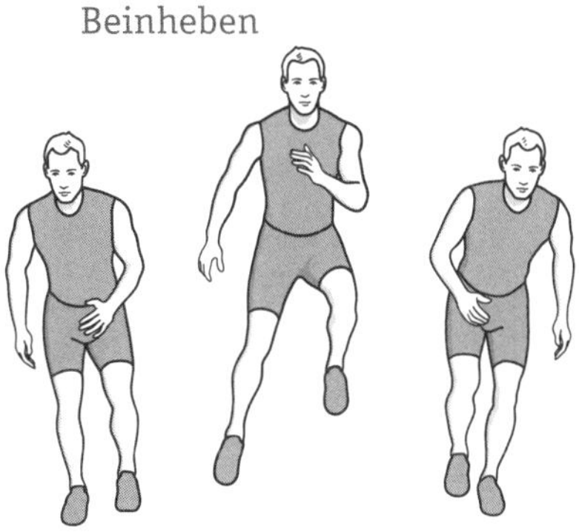

7 Seitlicher Wechselsprung

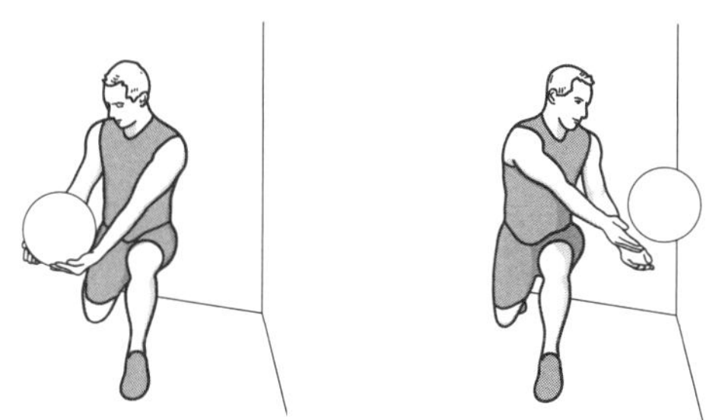

8 Rotationswurf seitlich in tiefem Ausfallschritt

31 HIIT für Rumpfstabilität für Einsteiger

Dauer pro Runde: 7 Minuten, Rundenpause: 2–4 Minuten
Durchgänge: 1–3
Benötigte Hilfsmittel: Handtuch

1 2 3

	Übungen	Belastungszeit in Sek.	Belastungs-pause in Sek.	Intensi-tät	Seite
1	Frontstütz mit abgelegten Knien	20	30	1	131
2	Liegende Rumpfrotation mit angewinkelten Beinen	20	30	2	134
3	Alternierendes Beinstrecken	20	30	1	134
4	Seitstütz mit Hüftheben	20	30	2	133
5	Crunch mit gestreckten Armen	20	30	1	136
6	Hüftbeugung im Vierfüßlerstand	20	30	1	132
7	Seitneigung	20	30	1	135
8	Ausfallschritt mit Rotation	20	30	1	140

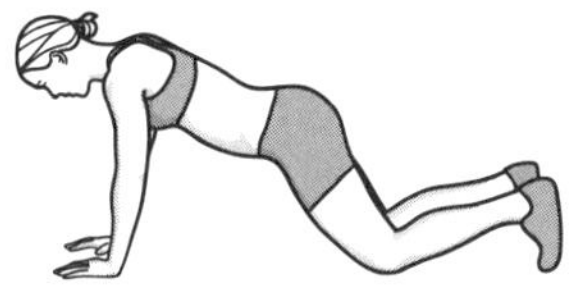

1 Frontstütz mit abgelegten Knien

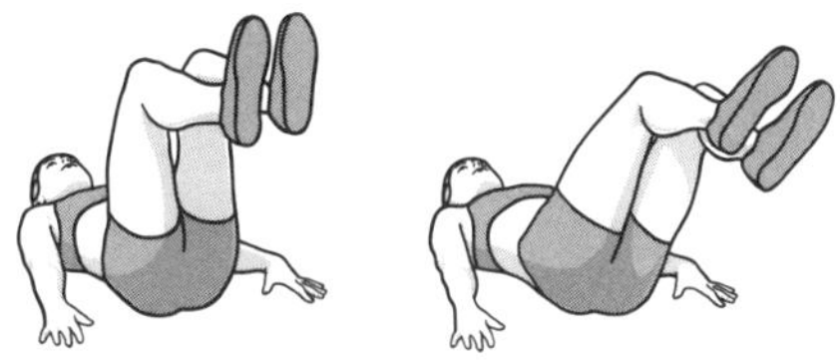

2 Liegende Rumpfrotation mit angewinkelten Beinen

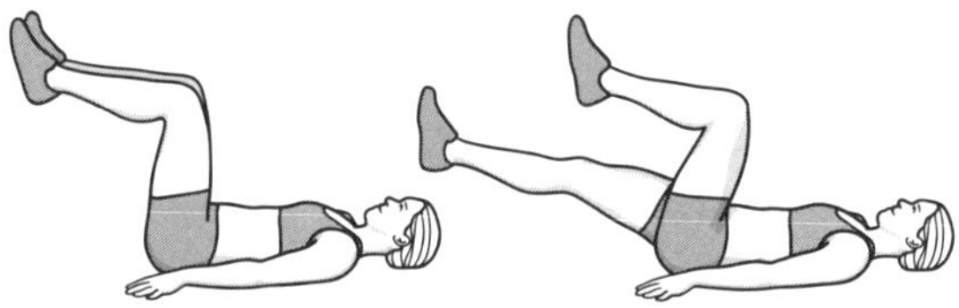

3 Alternierendes Beinstrecken

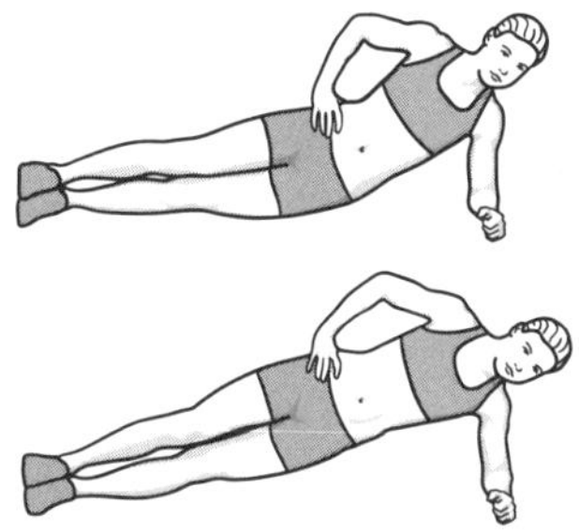

4 Seitstütz mit Hüftheben

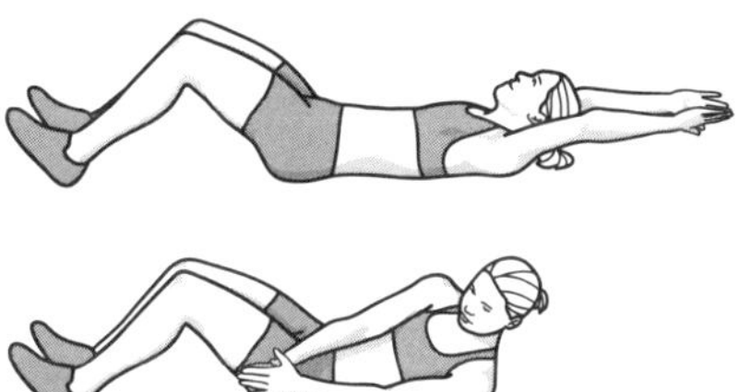

5 Crunch mit gestreckten Armen

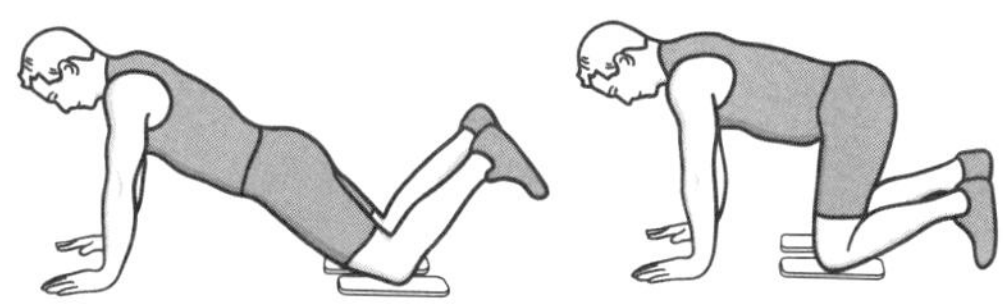

6 Hüftbeugung im Vierfüßlerstand

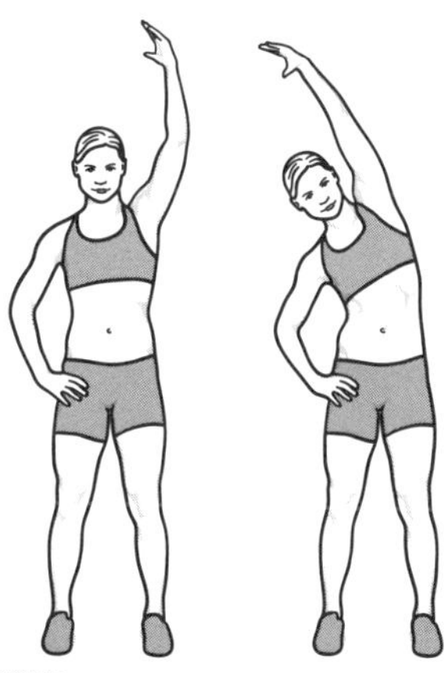

7 Seitneigung

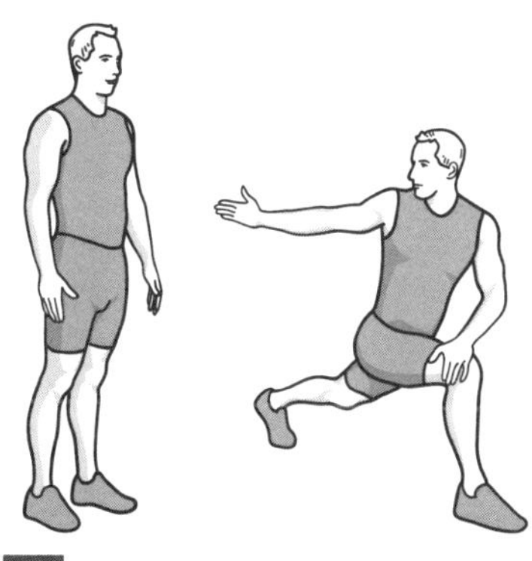

8 Ausfallschritt mit Rotation

32 HIIT für Rumpfstabilität für Fortgeschrittene

Dauer pro Runde: 8 Minuten, Rundenpause: 3–5 Minuten
Durchgänge: 1–3
Benötigte Hilfsmittel: Gymnastikball, Medizinball, Handtuch

1 **2** 3

	Übungen	**Belastungszeit in Sek.**	**Belastungspause in Sek.**	**Intensität**	**Seite**
1	Ausfallschritt mit Streckung	30	30	2	140
2	Seitstütz mit Beinheben	30	30	3	134
3	Rumpfdrehung auf dem Gymnastikball	30	30	3	130
4	Hüftbeugung	30	30	2	132
5	Frontstütz mit abgelegten Knien und Armheben	30	30	2	131
6	Crunch mit am Kopf angelegten Armen	30	30	3	137
7	Liegende Rumpfrotation mit gestreckten Beinen	30	30	3	135
8	Armheben in Bauchlage	30	20	2	128

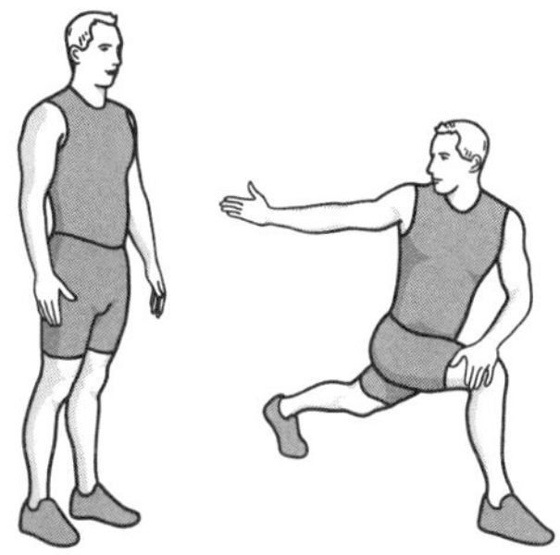

1 Ausfallschritt mit Streckung

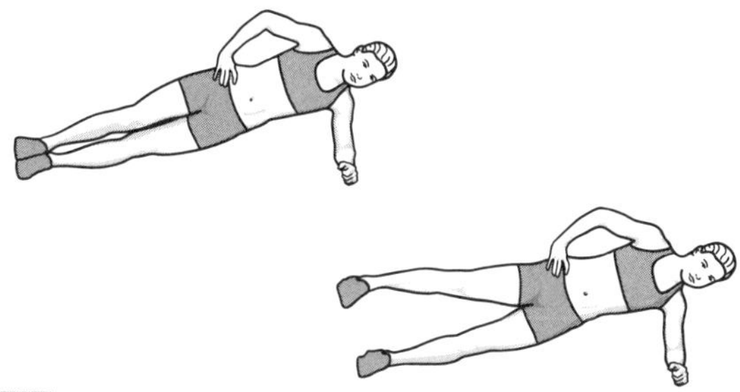

2 Seitstütz mit Beinheben

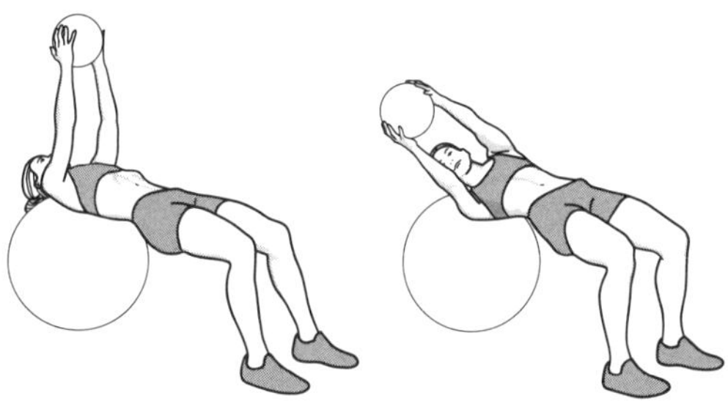

3 Rumpfdrehung auf dem Gymnastikball

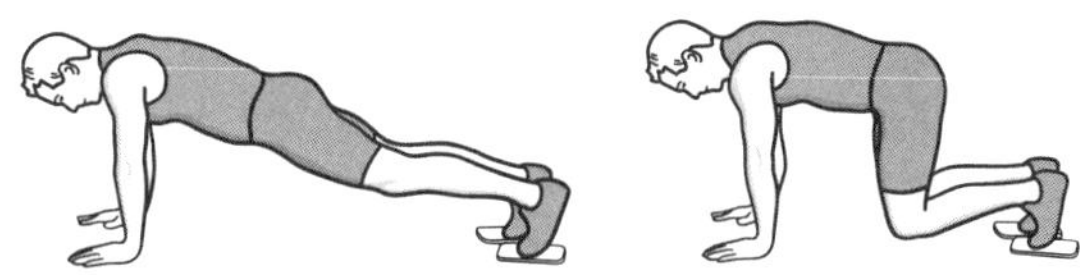

4 Hüftbeugung

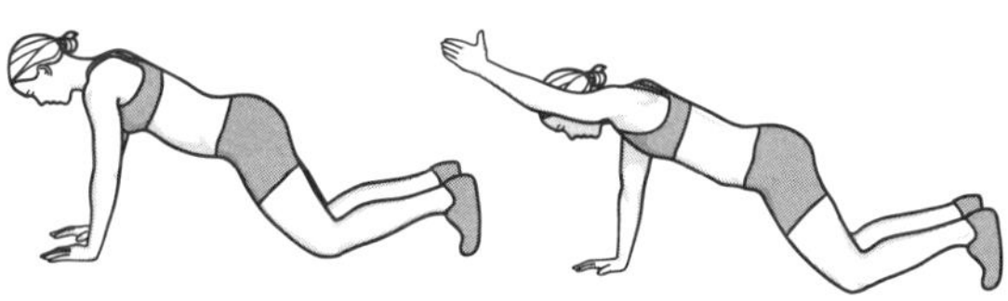

5 Frontstütz mit abgelegten Knien und Armheben

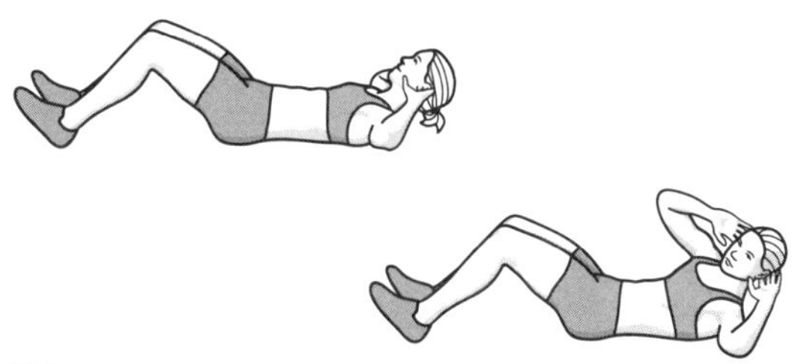

6 Crunch mit am Kopf angelegten Armen

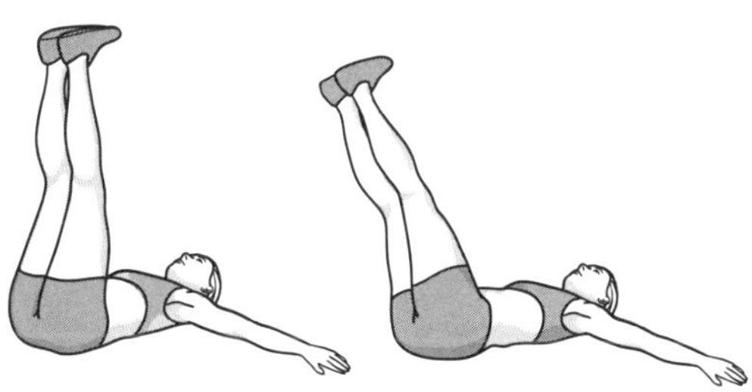

7 Liegende Rumpfrotation mit gestreckten Beinen

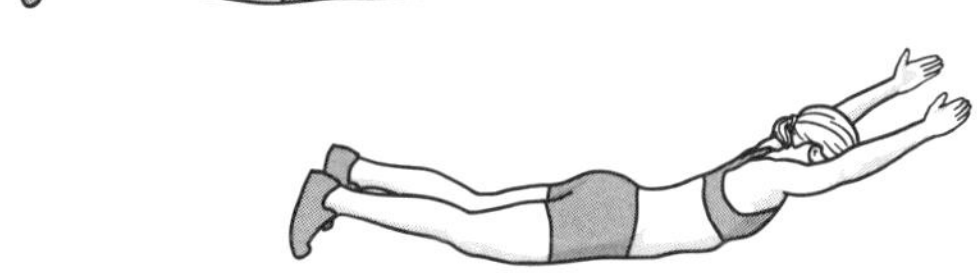

8 Armheben in Bauchlage

33 HIIT für Rumpfstabilität für Profis

Dauer pro Runde: 7 Minuten, Rundenpause: 3–5 Minuten
Durchgänge: 2–4
Benötigte Hilfsmittel: Gymnastikball, Medizinball, Handtuch

1 2 **3**

	Übungen	Belastungszeit in Sek.	Belastungs-pause in Sek.	Intensi-tät	Seite
1	Crunch mit am Kopf angelegten Armen	30	20	3	137
2	Seitstütz mit Beinheben	30	20	3	134
3	Armheben in Bauchlage	30	20	3	128
4	Liegende Rumpfrotation mit gestreckten Beinen	30	20	3	135
5	Unterarmstütz mit alternierendem Beinheben	30	20	3	132
6	Rumpfdrehung auf dem Gymnastikball	30	20	3	130
7	Hüftbeugung mit Pike	30	20	3	133
8	Ausfallschritt mit tiefer Rotation	30	20	3	140

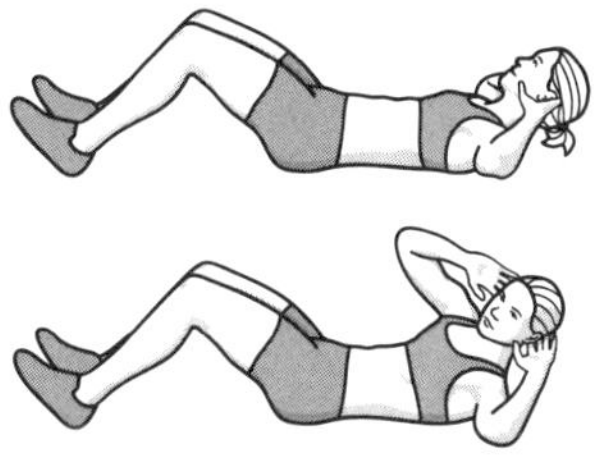

1 Crunch mit am Kopf angelegten Armen

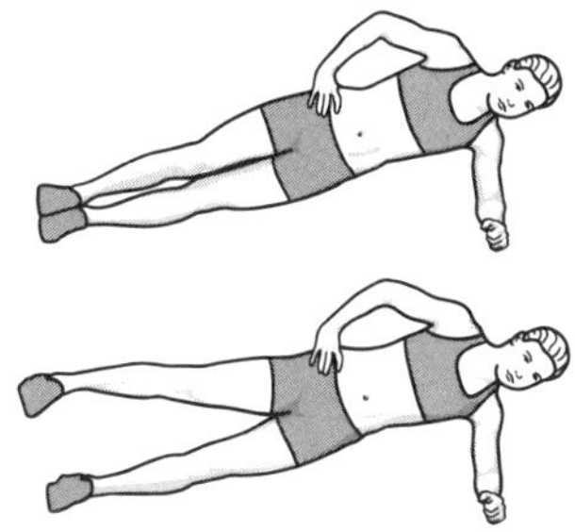

2 Seitstütz mit Beinheben

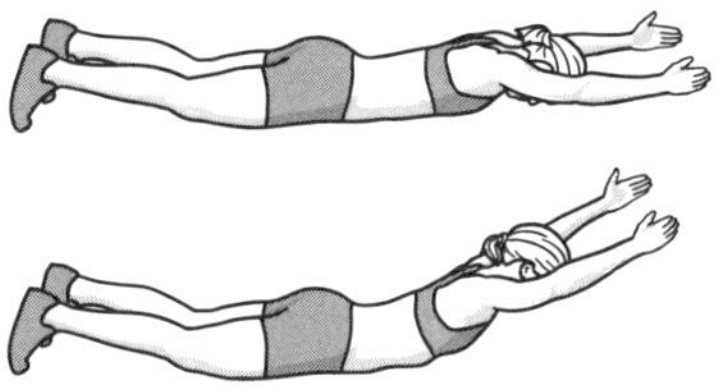

3 Armheben in Bauchlage

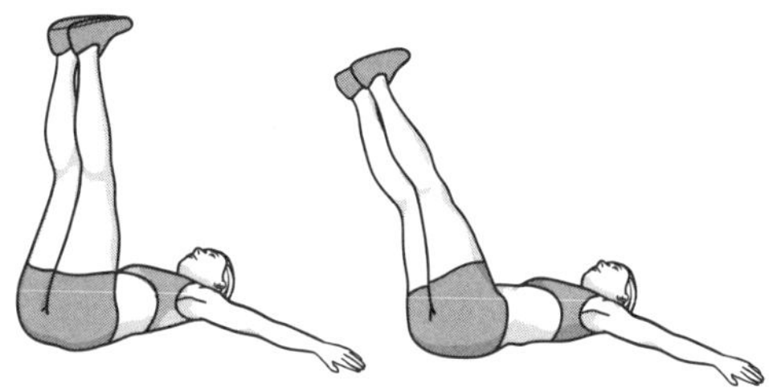

4 Liegende Rumpfrotation mit gestreckten Beinen

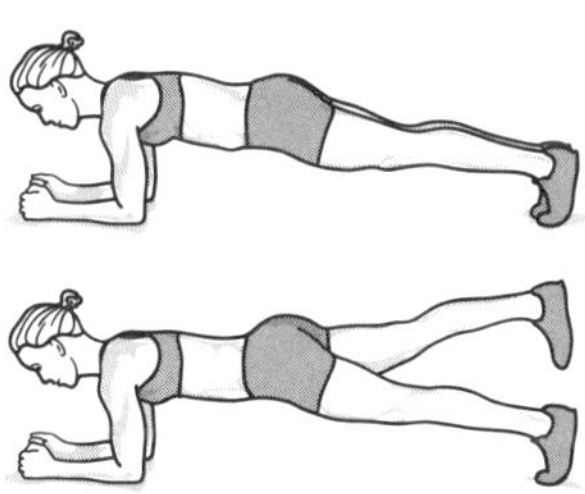

5 Unterarmstütz mit alternierendem Beinheben

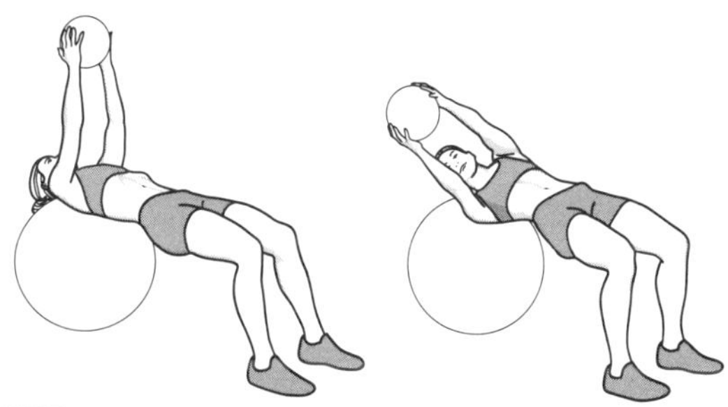

6 Rumpfdrehung auf dem Gymnastikball

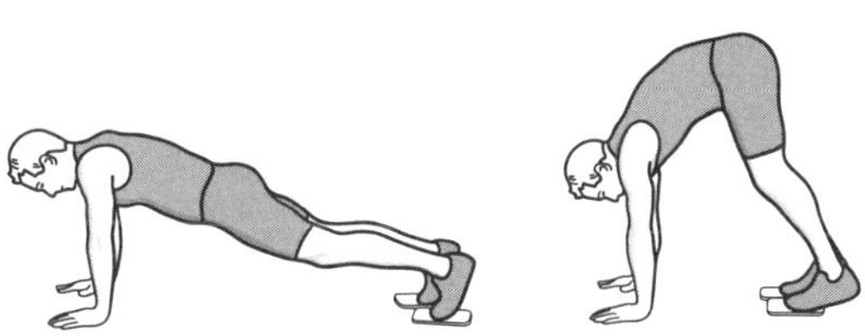

7 Hüftbeugung mit Pike

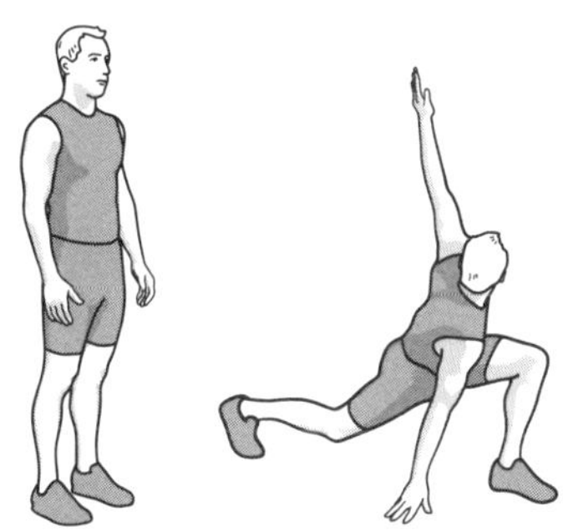

8 Ausfallschritt mit tiefer Rotation

34 Tabata für Radfahrer

Dauer pro Runde: 4 Minuten, Rundenpause: 1–3 Minuten
Durchgänge: 1–3
Benötigte Hilfsmittel: Gewicht/Wasserkasten, Miniband

1 **2** 3

	Übungen	Belastungszeit in Sek.	Belastungs-pause in Sek.	Intensi-tät	Seite
1	Ausfallschritt nach hinten	20	10	1	122
2	Hampelmann	20	10	2	138
3	Gehaltene Brücke mit alternierendem Beinheben	20	10	3	126
4	Rudern am Tisch	20	10	3	127
5	Bergsteiger	20	10	3	139
6	Rudern im Stand	20	10	2	127
7	Eidechse mit alternierendem Armstrecken	20	10	3	136
8	Seitlicher Wechselsprung mit Miniband	20	10	3	125

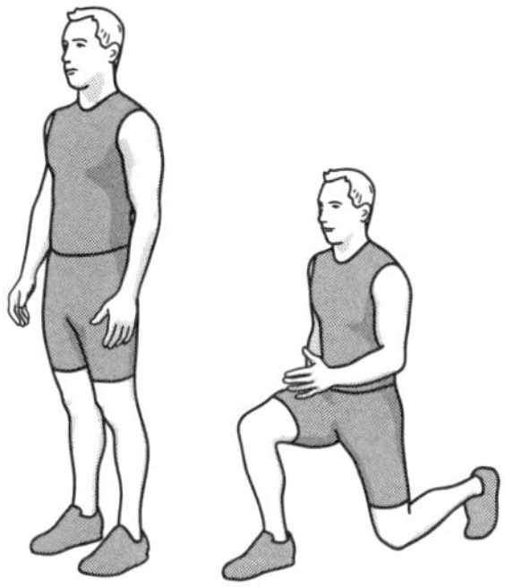

1 Ausfallschritt nach hinten

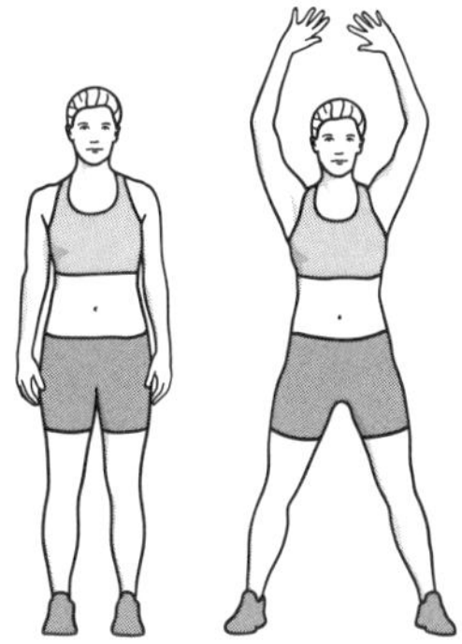

2 Hampelmann

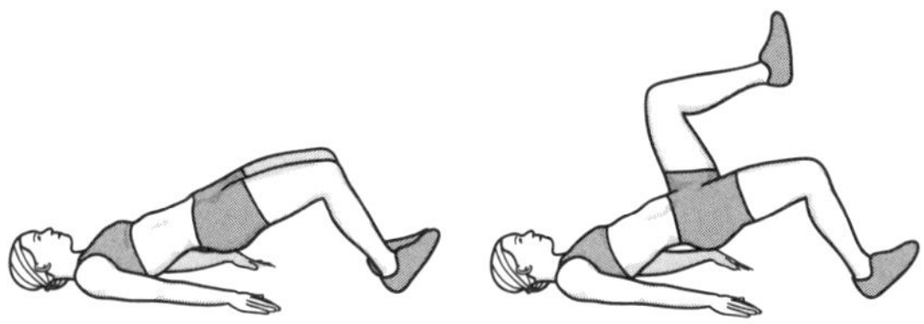

3 Gehaltene Brücke mit alternierendem Beinheben

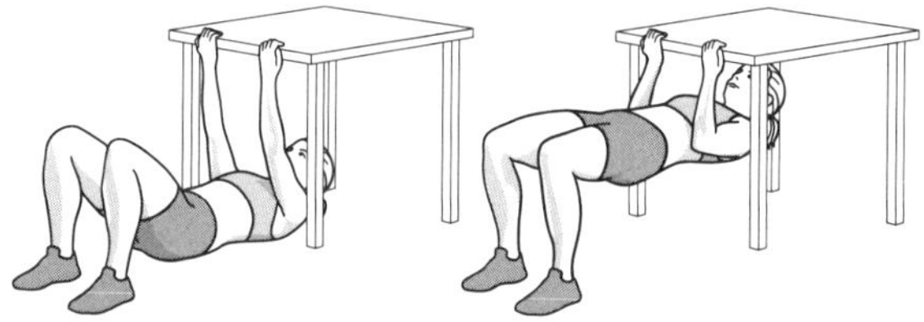

4 Rudern am Tisch

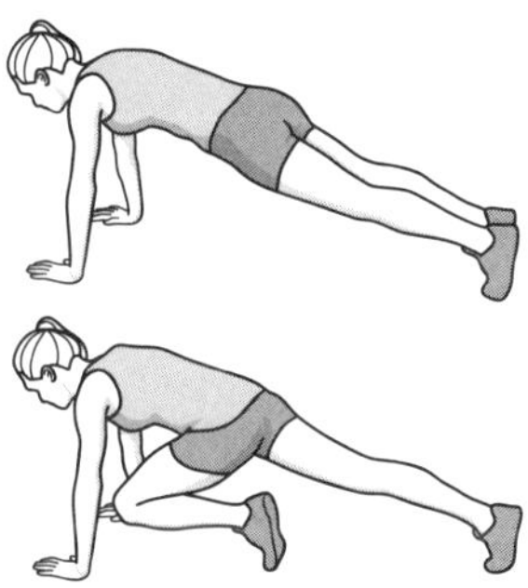

5 Bergsteiger

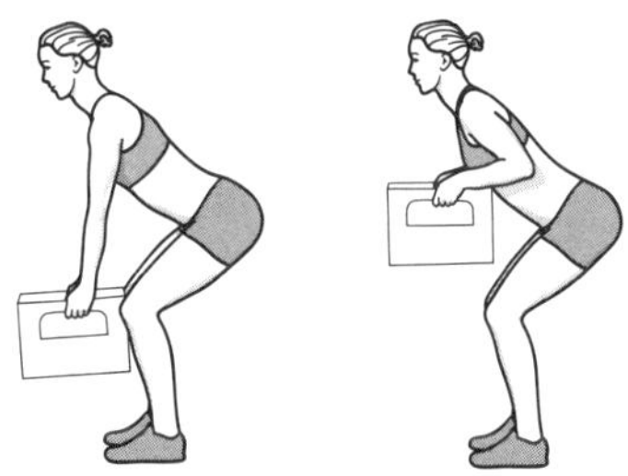

6 Rudern im Stand

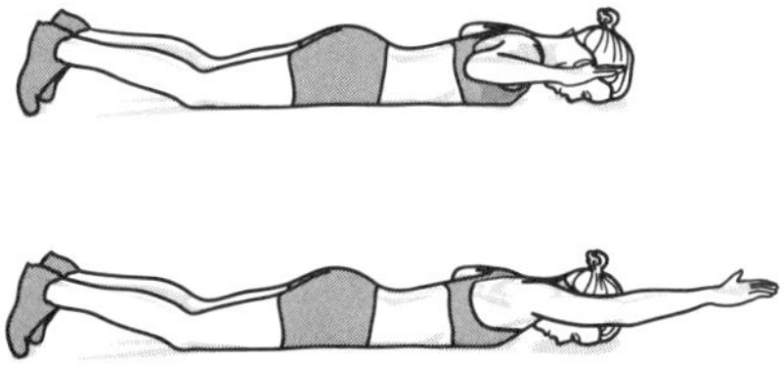

7 Eidechse mit alternierendem Armstrecken

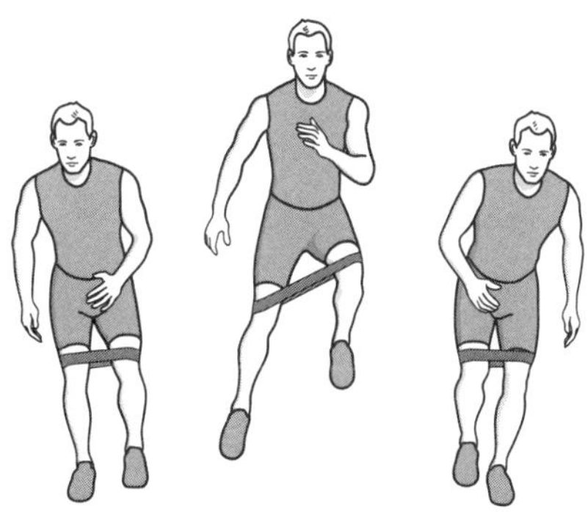

8 Seitlicher Wechselsprung mit Miniband

35 HIIT für Radfahrer

Dauer pro Runde: 12 Minuten, Rundenpause: 2–4 Minuten
Durchgänge: 1–3
Benötigte Hilfsmittel: Miniband

1 2 **3**

	Übungen	Belastungszeit in Sek.	Belastungs-pause in Sek.	Intensi-tät	Seite
1	Scherensprung	45	45	1	123
2	Latdrücken in Rückenlage	45	45	1	127
3	Ausfallschritt nach hinten	45	45	1	122
4	Ausfallschritt mit Streckung	45	45	2	140
5	Seitliches Gehen mit gestreckten Knien	45	45	1	125
6	Bergsteiger stehend	45	45	1	139
7	Seitheben in Bauchlage	45	45	1	128
8	Seitlicher Wechselsprung	45	45	3	124

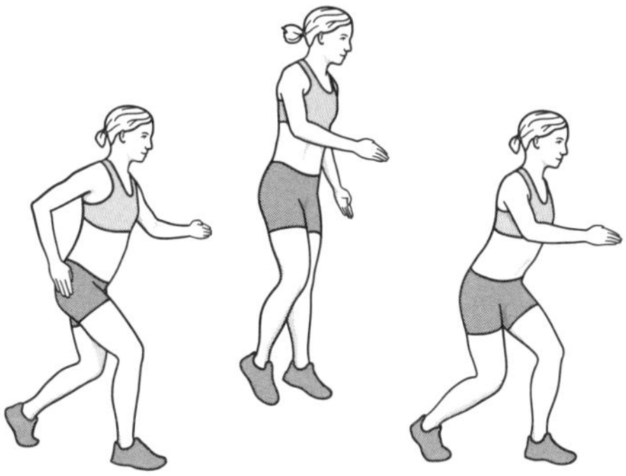

1 Scherensprung

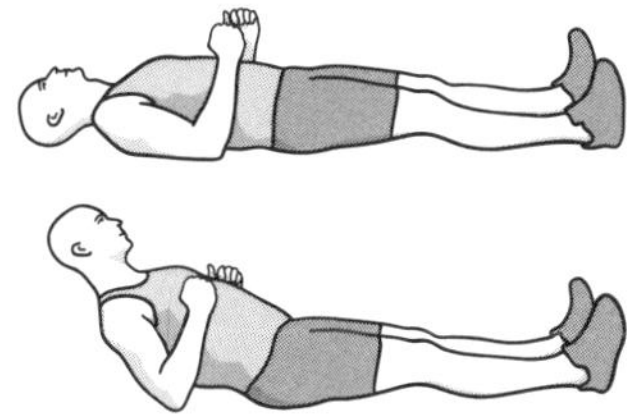

2 Latdrücken in Rückenlage

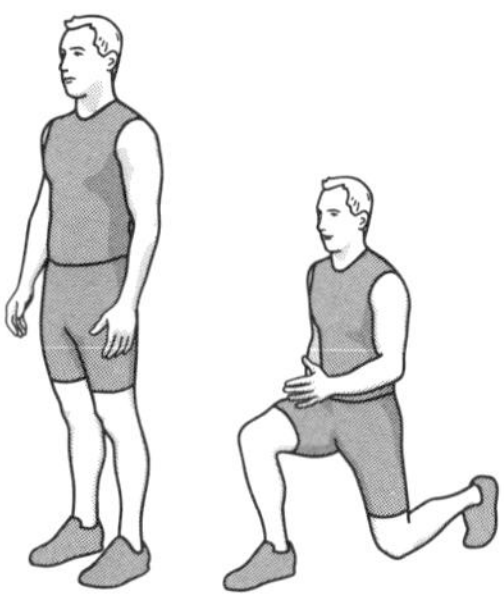

3 Ausfallschritt nach hinten

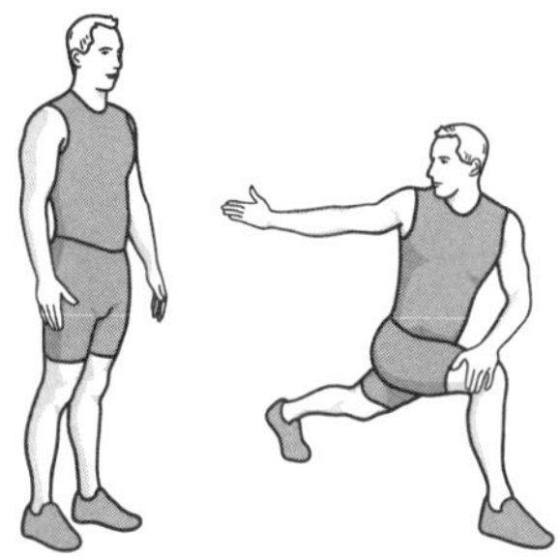

4 Ausfallschritt mit Streckung

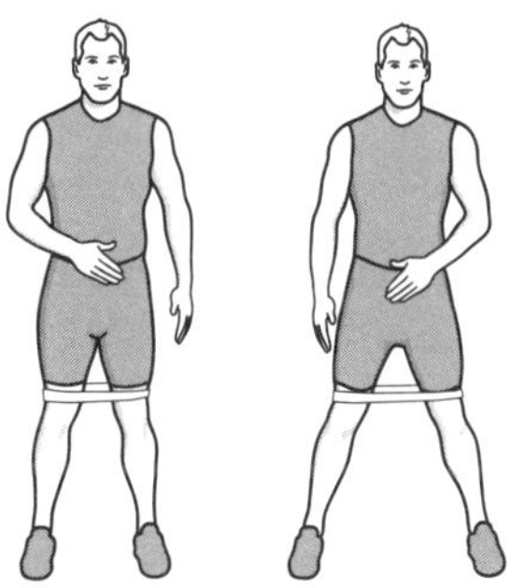

5 Seitliches Gehen mit gestreckten Knien

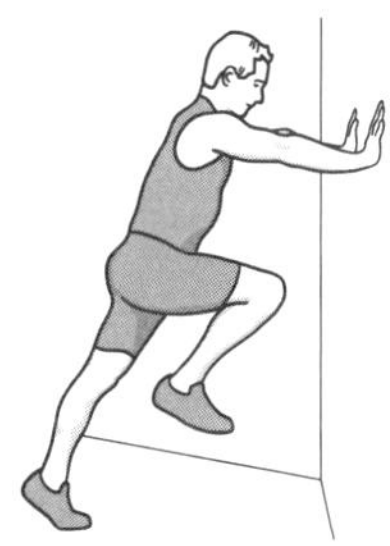

6 Bergsteiger stehend

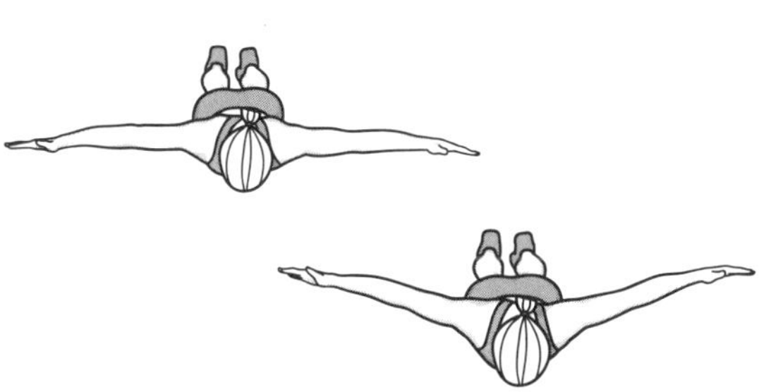

7 Seitheben in Bauchlage

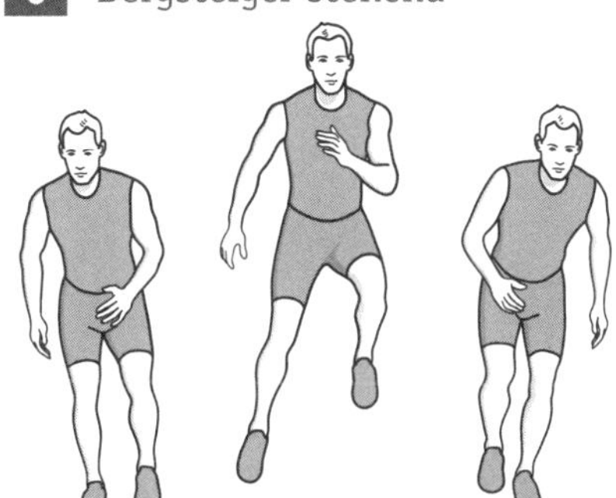

8 Seitlicher Wechselsprung

36 Tabata für Kletterer

Dauer pro Runde: 4 Minuten, Rundenpause: 1–3 Minuten
Durchgänge: 1–3
Benötigte Hilfsmittel: Handtuch

1 **2** 3

	Übungen	Belastungszeit in Sek.	Belastungs-pause in Sek.	Intensi-tät	Seite
1	Latdrücken in Rückenlage	20	10	1	127
2	Seitstütz mit Beinheben	20	10	3	134
3	Eidechse mit alternierendem Armstrecken	20	10	3	136
4	Hüftbeugung	20	10	2	132
5	Bergsteiger	20	10	3	139
6	Ausfallschrittsprung	20	10	3	122
7	Paddeln in Bauchlage	20	10	2	128
8	Ausfallschritt mit tiefer Rotation	20	10	3	140

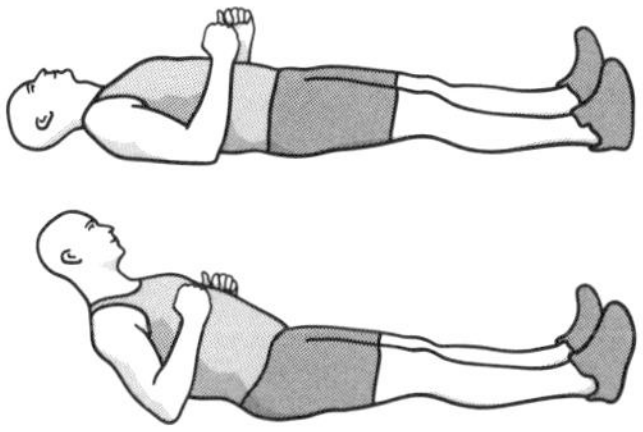

1 Latdrücken in Rückenlage

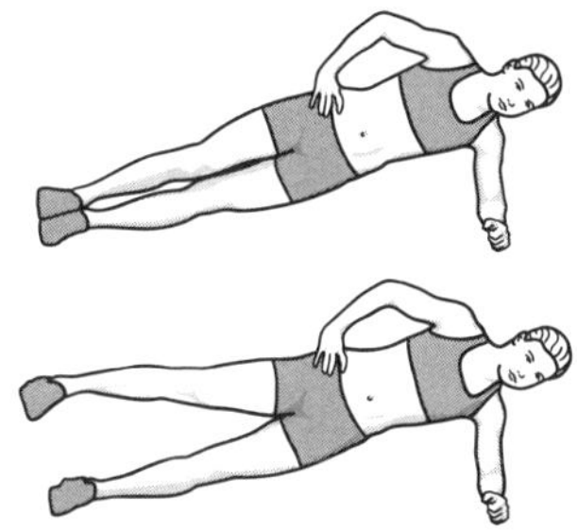

2 Seitstütz mit Beinheben

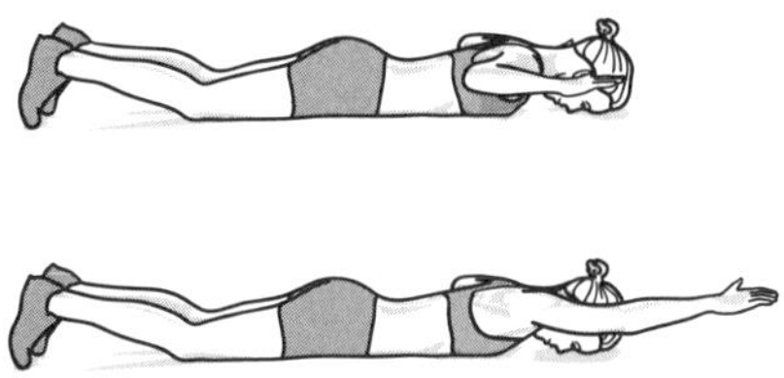

3 Eidechse mit alternierendem Armstrecken

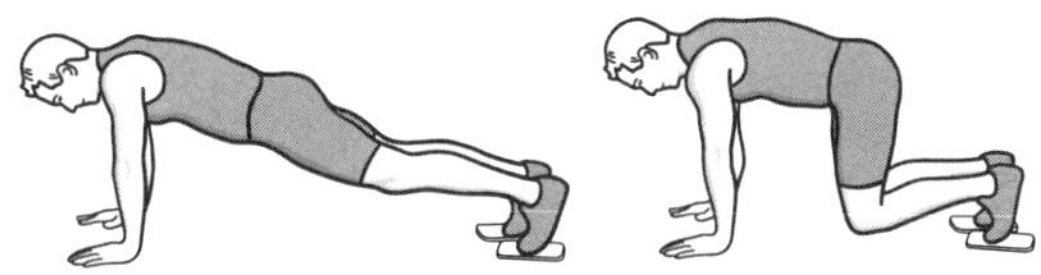

4 Hüftbeugung

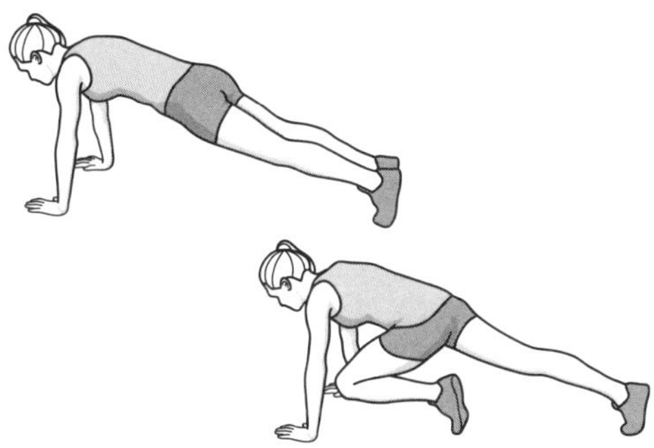

5 Bergsteiger

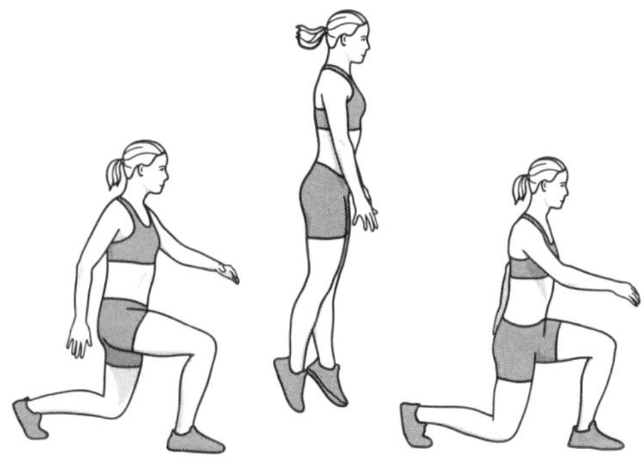

6 Ausfallschrittsprung

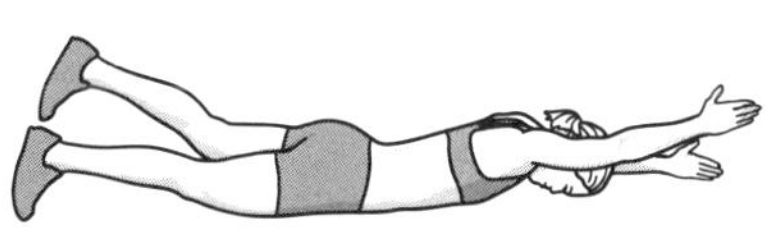

7 Paddeln in Bauchlage

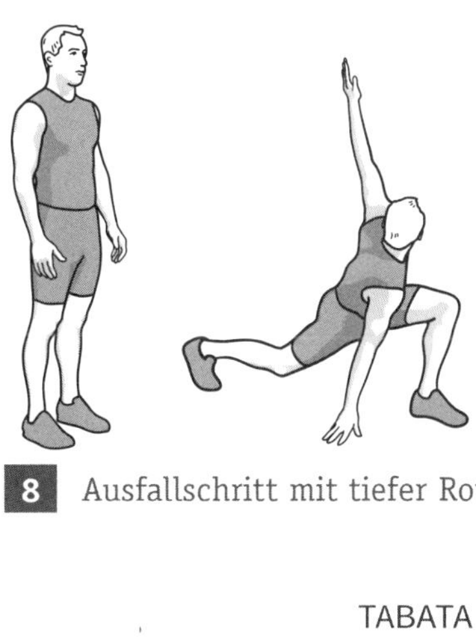

8 Ausfallschritt mit tiefer Rotation

37 HIIT für Kletterer

Dauer pro Runde: 12 Minuten, Rundenpause: 3–5 Minuten
Durchgänge: 2–4
Benötigte Hilfsmittel: Gewicht, Gymnastikball, Medizinball

1 **2** 3

	Übungen	Belastungszeit in Sek.	Belastungs-pause in Sek.	Intensi-tät	Seite
1	Seitheben in Bauchlage	45	45	1	128
2	Überkopfziehen mit gebeugten Armen	45	45	1	130
3	Seitstütz mit Beinheben	45	45	3	134
4	Eidechse mit alternierendem Armstrecken	45	45	3	136
5	Frontstütz mit abgelegten Knien und Armheben	45	45	2	131
6	Gesprungener Ausfallschritt	45	45	2	123
7	Überkopfziehen mit gestreckten Armen	45	45	2	130
8	Rudern am Tisch	45	45	3	127

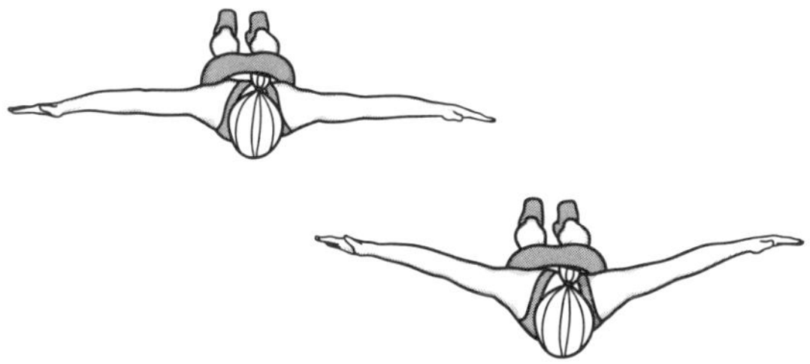

1 Seitheben in Bauchlage

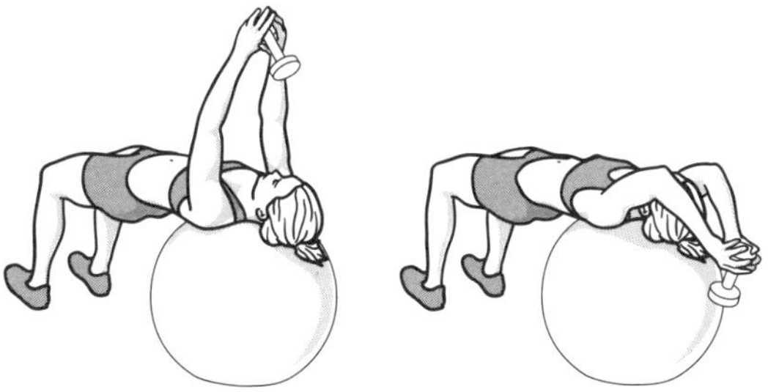

2 Überkopfziehen mit gebeugten Armen

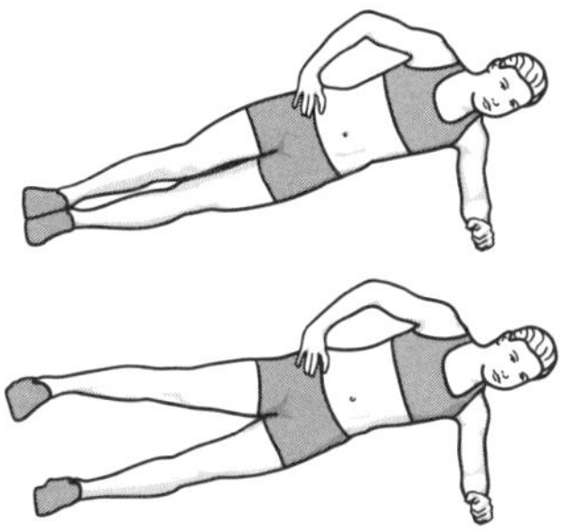

3 Seitstütz mit Beinheben

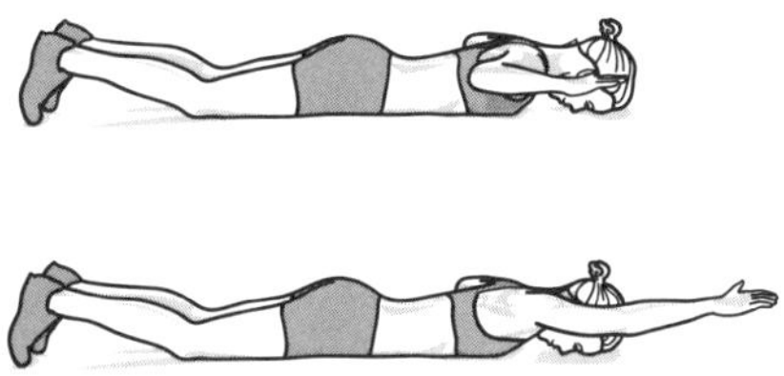

4 Eidechse mit alternierendem Armstrecken

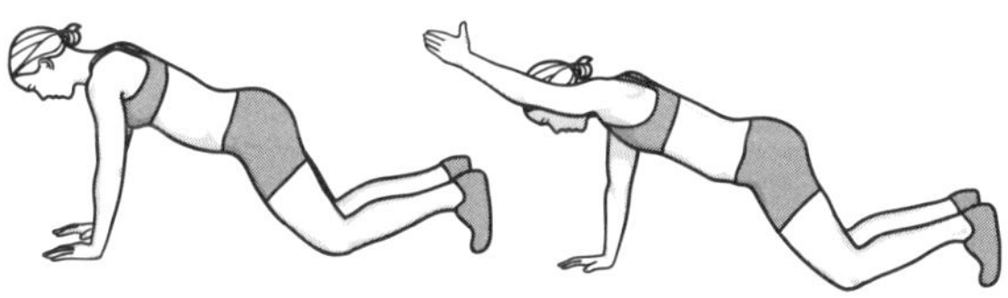

5 Frontstütz mit abgelegten Knien und Armheben

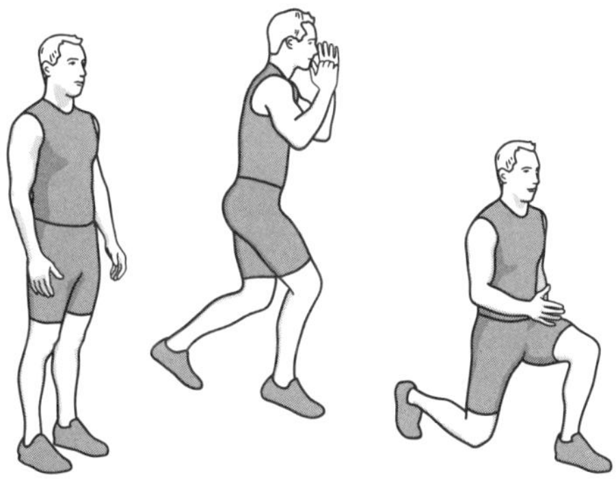

6 Gesprungener Ausfallschritt

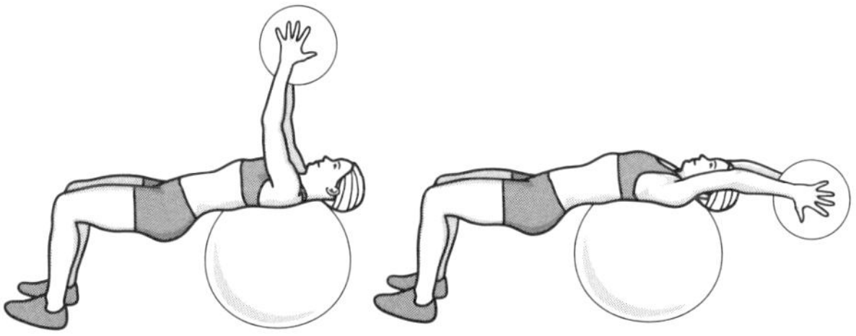

7 Überkopfziehen mit gestreckten Armen

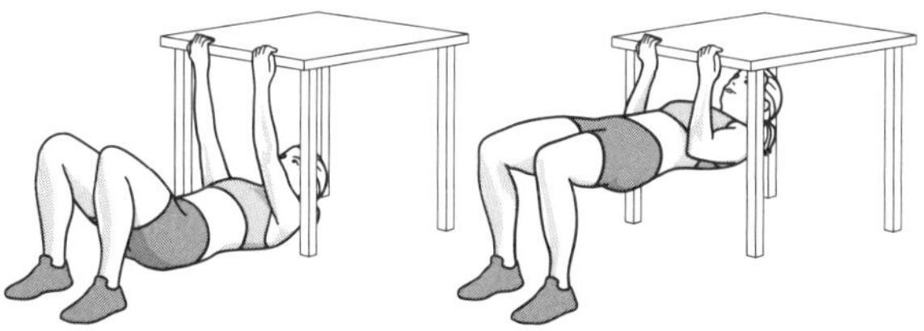

8 Rudern am Tisch

38 Tabata für Tennisspieler

Dauer pro Runde: 4 Minuten, Rundenpause: 1–3 Minuten
Durchgänge: 1–3
Benötigte Hilfsmittel: Gymnastikball, Medizinball, Miniband

1 **2** 3

	Übungen	Belastungszeit in Sek.	Belastungs-pause in Sek.	Intensi-tät	Seite
1	Hampelmann	20	10	2	138
2	Eidechse mit alternierendem Armstrecken	20	10	3	136
3	Liegende Rumpfrotation mit angewinkelten Beinen	20	10	2	134
4	Überkopfziehen mit gestreckten Armen	20	10	2	130
5	Rumpfdrehung auf dem Gymnastikball	20	10	3	130
6	Brustpass mit tiefem Ausfallschritt	20	10	2	141
7	Seitlicher Wechselsprung mit Miniband	20	10	3	125
8	Rotationswurf seitlich	20	10	2	143

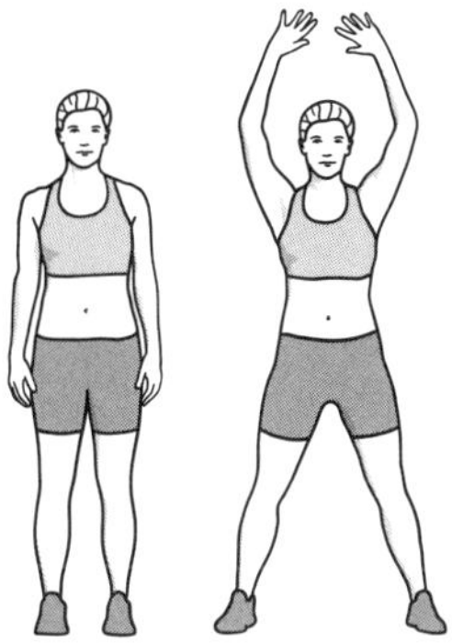

1 Hampelmann

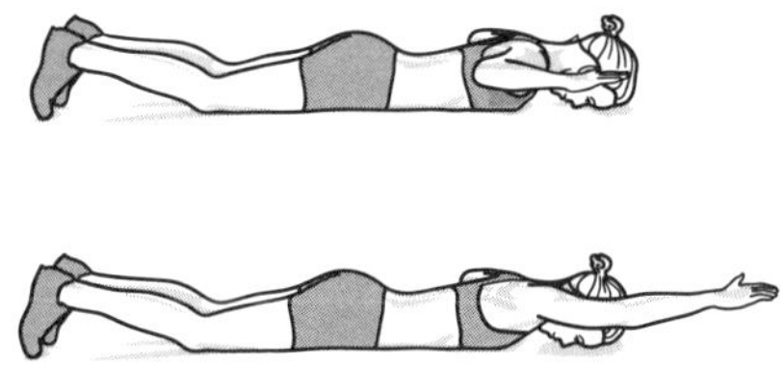

2 Eidechse mit alternierendem Armstrecken

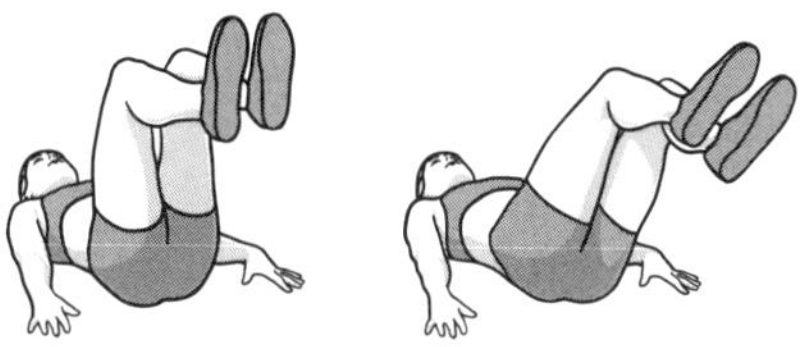

3 Liegende Rumpfrotation mit angewinkelten Beinen

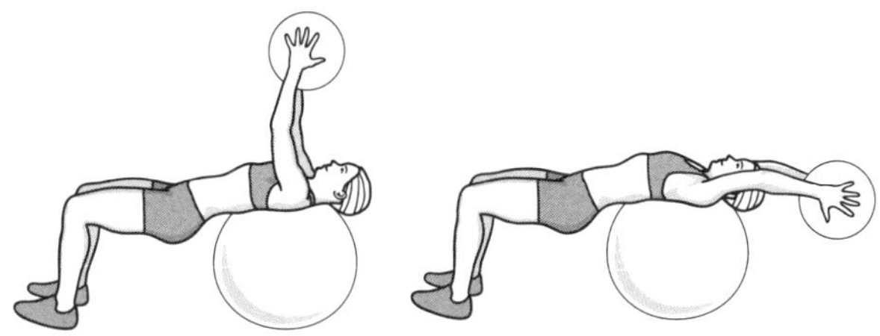

4 Überkopfziehen mit gestreckten Armen

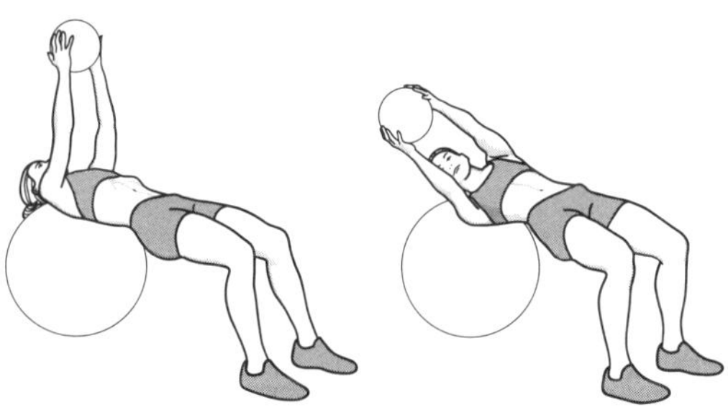

5 Rumpfdrehung auf dem Gymnastikball

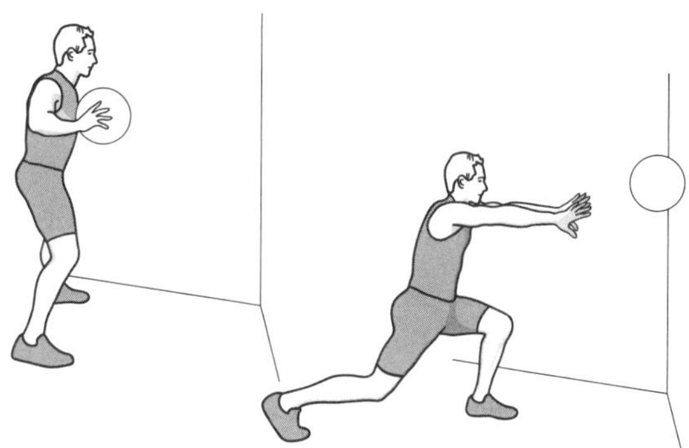

6 Brustpass mit tiefem Ausfallschritt

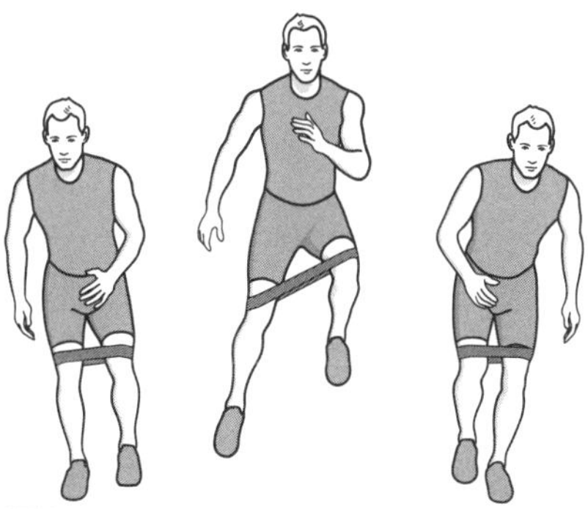

7 Seitlicher Wechselsprung mit Miniband

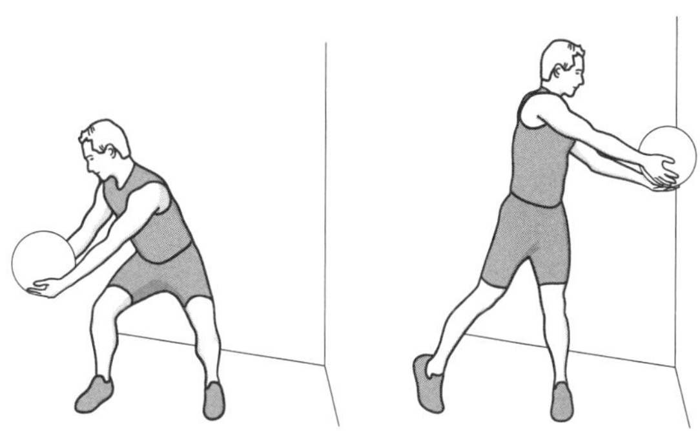

8 Rotationswurf seitlich

39 HIIT für Tennisspieler

Dauer pro Runde: 8 Minuten, Rundenpause: 2–4 Minuten
Durchgänge: 1–3
Benötigte Hilfsmittel: Medizinball, Gymnastikball

1 2 **3**

	Übungen	Belastungszeit in Sek.	Belastungs-pause in Sek.	Intensi-tät	Seite
1	Hampelmann	30	30	2	138
2	Überkopfwurf mit tiefem Ausfallschritt	30	30	3	142
3	Seitlicher Ausfallschritt mit überkopf gestreckten Armen	30	30	2	124
4	Liegende Rumpfrotation mit angewinkelten Beinen	30	30	2	134
5	Bergsteiger	30	30	3	139
6	Eidechse mit alternierendem Armstrecken	30	30	3	136
7	Rumpfdrehung auf dem Gymnastikball	30	30	3	130
8	Rotationswurf seitlich	30	30	2	143

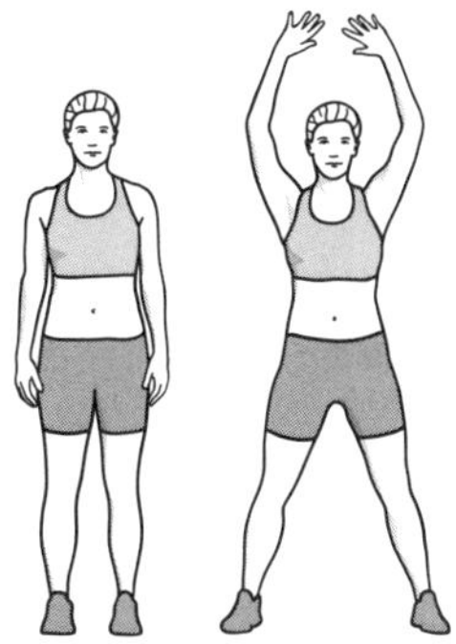

1 Hampelmann

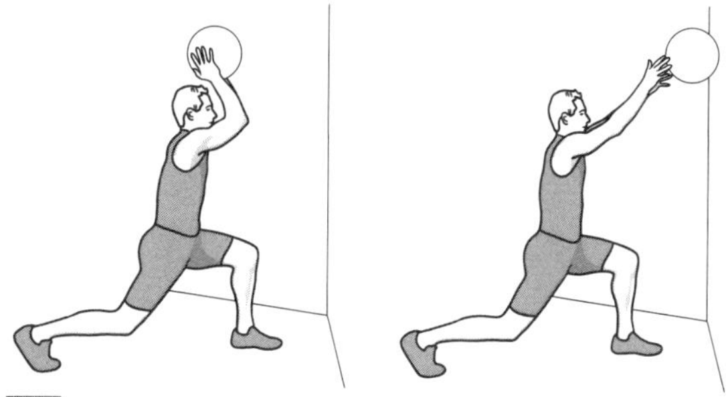

2 Überkopfwurf mit tiefem Ausfallschritt

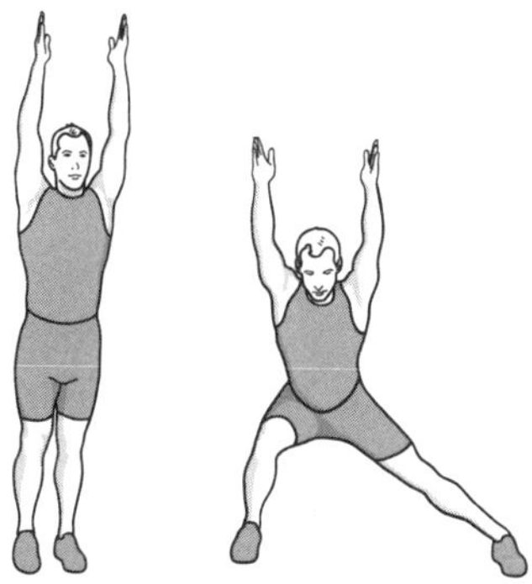

3 Seitlicher Ausfallschritt mit überkopf gestreckten Armen

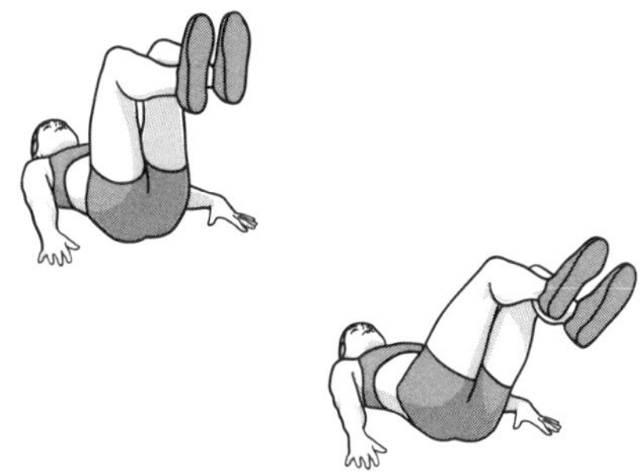

4 Liegende Rumpfrotation mit angewinkelten Beinen

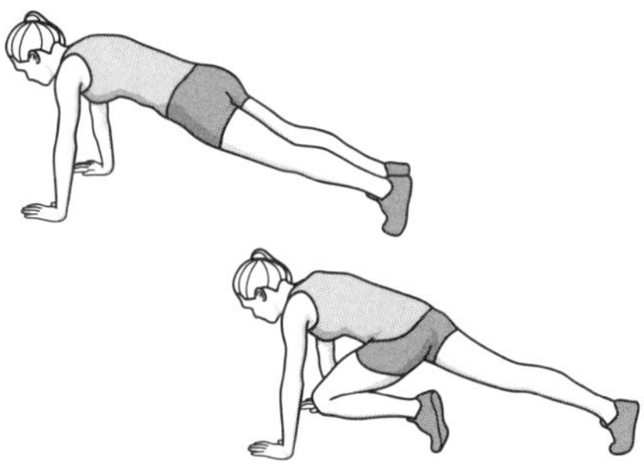

5 Bergsteiger

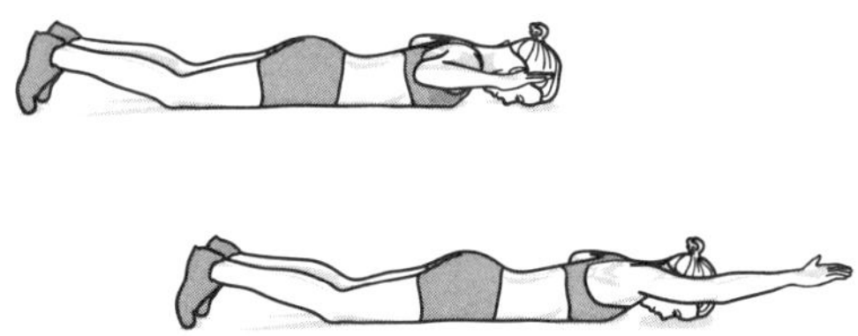

6 Eidechse mit alternierendem Armstrecken

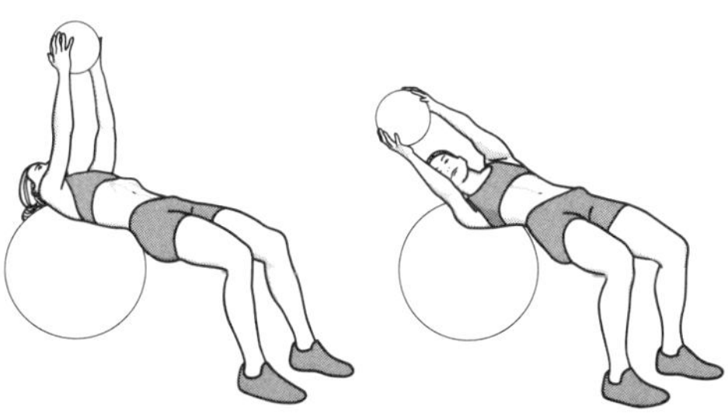

7 Rumpfdrehung auf dem Gymnastikball

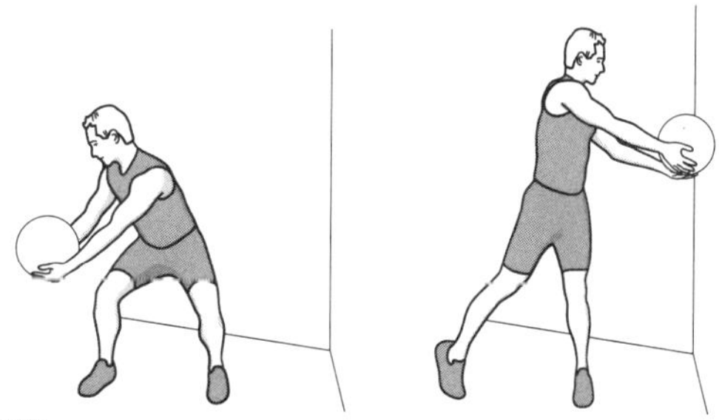

8 Rotationswurf seitlich

40 Tabata für Fußballer

Dauer pro Runde: 4 Minuten, Rundenpause: 1–3 Minuten
Durchgänge: 1–3
Benötigte Hilfsmittel: Sprungseil, Handtuch, Hürde, Miniband, Medizinball

1 2 **3**

	Übungen	Belastungszeit in Sek.	Belastungs-pause in Sek.	Intensi-tät	Seite
1	Seilspringen	20	10	1	138
2	Hüftbeugung	20	10	2	132
3	Hürden-Hocksprung	20	10	3	138
4	Seitstütz mit Hüftheben	20	10	2	133
5	Ausfallschrittsprung	20	10	3	122
6	Seitliches Gehen mit gebeugten Knien	20	10	2	125
7	Eidechse mit alternierendem Armstrecken	20	10	3	136
8	Rotationswurf seitlich in tiefem Ausfallschritt	20	10	3	143

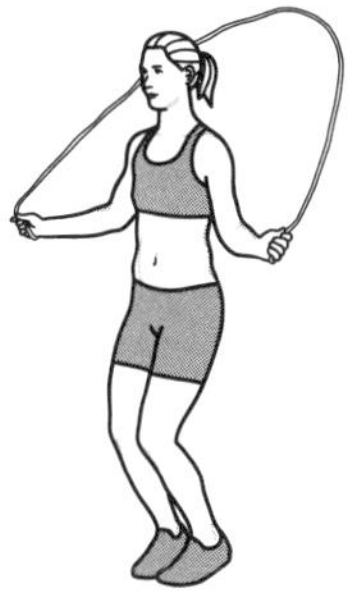

1 Seilspringen

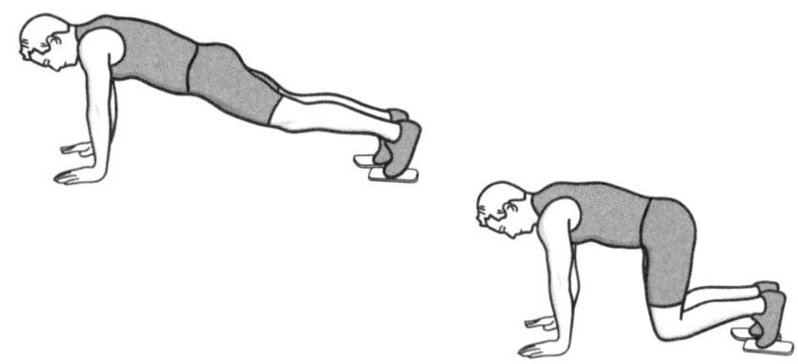

2 Hüftbeugung

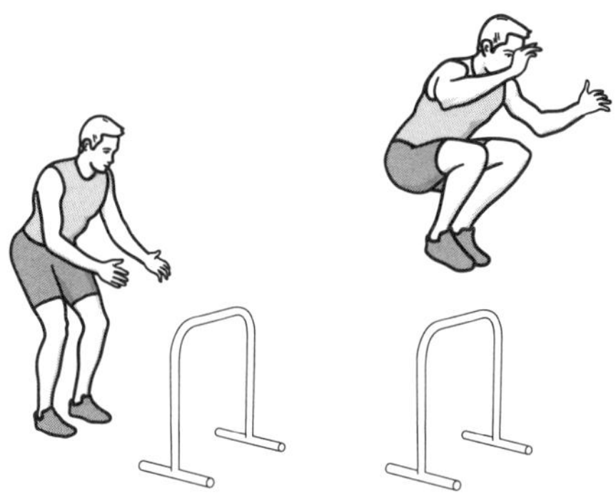

3 Hürden-Hocksprung

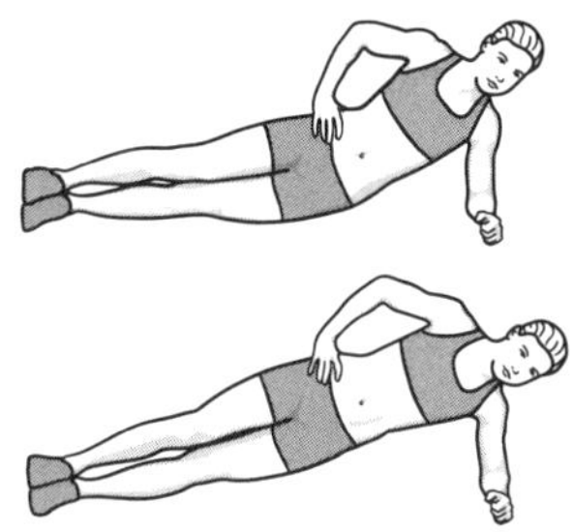

4 Seitstütz mit Hüftheben

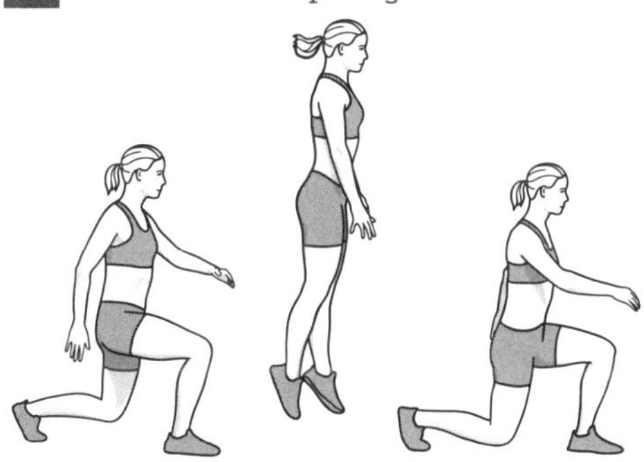

5 Ausfallschrittsprung

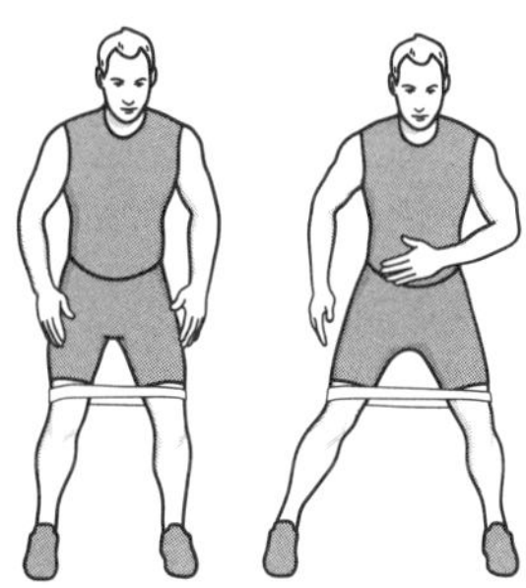

6 Seitliches Gehen mit gebeugten Knien

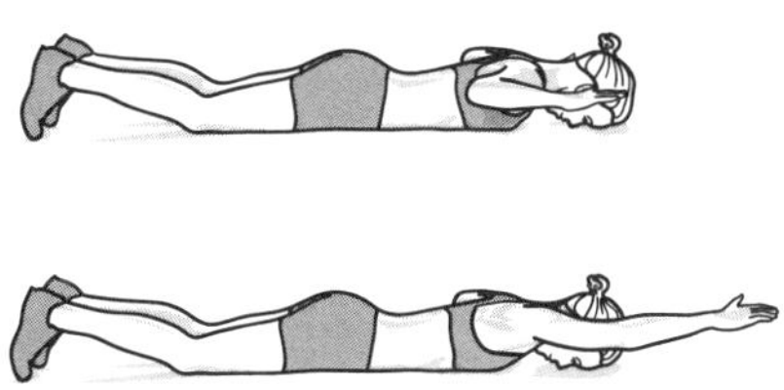

7 Eidechse mit alternierendem Armstrecken

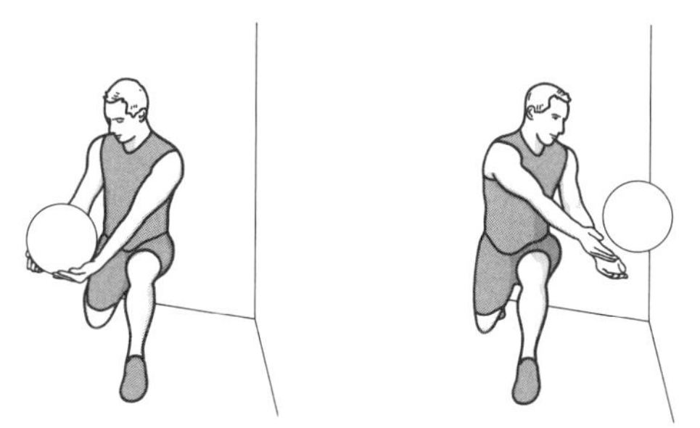

8 Rotationswurf seitlich in tiefem Ausfallschritt

41 HIIT für Fußballer

Dauer pro Runde: 12 Minuten, Rundenpause: 3–5 Minuten
Durchgänge: 1–3
Benötigte Hilfsmittel: Sprungseil, Gymnastikball, Medizinball, Handtuch, Miniband

1 **2** 3

	Übungen	Belastungszeit in Sek.	Belastungs-pause in Sek.	Intensi-tät	Seite
1	Seilspringen	45	45	1	138
2	Rumpfdrehung auf dem Gymnastikball	45	45	3	130
3	Ausfallschrittsprung	45	45	3	122
4	Rotationswurf seitlich in tiefem Ausfallschritt	45	45	3	143
5	Kniebeugensprung	45	45	3	123
6	Hüftbeugung	45	45	2	132
7	Rotationswurf seitlich	45	45	2	143
8	Seitlicher Wechselsprung mit Miniband	45	45	3	125

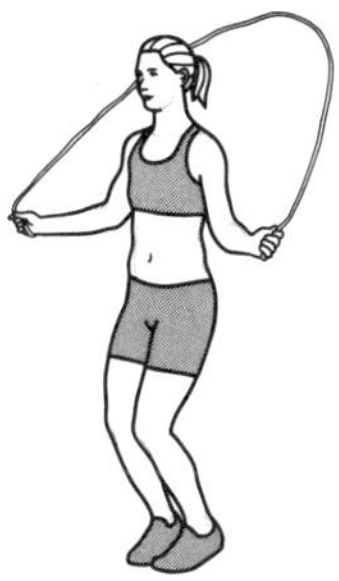

1 Seilspringen

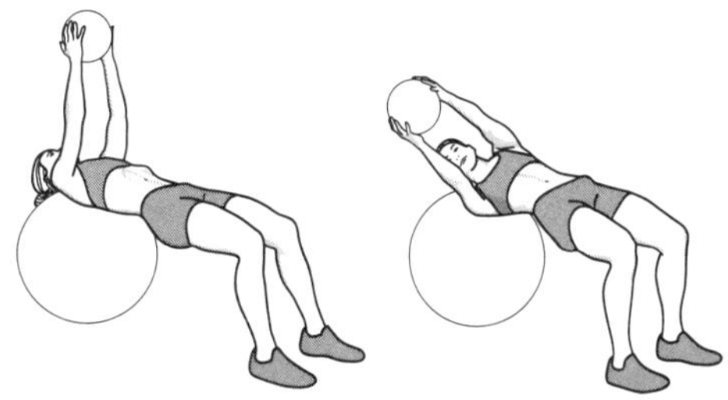

2 Rumpfdrehung auf dem Gymnastikball

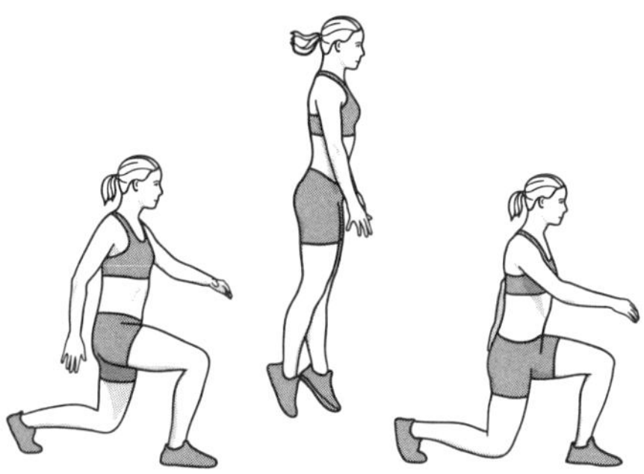

3 Ausfallschrittsprung

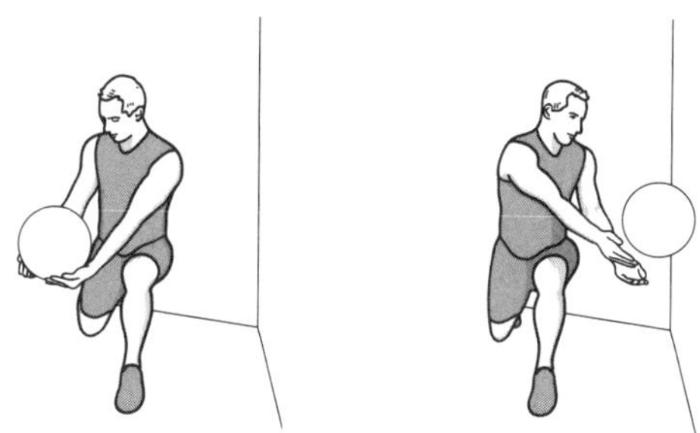

4 Rotationswurf seitlich in tiefem Ausfallschritt

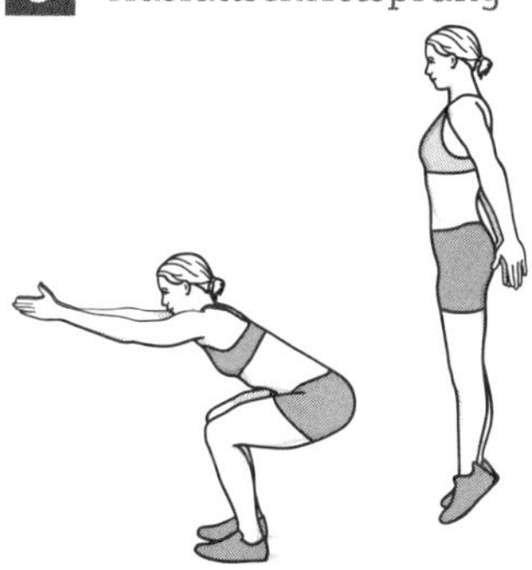

5 Kniebeugensprung

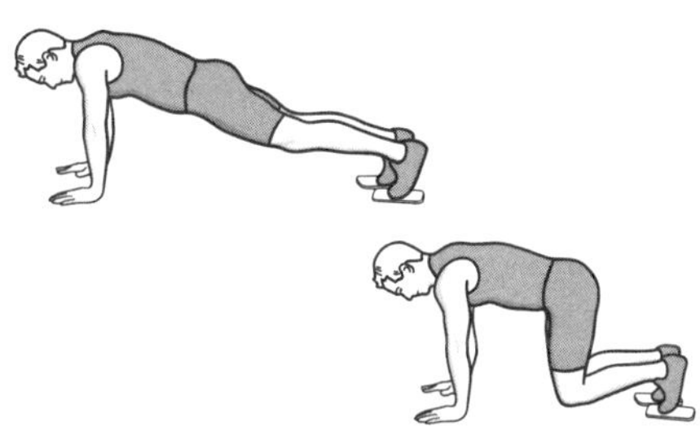

6 Hüftbeugung

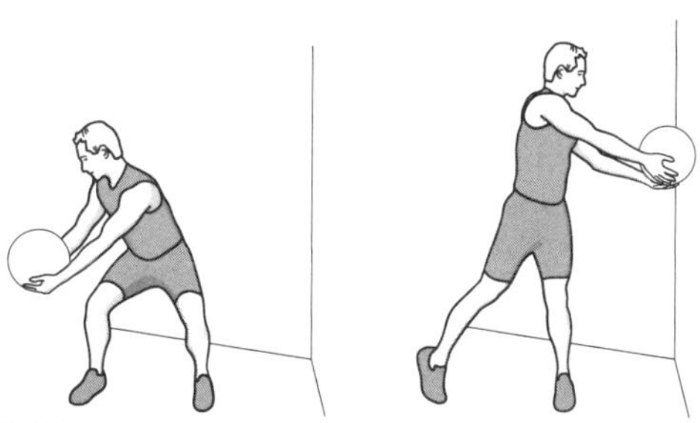

7 Rotationswurf seitlich

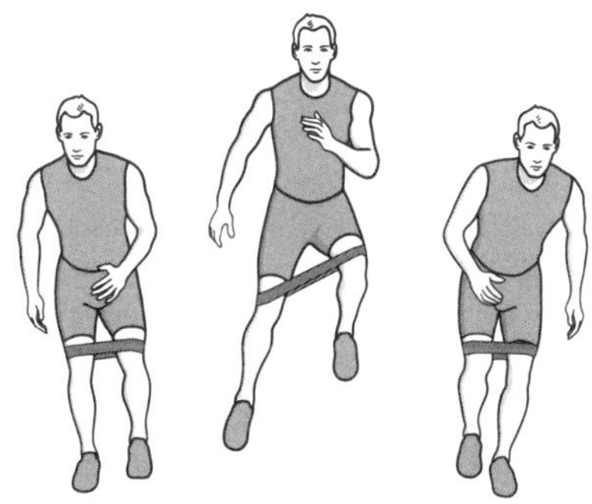

8 Seitlicher Wechselsprung mit Miniband

42 Tabata für Basketballer

Dauer pro Runde: 4 Minuten, Rundenpause: 3–4 Minuten
Durchgänge: 1–3
Benötigte Hilfsmittel: Miniband

1 **2** 3

	Übungen	Belastungszeit in Sek.	Belastungspause in Sek.	Intensität	Seite
1	Seitliches Gehen mit gebeugten Knien	20	10	2	125
2	Gehaltene Brücke mit alternierendem Beinheben	20	10	3	126
3	Kniebeugensprung	20	10	3	123
4	Rudern am Tisch	20	10	3	127
5	Eidechse mit am Kopf angelegten Armen	20	10	2	135
6	Paddeln in Bauchlage	20	10	2	128
7	Seitlicher Wechselsprung mit Miniband	20	10	3	125
8	Ausfallschritt mit Streckung	20	10	2	140

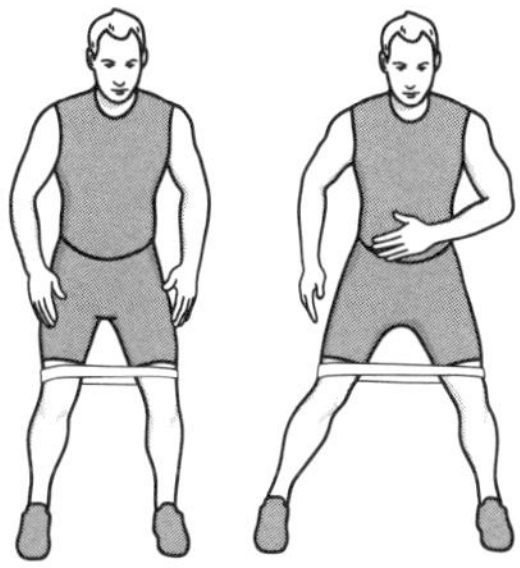

1 Seitliches Gehen mit gebeugten Knien

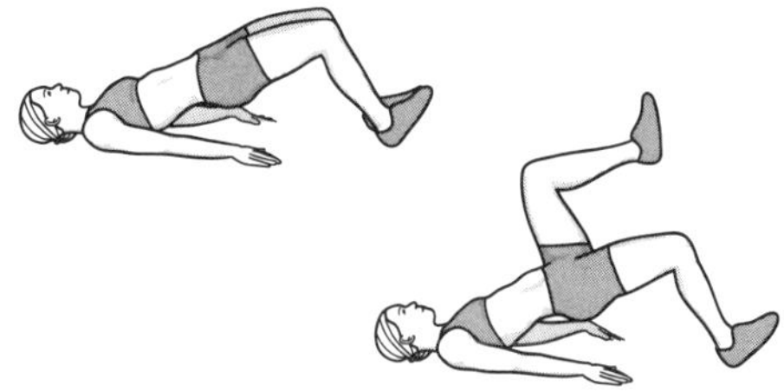

2 Gehaltene Brücke mit alternierendem Beinheben

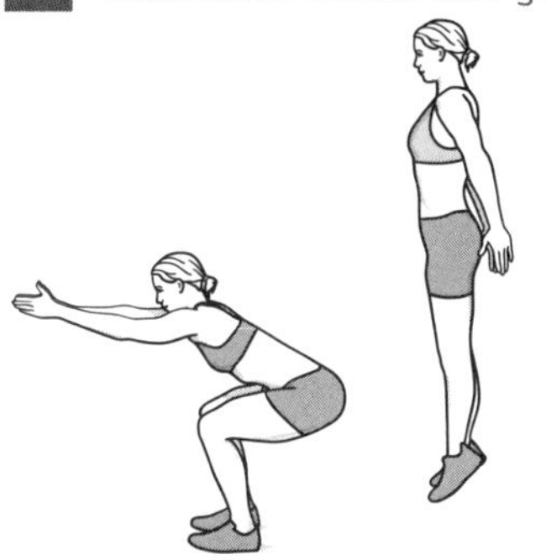

3 Kniebeugensprung

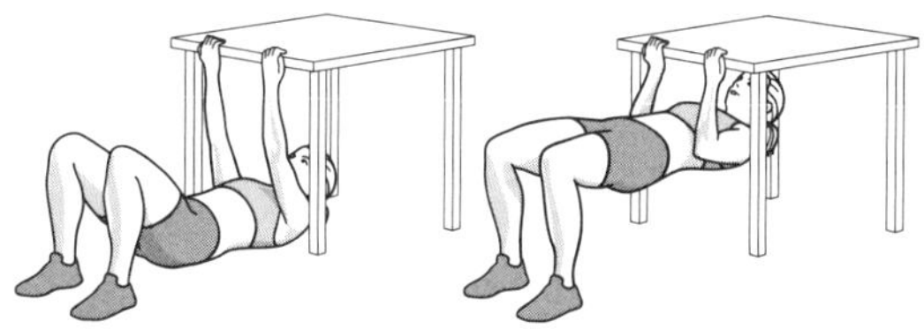

4 Rudern am Tisch

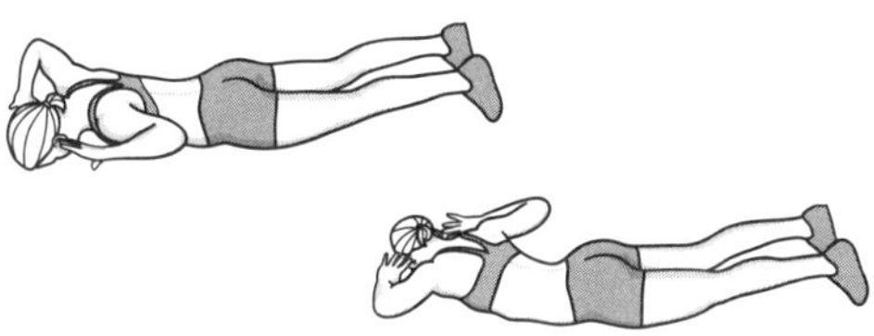

5 Eidechse mit am Kopf angelegten Armen

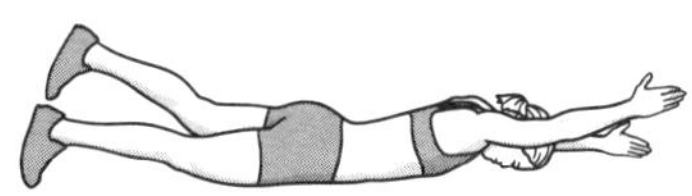

6 Paddeln in Bauchlage

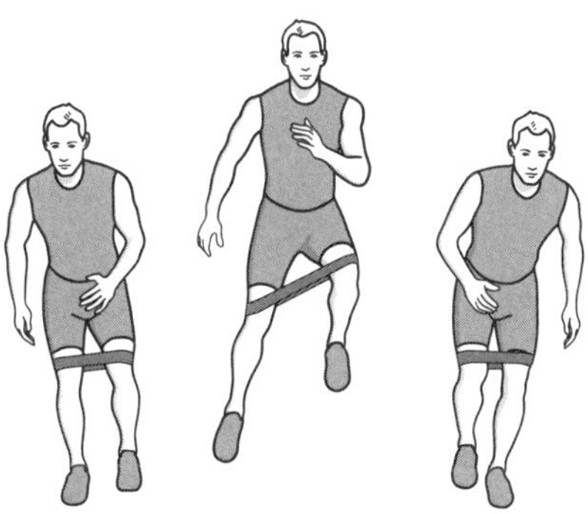

7 Seitlicher Wechselsprung mit Miniband

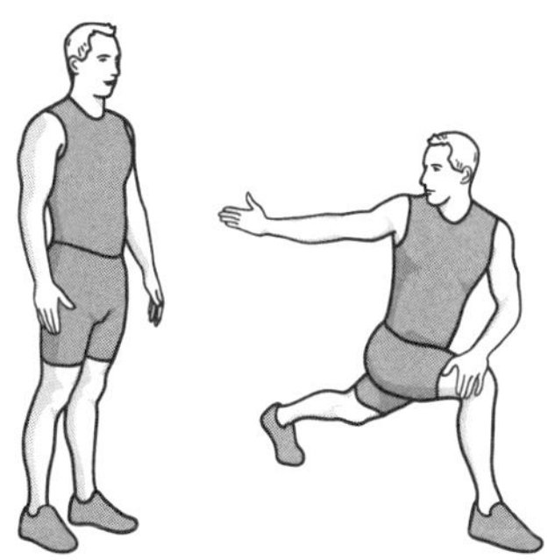

8 Ausfallschritt mit Streckung

43 HIIT für Basketballer

Dauer pro Runde: 8 Minuten, Rundenpause: 3–5 Minuten
Durchgänge: 1–3
Benötigte Hilfsmittel: Miniband, Gymnastikball, Medizinball, Hürde, Gewicht/ Wasserkasten, Handtuch

1 2 **3**

	Übungen	Belastungszeit in Sek.	Belastungs-pause in Sek.	Intensi-tät	Seite
1	Seitliches Gehen mit gebeugten Knien	30	30	2	125
2	Gesprungener Ausfallschritt	30	30	2	123
3	Rumpfdrehung auf dem Gymnastikball	30	30	3	130
4	Hürden-Hocksprung	30	30	3	138
5	Seitlicher Wechselsprung mit Miniband	30	30	3	125
6	Rudern im Stand	30	30	2	127
7	Hüftbeugung	30	30	2	132
8	Ausfallschritt nach vorn	30	30	2	122

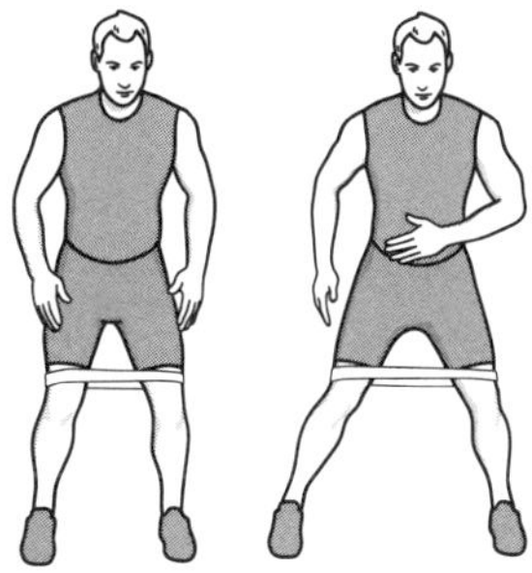

1 Seitliches Gehen mit gebeugten Knien

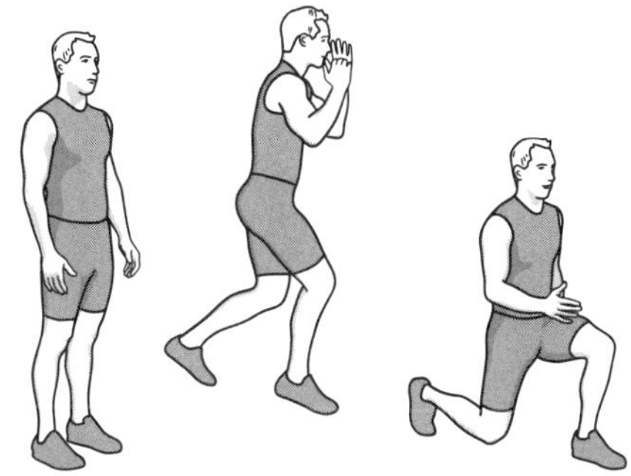

2 Gesprungener Ausfallschritt

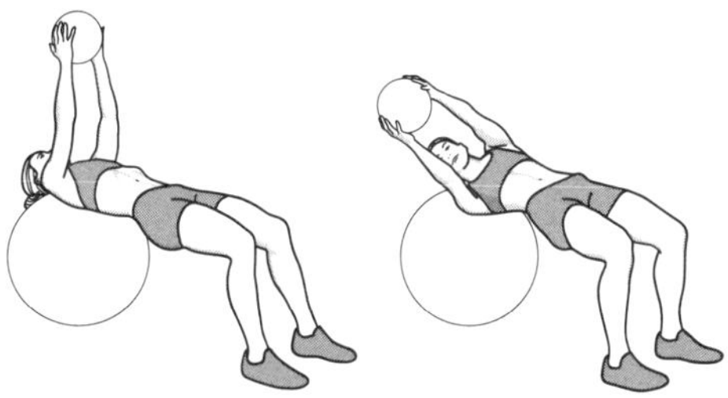

3 Rumpfdrehung auf dem Gymnastikball

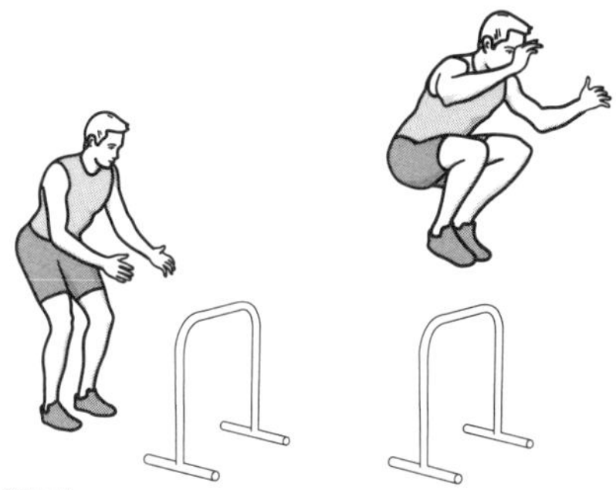

4 Hürden-Hocksprung

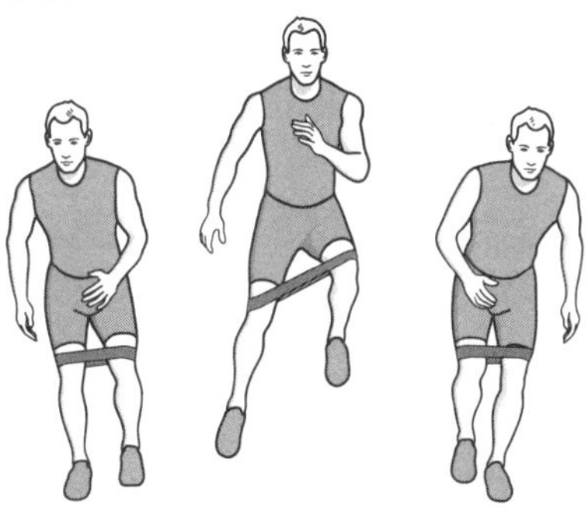

5 Seitlicher Wechselsprung mit Miniband

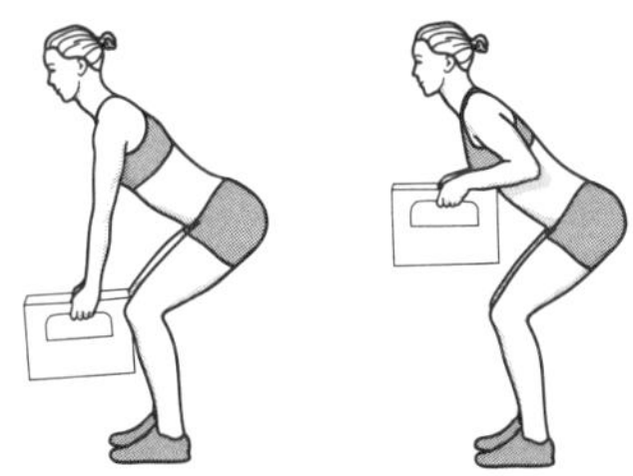

6 Rudern im Stand

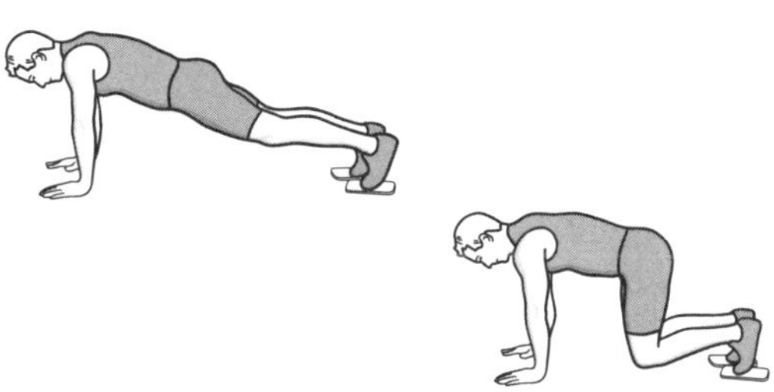

7 Hüftbeugung

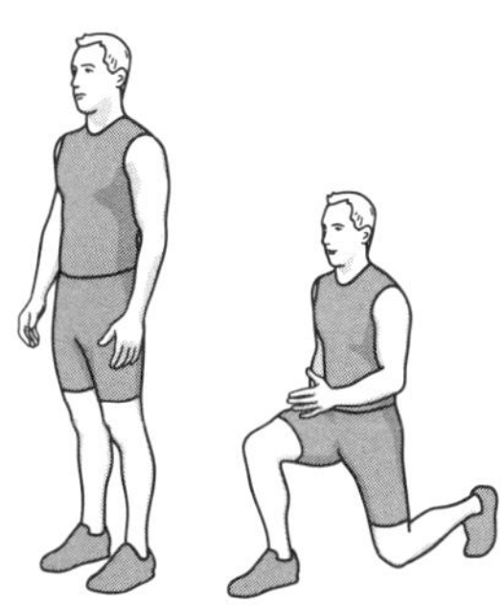

8 Ausfallschritt nach vorn

44 Tabata für Läufer

Dauer pro Runde: 4 Minuten, Rundenpause: 2–3 Minuten
Durchgänge: 1–3
Benötigte Hilfsmittel: Sprungseil, Kiste, Bank oder andere Erhöhung

1 **2** 3

	Übungen	**Belastungszeit in Sek.**	**Belastungspause in Sek.**	**Intensität**	**Seite**
1	Seilspringen	20	10	1	138
2	Einbeinige Brücke	20	10	2	126
3	Gesprungener Ausfallschritt	20	10	2	123
4	Eidechse mit am Kopf angelegten Armen	20	10	2	135
5	Bergsteiger erhöht	20	10	2	139
6	Frontstütz mit abgelegten Knien	20	10	1	131
7	Seitstütz mit Beinheben	20	10	3	134
8	Ausfallschrittsprung	20	10	3	122

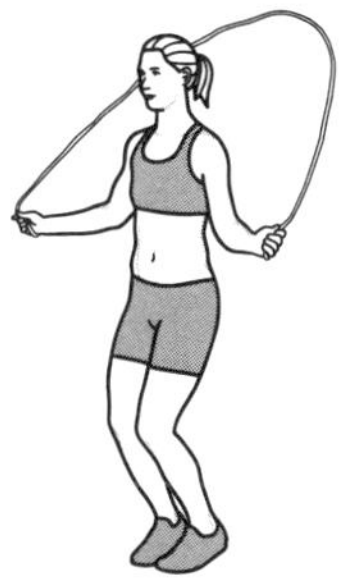

1 Seilspringen

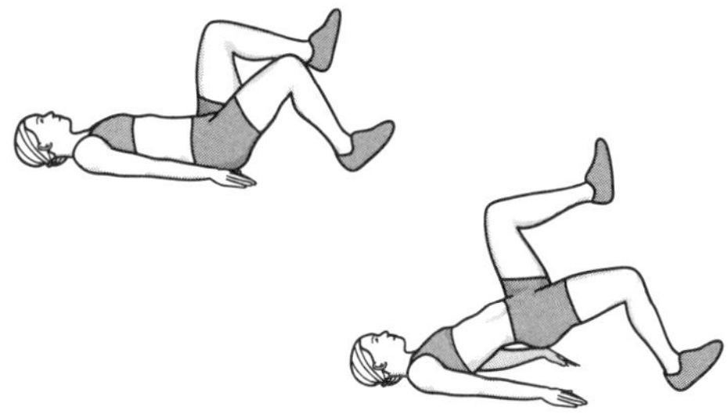

2 Einbeinige Brücke

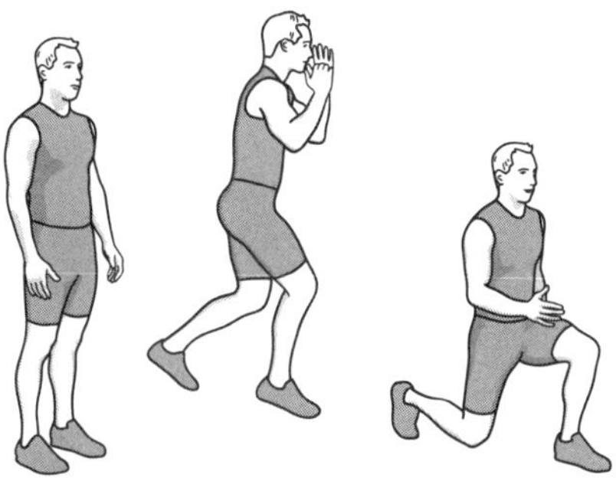

3 Gesprungener Ausfallschritt

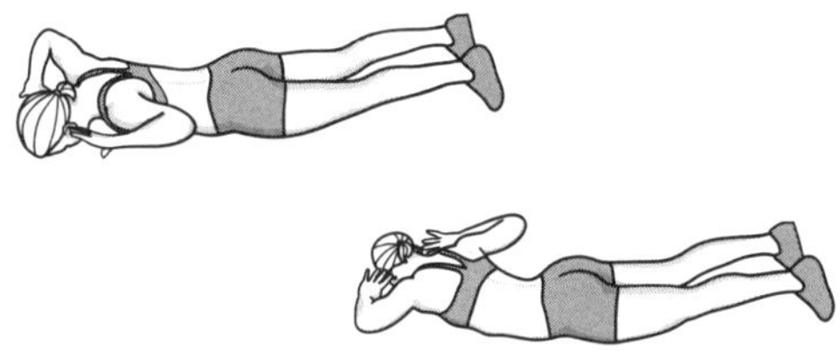

4 Eidechse mit am Kopf angelegten Armen

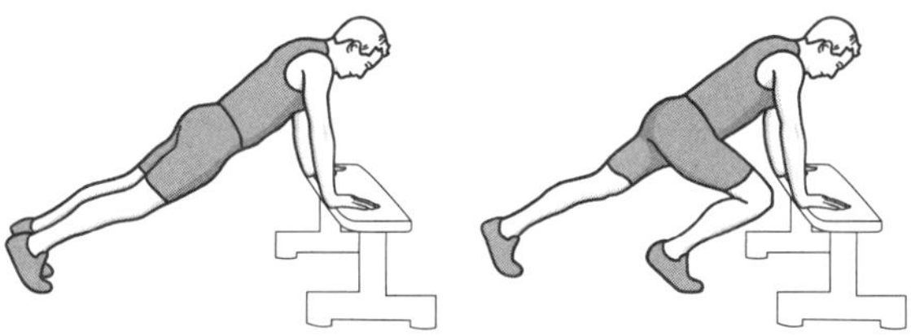

5 Bergsteiger erhöht

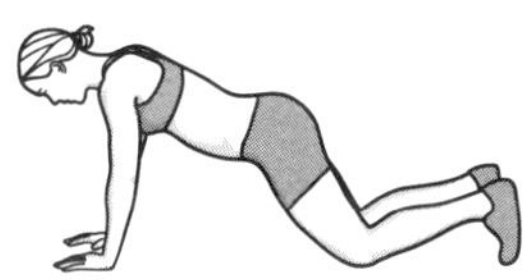

6 Frontstütz mit abgelegten Knien

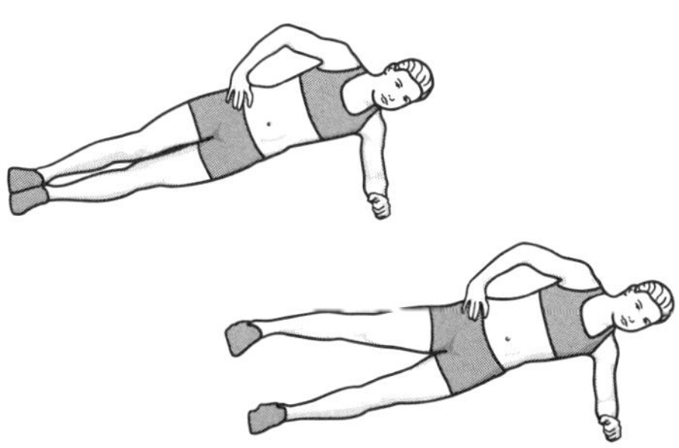

7 Seitstütz mit Beinheben

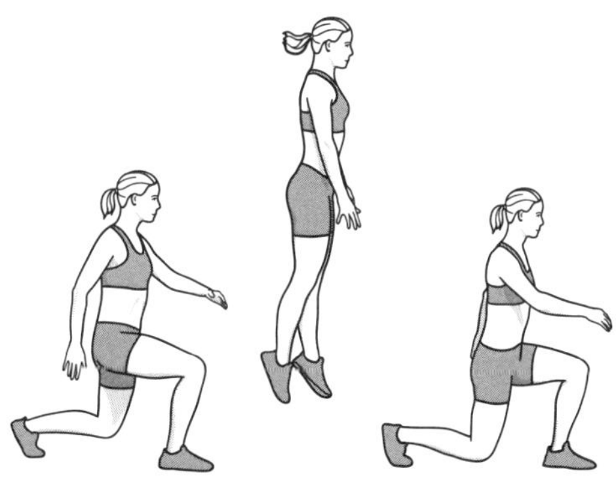

8 Ausfallschrittsprung

45 HIIT für Läufer

Dauer pro Runde: 12 Minuten, Rundenpause: 1–3 Minuten
Durchgänge: 1–3
Benötigte Hilfsmittel: Miniband, Kiste, Bank oder andere Erhöhung

1 2 **3**

	Übungen	Belastungszeit in Sek.	Belastungs-pause in Sek.	Intensi-tät	Seite
1	Seitlicher Ausfallschritt	60	30	1	124
2	Seitliches Gehen mit gebeugten Knien	60	30	2	125
3	Scherensprung	60	30	1	123
4	Liegende Rumpfrotation mit angewinkelten Beinen	60	30	2	134
5	Bergsteiger erhöht	60	30	2	139
6	Seitstütz mit abgelegtem Knie	60	30	1	133
7	Paddeln in Bauchlage	60	30	2	128
8	Seitlicher Ausfallschritt mit überkopf gestreckten Armen	60	30	2	124

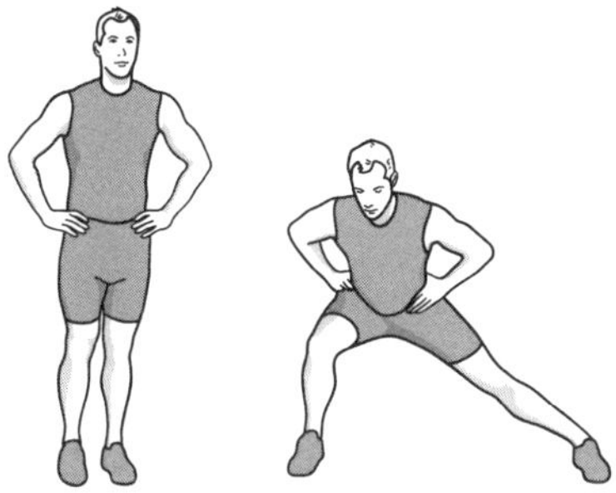

1 Seitlicher Ausfallschritt

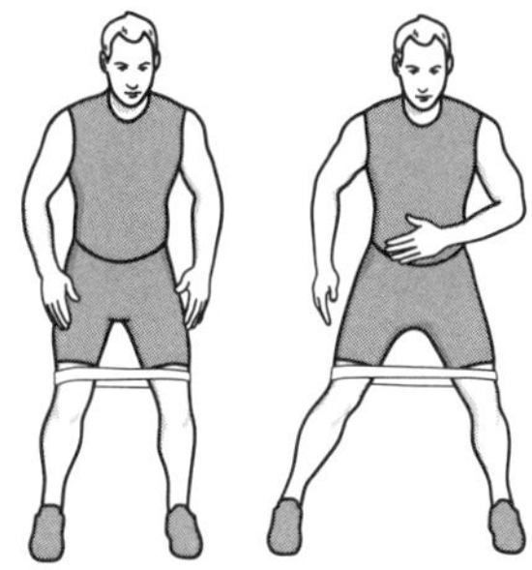

2 Seitliches Gehen mit gebeugten Knien

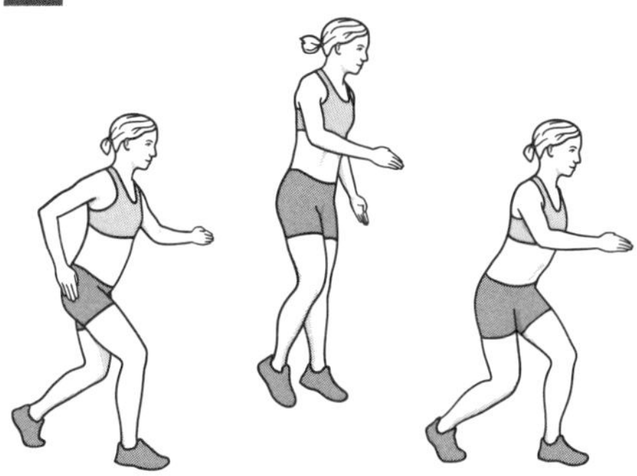

3 Scherensprung

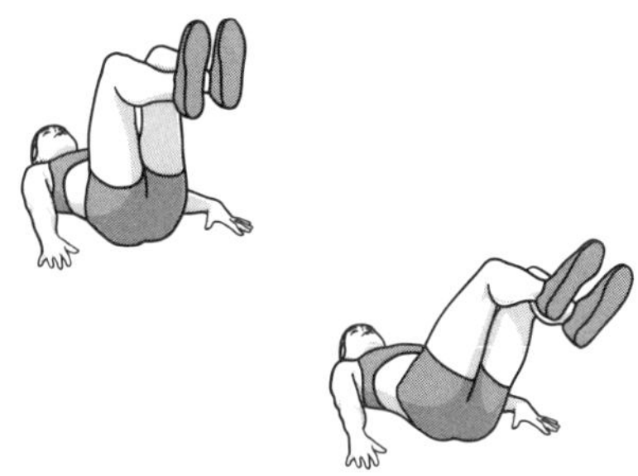

4 Liegende Rumpfrotation mit angewinkelten Beinen

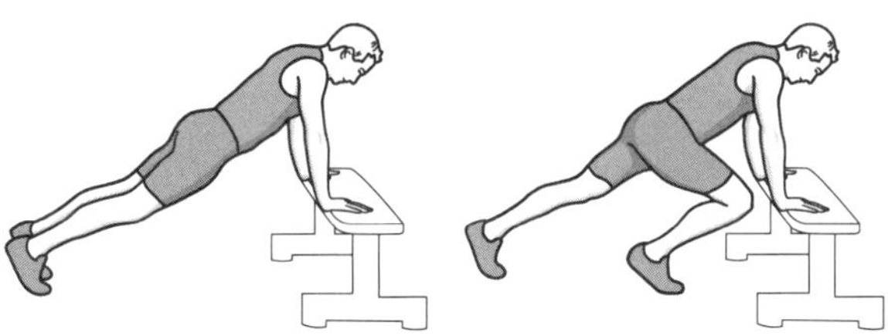

5 Bergsteiger erhöht

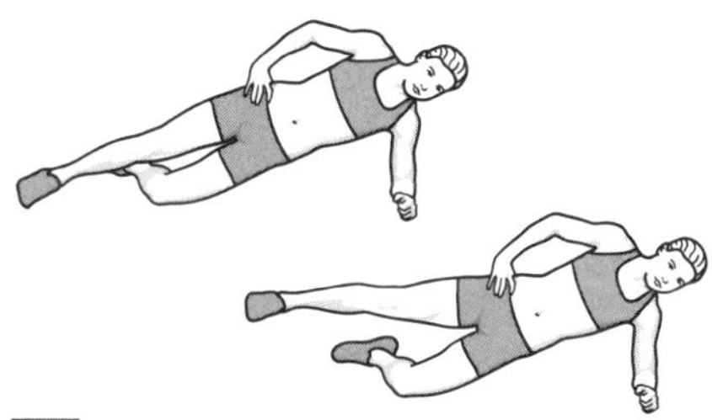

6 Seitstütz mit abgelegtem Knie

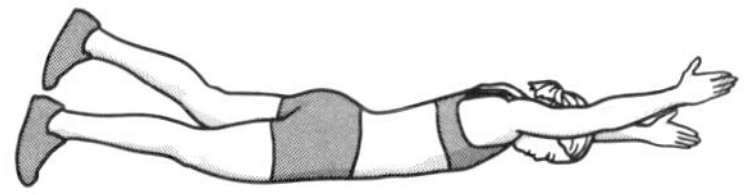

7 Paddeln in Bauchlage

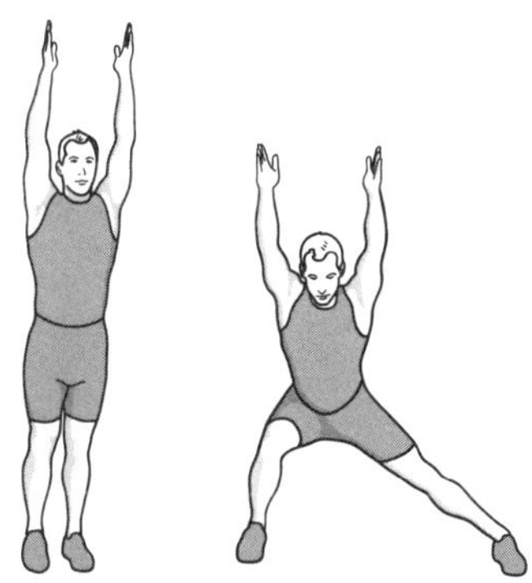

8 Seitlicher Ausfallschritt mit überkopf gestreckten Armen

46 Tabata für Golfer

Dauer pro Runde: 4 Minuten, Rundenpause: 2–4 Minuten
Durchgänge: 1–3
Benötigte Hilfsmittel: Gymnastikball, Medizinball

1 2 **3**

	Übungen	Belastungszeit in Sek.	Belastungs-pause in Sek.	Intensi-tät	Seite
1	Seitlicher Ausfallschritt	20	10	1	124
2	Paddeln in Bauchlage	20	10	2	128
3	Liegende Rumpfrotation mit angewinkelten Beinen	20	10	2	134
4	Einbeinige Brücke	20	10	2	126
5	Frontstütz mit abgelegten Knien und Armheben	20	10	2	131
6	Bergsteiger	20	10	3	139
7	Rumpfdrehung auf dem Gymnastikball	20	10	3	130
8	Rotationswurf seitlich	20	10	2	143

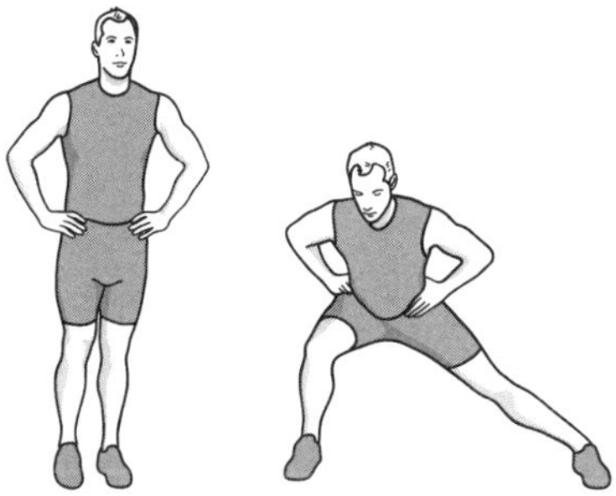

1 Seitlicher Ausfallschritt

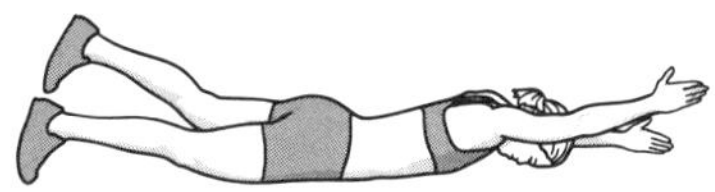

2 Paddeln in Bauchlage

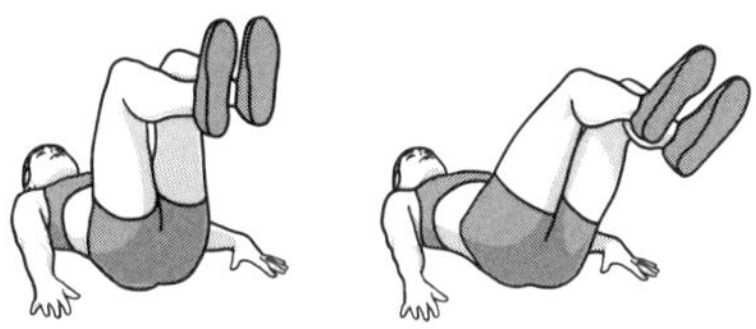

3 Liegende Rumpfrotation mit angewinkelten Beinen

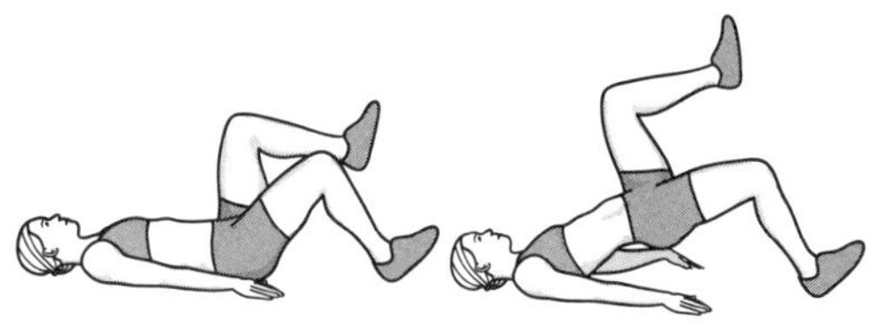

4 Einbeinige Brücke

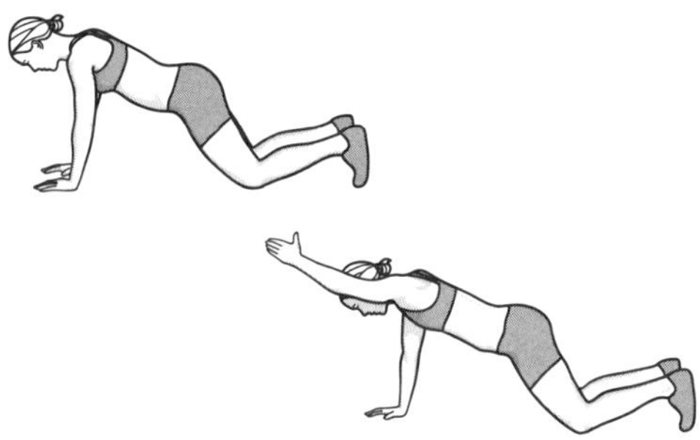

5 Frontstütz mit abgelegten Knien und Armheben

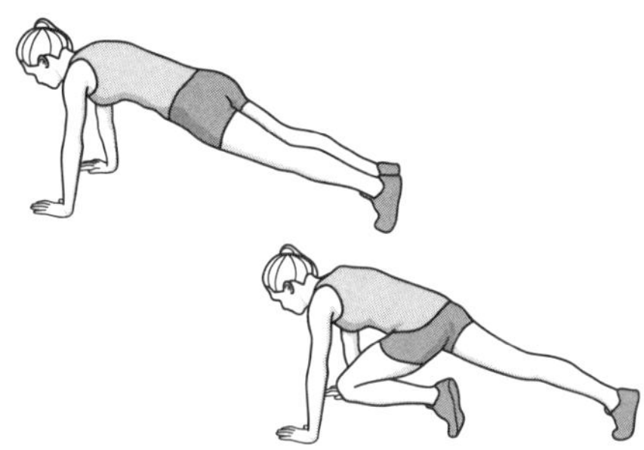

6 Bergsteiger

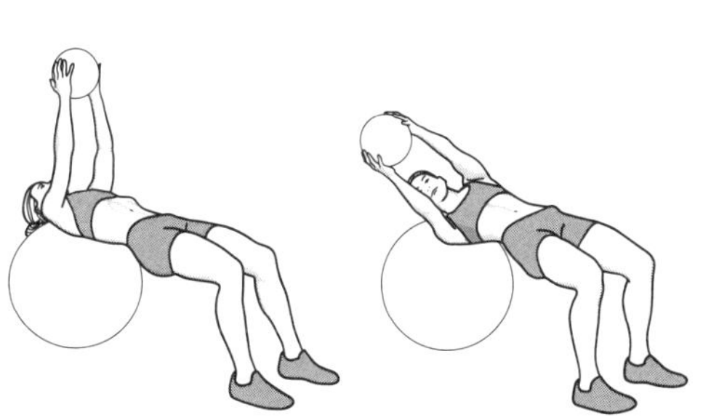

7 Rumpfdrehung auf dem Gymnastikball

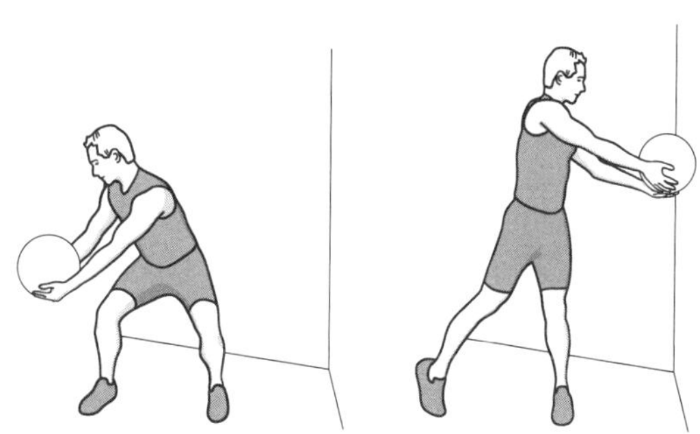

8 Rotationswurf seitlich

47 HIIT für Golfer

Dauer pro Runde: 10 Minuten, Rundenpause: 2–4 Minuten
Durchgänge: 1–3
Benötigte Hilfsmittel: Gymnastikball, Gewicht

1 **2** 3

	Übungen	Belastungszeit in Sek.	Belastungs-pause in Sek.	Intensi-tät	Seite
1	Seitneigung	45	30	1	135
2	Bergsteiger	45	30	3	139
3	Crunch mit gestreckten Armen	45	30	1	136
4	Überkopfziehen mit gebeugten Armen	45	30	1	130
5	Paddeln in Bauchlage	45	30	2	128
6	Frontstütz mit abgelegten Knien	45	30	1	131
7	Ausfallschritt mit tiefer Rotation	45	30	3	140
8	Liegende Rumpfrotation mit angewinkelten Beinen	45	30	2	134

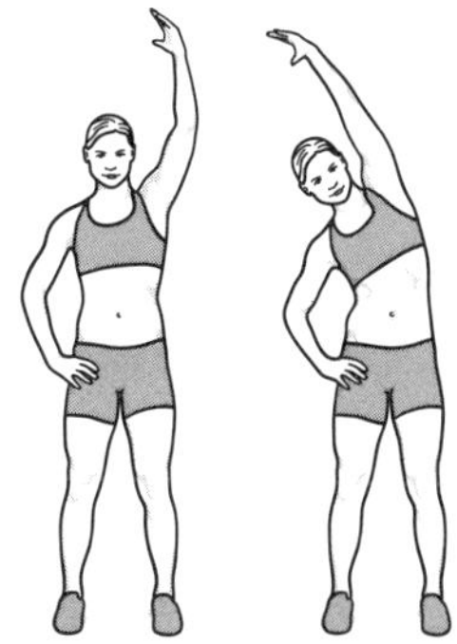

1 Seitneigung

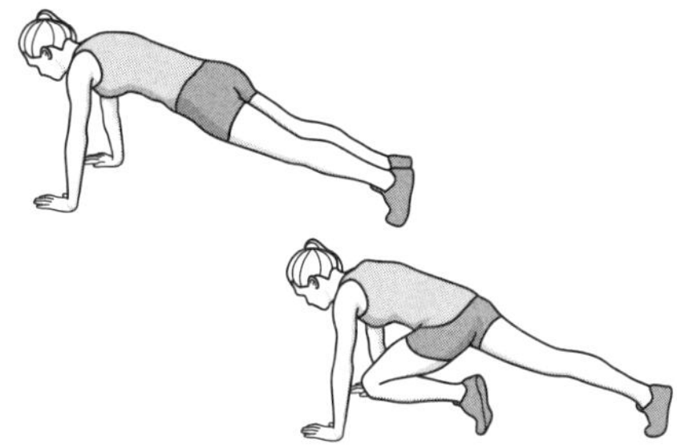

2 Bergsteiger

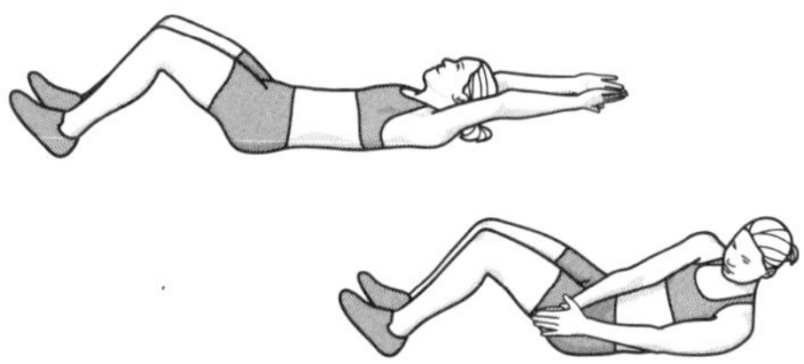

3 Crunch mit gestreckten Armen

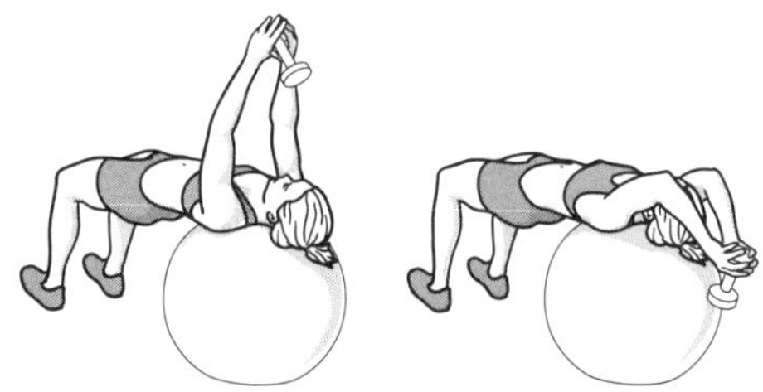

4 Überkopfziehen mit gebeugten Armen

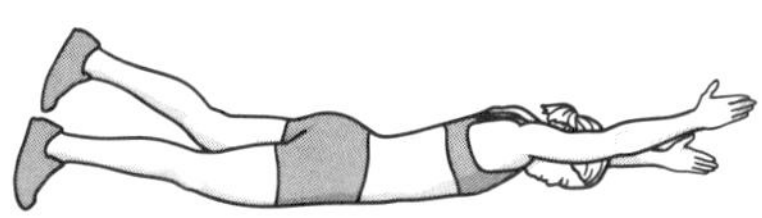

5 Paddeln in Bauchlage

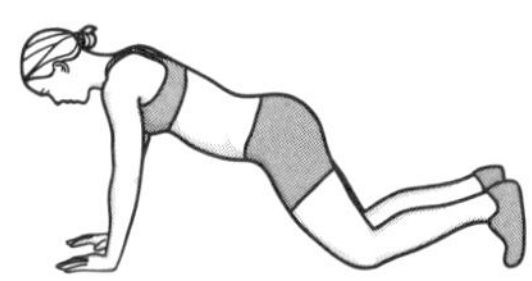

6 Frontstütz mit abgelegten Knien

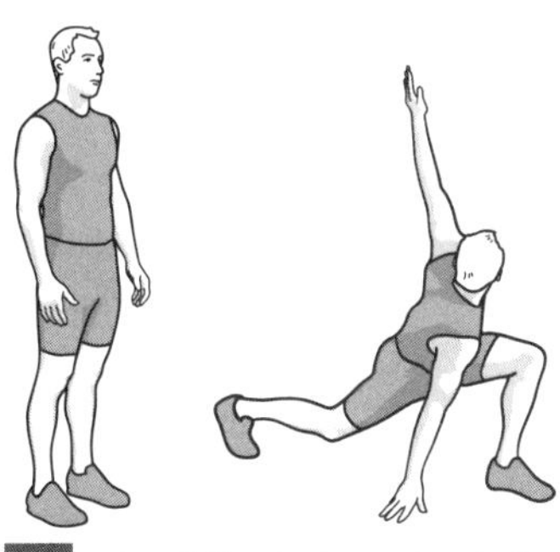

7 Ausfallschritt mit tiefer Rotation

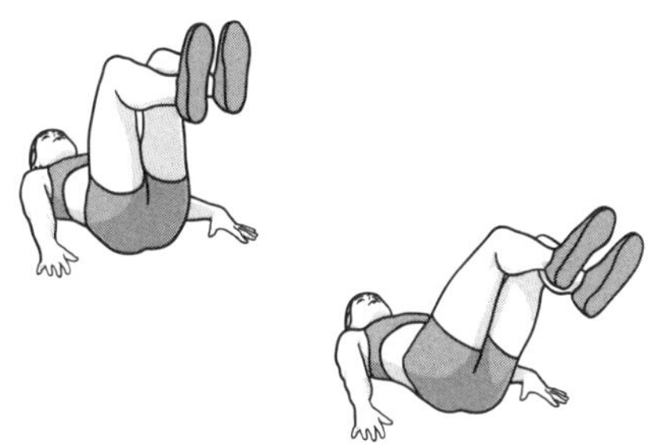

8 Liegende Rumpfrotation mit angewinkelten Beinen

48 Tabata für Schwimmer

Dauer pro Runde: 4 Minuten, Rundenpause: 2–4 Minuten
Durchgänge: 1–3
Benötigte Hilfsmittel: Medizinball, Gymnastikball

1 **2** 3

	Übungen	Belastungszeit in Sek.	Belastungs-pause in Sek.	Intensi-tät	Seite
1	Hampelmann	20	10	2	138
2	Rudern am Tisch	20	10	3	127
3	Brustpass aus Schrittstellung	20	10	1	141
4	Unterarmstütz mit alternierendem Beinheben	20	10	3	132
5	Seitheben in Bauchlage	20	10	1	128
6	Liegestütz	20	10	3	129
7	Überkopfziehen mit gestreckten Armen	20	10	2	130
8	Paddeln in Bauchlage	20	10	2	128

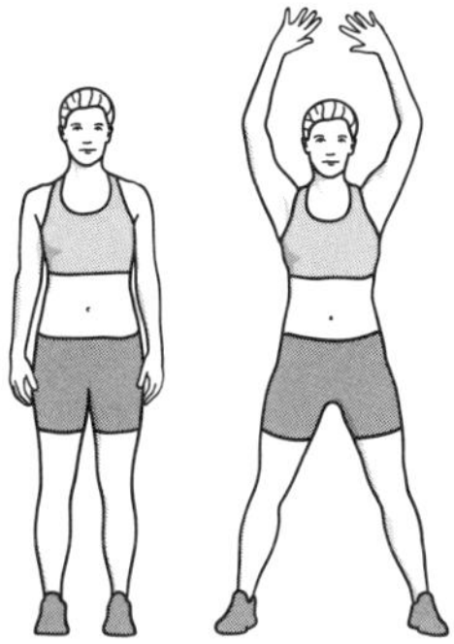

1 Hampelmann

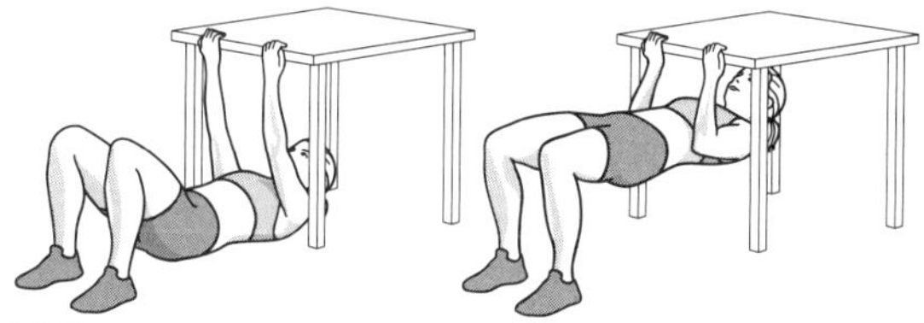

2 Rudern am Tisch

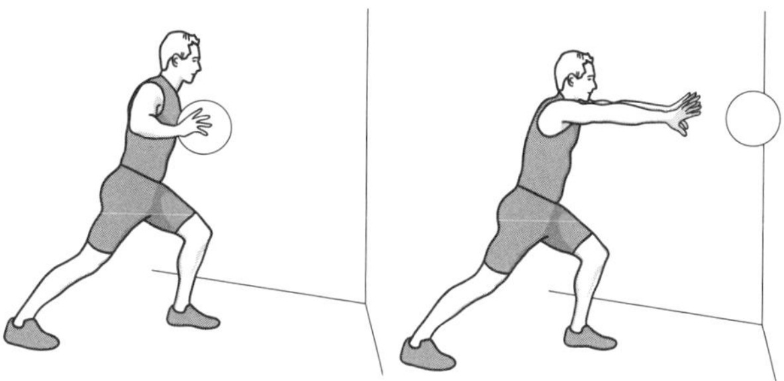

3 Brustpass aus Schrittstellung

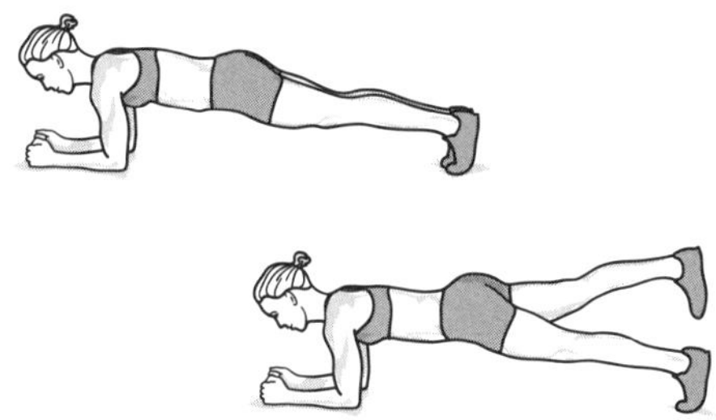

4 Unterarmstütz mit alternierendem Beinheben

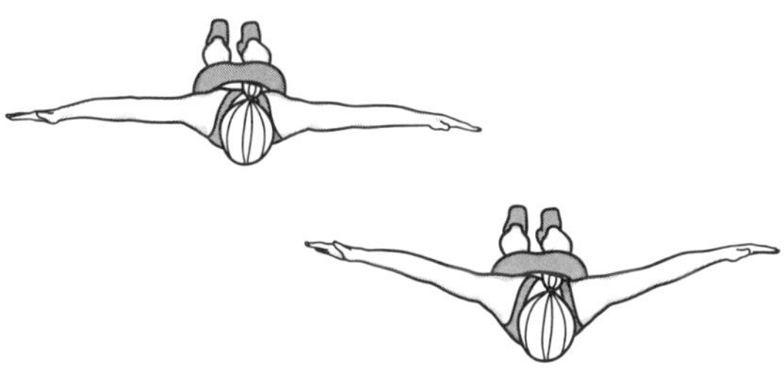

5 Seitheben in Bauchlage

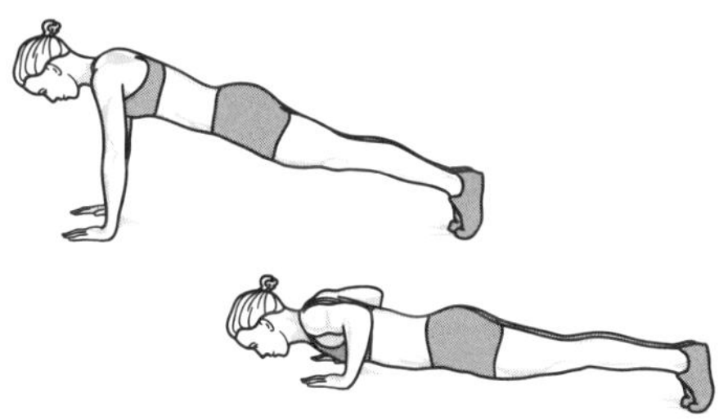

6 Liegestütz

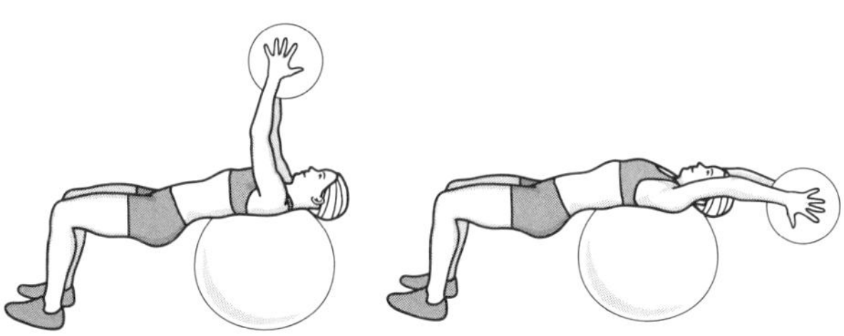

7 Überkopfziehen mit gestreckten Armen

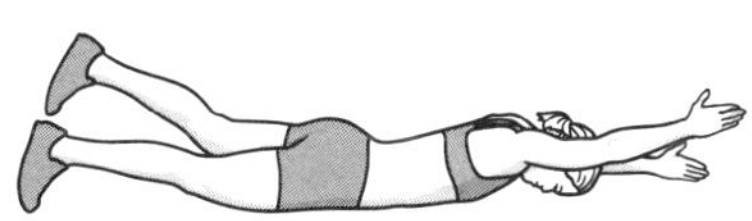

8 Paddeln in Bauchlage

49 HIIT für Schwimmer

Dauer pro Runde: 6 Minuten, Rundenpause: 2–4 Minuten
Durchgänge: 1–3
Benötigte Hilfsmittel: Gymnastikball, Medizinball, Kiste, Bank oder andere Erhöhung

1 2 **3**

	Übungen	Belastungszeit in Sek.	Belastungs-pause in Sek.	Intensi-tät	Seite
1	Seitlicher Ausfallschritt	20	20	1	124
2	Hampelmann	20	20	2	138
3	Liegende Rumpfrotation mit gestreckten Beinen	20	20	3	135
4	Überkopfziehen mit gestreckten Armen	20	20	2	130
5	Bergsteiger erhöht	20	20	2	139
6	Liegestütz	20	20	3	129
7	Eidechse mit alternierendem Armstrecken	20	20	3	136
8	Brustpass aus Schrittstellung	20	20	1	141

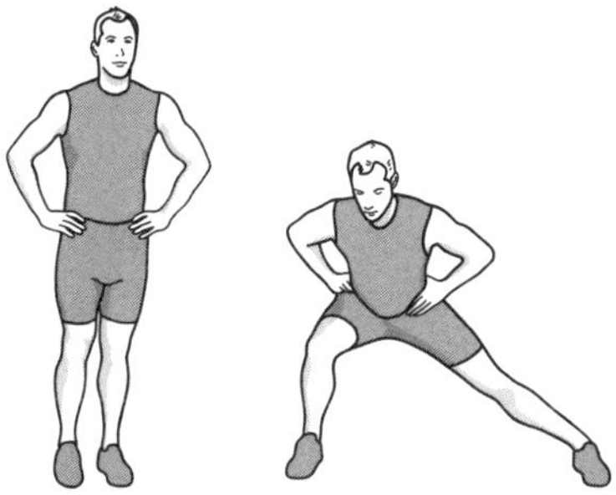

1 Seitlicher Ausfallschritt

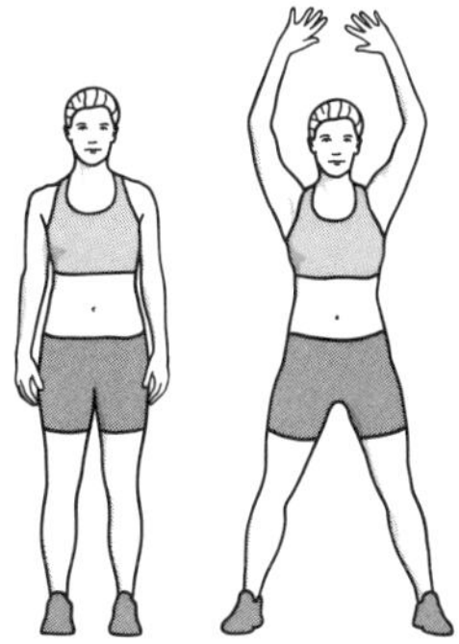

2 Hampelmann

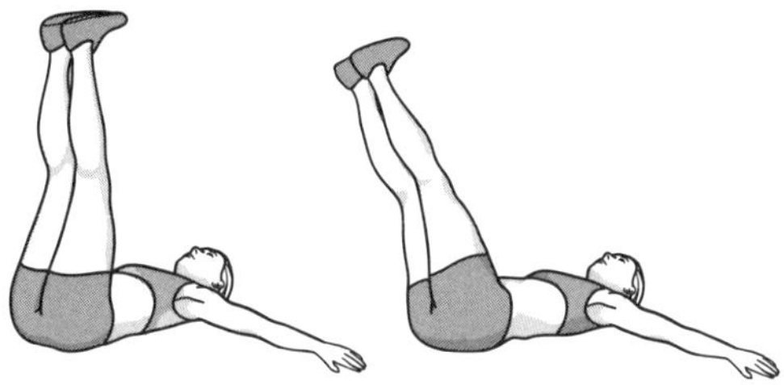

3 Liegende Rumpfrotation mit gestreckten Beinen

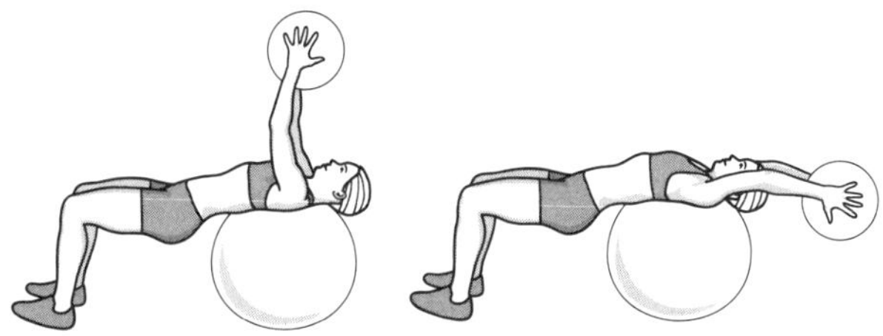

4 Überkopfziehen mit gestreckten Armen

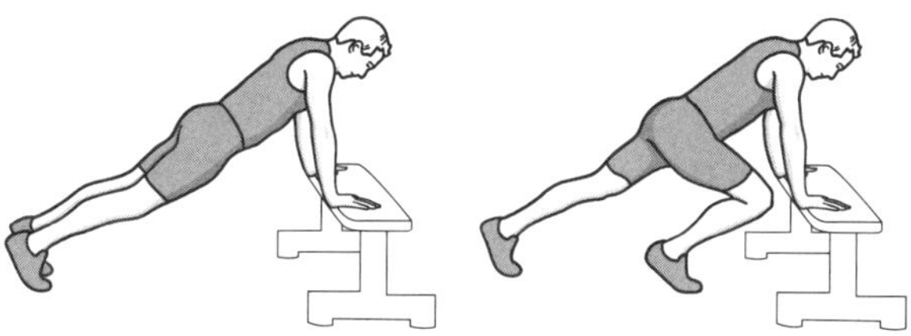

5 Bergsteiger erhöht

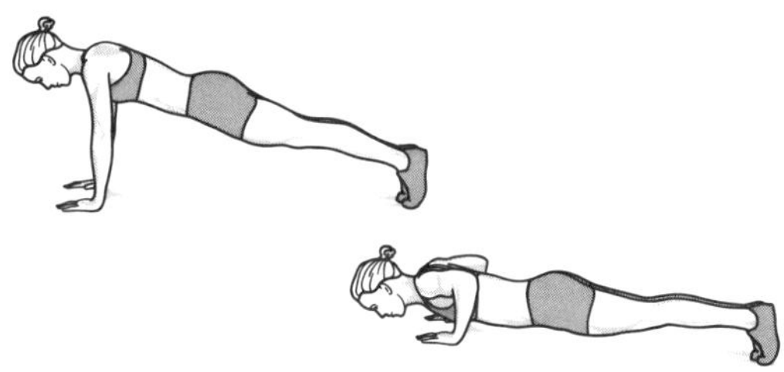

6 Liegestütz

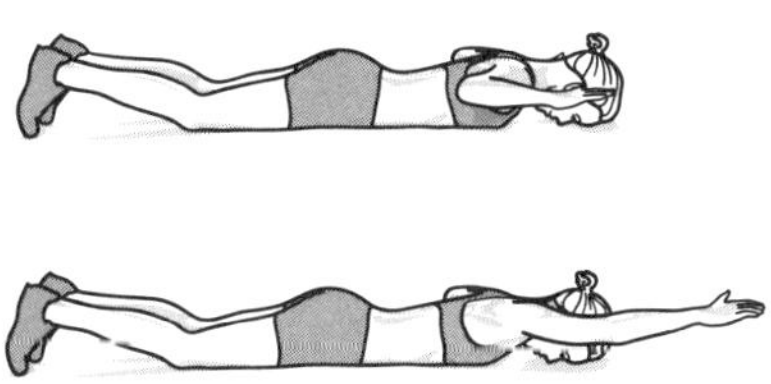

7 Eidechse mit alternierendem Armstrecken

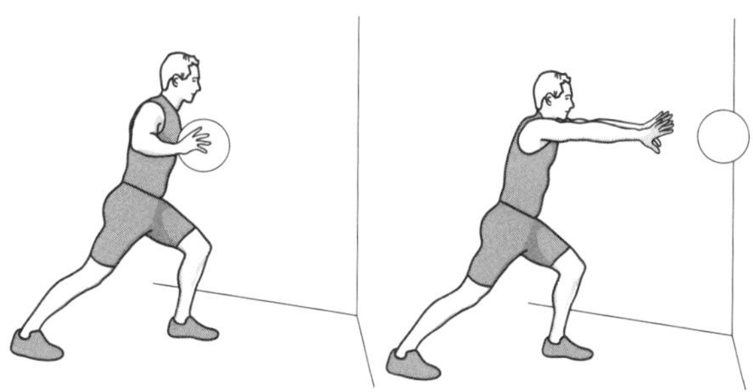

8 Brustpass aus Schrittstellung

50 Allround-Tabata für Berufstätige

Dauer pro Runde: 4 Minuten, Rundenpause: 2–3 Minuten
Durchgänge: 2–5
Benötigte Hilfsmittel: Miniband, Gewicht/Wasserkasten

1 2 3

	Übungen	Belastungszeit in Sek.	Belastungspause in Sek.	Intensität	Seite
1	Latdrücken in Rückenlage	20	10	1	127
2	Seitneigung	20	10	1	135
3	Ausfallschritt nach hinten	20	10	1	122
4	Liegende Rumpfrotation mit angewinkelten Beinen	20	10	2	134
5	Crunch mit gestreckten Armen	20	10	1	136
6	Seitheben in Bauchlage	20	10	1	128
7	Seitliches Gehen mit gestreckten Knien	20	10	1	125
8	Rudern im Stand	20	10	2	127

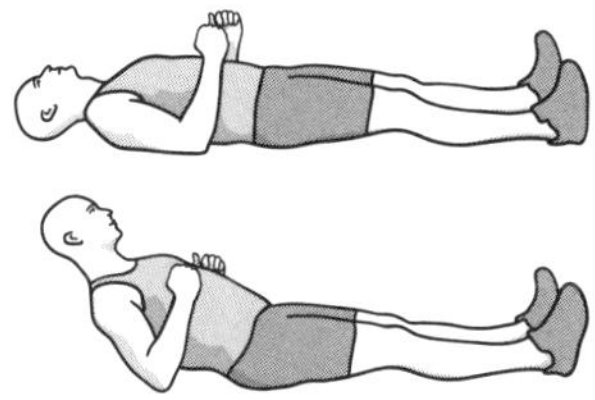

1 Latdrücken in Rückenlage

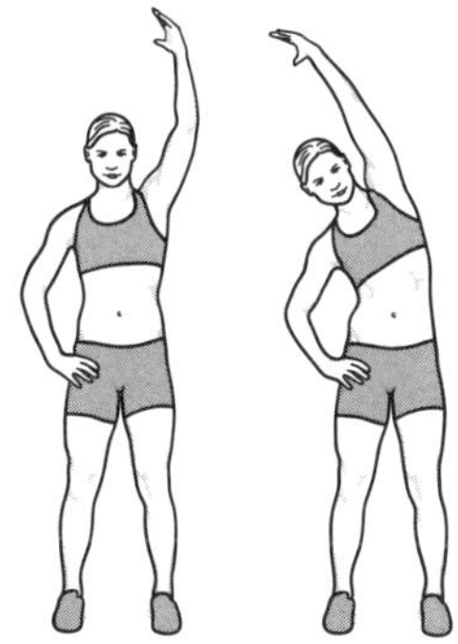

2 Seitneigung

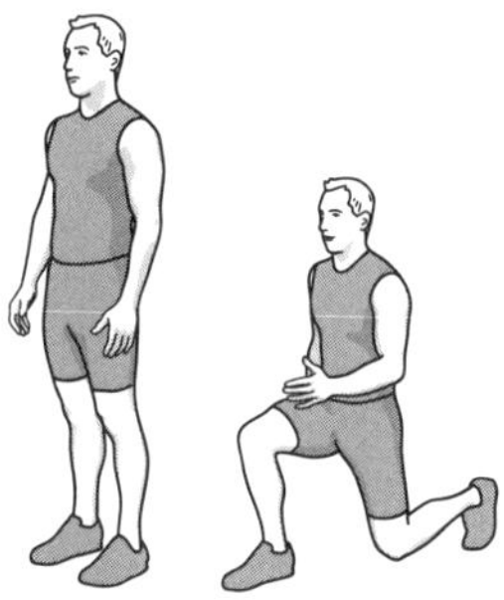

3 Ausfallschritt nach hinten

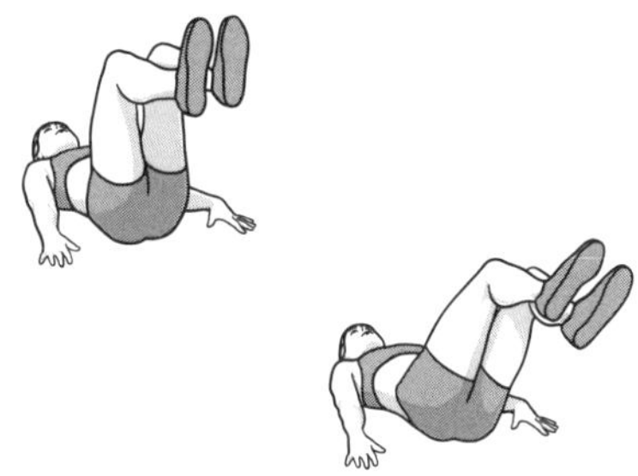

4 Liegende Rumpfrotation mit angewinkelten Beinen

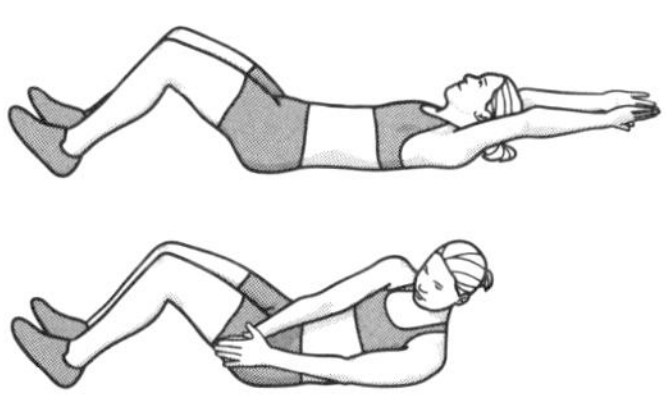

5 Crunch mit gestreckten Armen

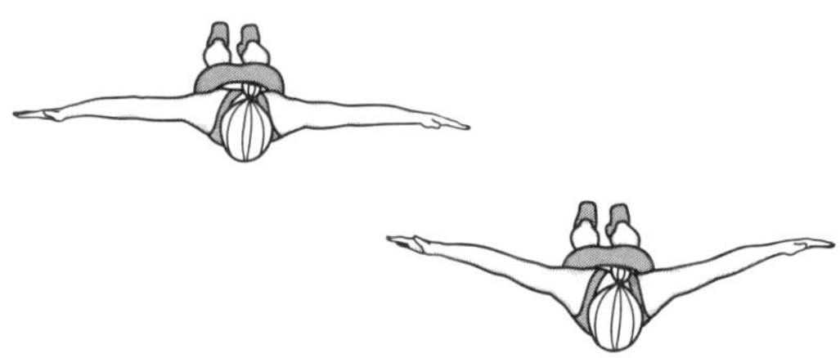

6 Seitheben in Bauchlage

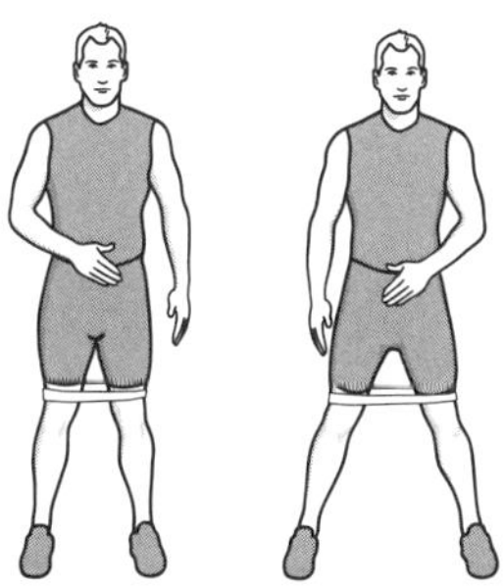

7 Seitliches Gehen mit gestreckten Knien

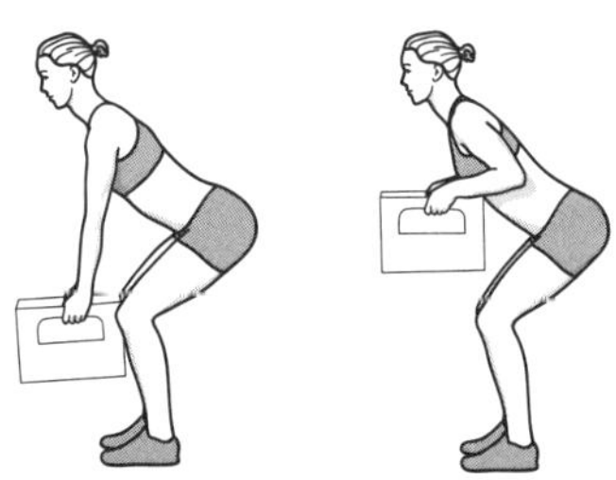

8 Rudern im Stand

Die Übungen

3

Übungen für Beine und Hüfte

Ausfallschritt nach hinten

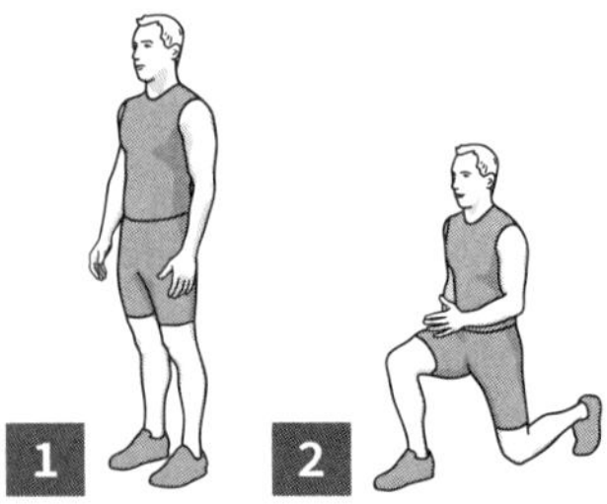

1. Einen hüftbreiten Stand mit leicht gebeugten Knien einnehmen.
2. Mit einem Bein einen großen Schritt nach hinten ausführen und in weiter Schrittstellung das hintere Knie tief absenken. Den zum vorderen Bein gegenseitigen Arm für mehr Balance aktiv nach vorn führen. Nun wieder aktiv in die Ausgangsposition aufrichten. Den Ausfallschritt mit dem anderen Bein ausführen und wechselseitig fortfahren.

Ausfallschritt nach vorn

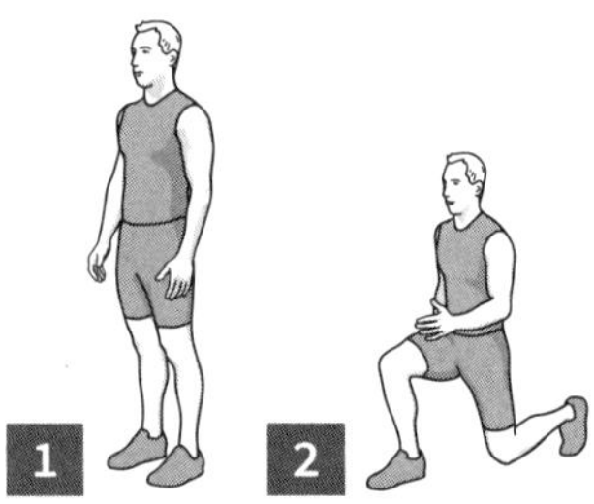

1. Einen hüftbreiten Stand mit leicht gebeugten Knien einnehmen.
2. Mit einem Bein einen großen Schritt nach vorn ausführen und in weiter Schrittstellung das hintere Knie tief absenken. Den zum vorderen Bein gegenseitigen Arm für mehr Balance aktiv nach vorn führen. Nun wieder in die Ausgangsposition aufrichten. Den Ausfallschritt mit dem anderen Bein ausführen und wechselseitig fortfahren.

Ausfallschrittsprung

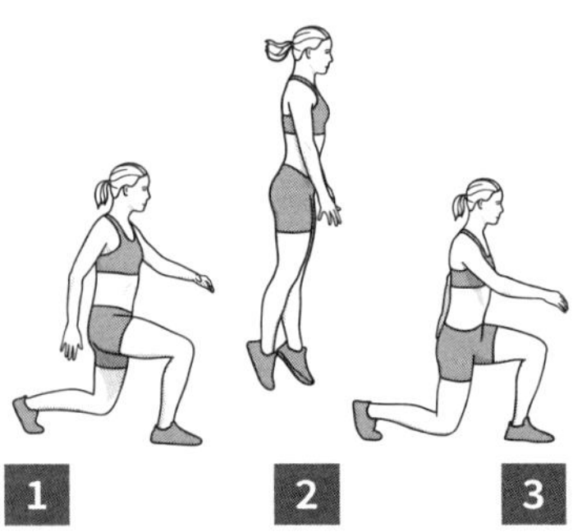

1. Eine tiefe Ausfallschrittposition einnehmen, bei der sich das hintere Knie knapp über dem Boden befindet und das vordere Knie im rechten Winkel gebeugt ist.
2. Mit aktivem Abdruck nach oben springen und die Fußposition in der Luft wechseln. Gleichzeitig die Arme gegengleich mitschwingen.
3. Direkt wieder in der tiefen Ausfallschrittposition landen, nun steht jedoch das andere Bein vorn. Das hintere Knie befindet sich knapp über dem Boden. Ohne Pause zum nächsten Sprung ansetzen.

Scherensprung

1. Eine Schrittstellung mit leicht gebeugten Knien einnehmen.
2. Aktiv vom Boden abdrücken und nach oben abspringen. Dabei die Fußposition in der Luft wechseln und die Arme gegengleich mitschwingen.
3. Weich und leise landen. Nun steht das andere Bein vorn. Ohne Pause zwischen den Sprüngen fortfahren.

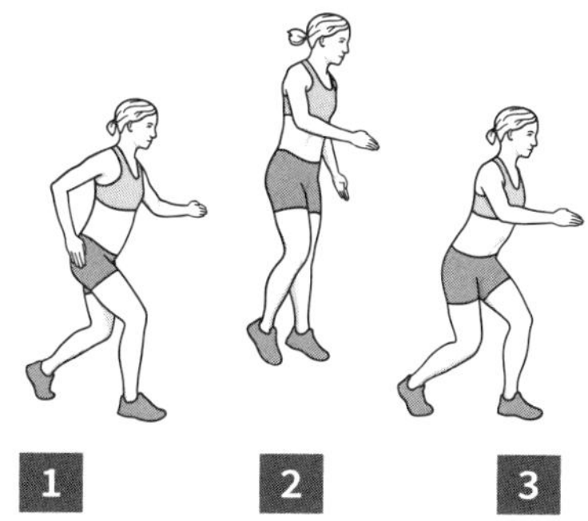

Gesprungener Ausfallschritt

1. Einen hüftbreiten Stand mit leicht gebeugten Knien einnehmen.
2. Einen kleinen Sprung nach oben ausführen und währenddessen ein Bein nach vorn führen.
3. In einem Ausfallschritt weich landen. Dabei ist das Knie des hinteren Beins tief abgesenkt. Nun wieder aktiv abdrücken und in die Ausgangsposition springen. Mit der anderen Seite wiederholen und wechselseitig fortführen.

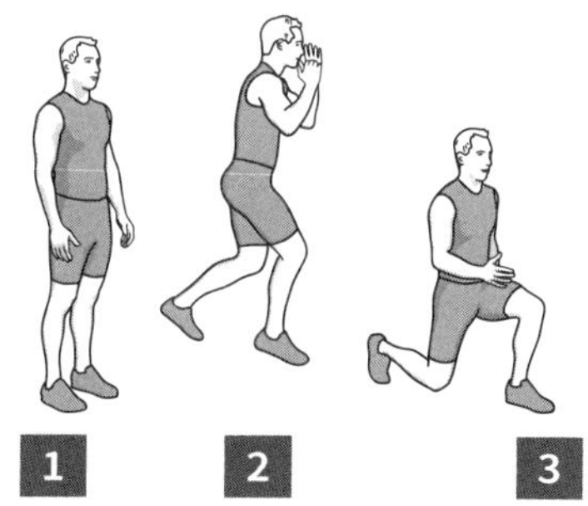

Kniebeugensprung

1. Einen hüftbreiten Stand mit leicht gebeugten Knien einnehmen. Aus dieser Position heraus in eine Kniebeuge absenken. Dabei stehen die Oberschenkel parallel zum Boden und die Fußspitzen sind leicht nach außen gedreht. Der Oberkörper ist leicht nach vorn geneigt und die Wirbelsäule gerade. Die Arme vor dem Körper ausstrecken.
2. Einen kleinen Sprung nach oben ausführen und wieder weich in der Kniebeugeposition landen. Ohne Pause wieder nach oben springen und so fortfahren.

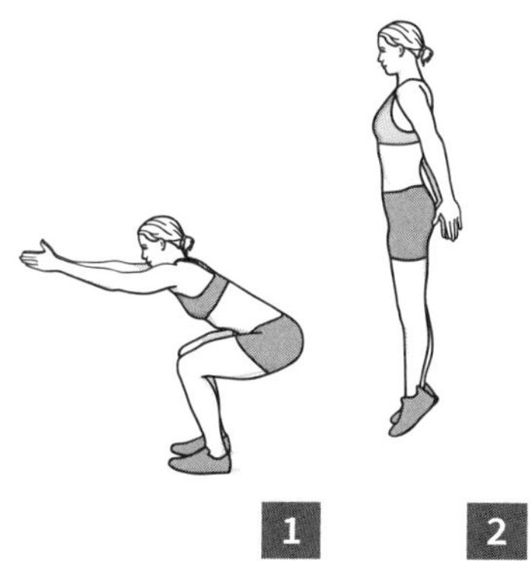

Seitlicher Ausfallschritt

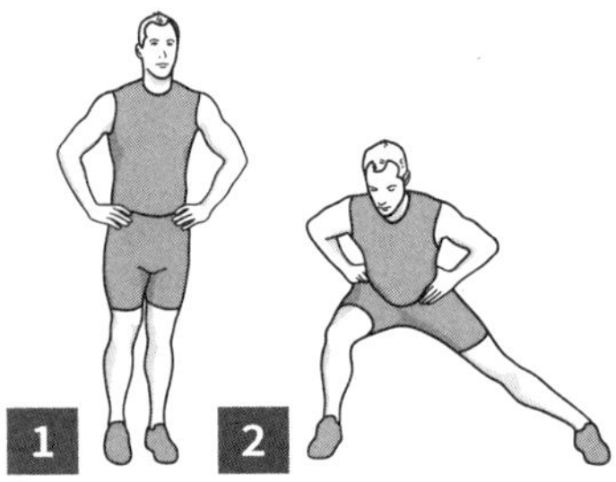

1. Einen hüftbreiten Stand mit leicht gebeugten Knien einnehmen. Die Hände dabei in den Hüften aufstützen.
2. Mit einem Bein einen großen Ausfallschritt zur Seite ausführen und die Hände weiterhin stabil an den Hüften halten. Den Oberkörper zum Ausgleich der Balance mit geradem Rücken leicht nach vorn neigen. Aus dem seitlichen Ausfallschritt mit Kraft aus dem gebeugten Bein heraus nach oben zurück in die Ausgangsposition aufrichten und die Übung zur anderen Seite ausführen. Im Anschluss wechselseitig fortfahren.

Seitlicher Ausfallschritt mit überkopf gestreckten Armen

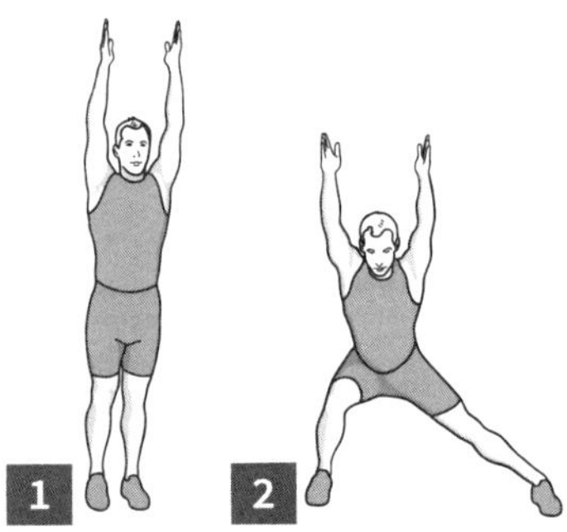

1. Einen hüftbreiten Stand mit leicht gebeugten Knien einnehmen. Die Hände überkopf nach oben strecken.
2. Mit einem Bein einen Ausfallschritt zur Seite ausführen. Die Arme bleiben dabei nach oben gestreckt. Den Oberkörper zum Ausgleich der Balance mit geradem Rücken leicht nach vorn neigen. Aus dem seitlichen Ausfallschritt mit Kraft aus dem gebeugten Bein heraus nach oben zurück in die Ausgangsposition aufrichten und die Übung zur anderen Seite ausführen. Im Anschluss wechselseitig fortfahren.

Seitlicher Wechselsprung

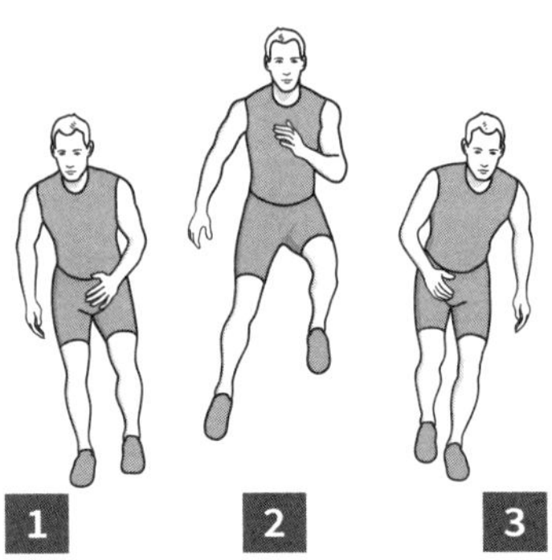

1. Einen hüftbreiten Stand mit leicht gebeugten Knien einnehmen. Die Belastung ist dabei auf dem rechten Bein.
2. Aus dieser Position nun aktiv vom Boden abdrücken und nach oben zur linken Seite springen.
3. Weich und leise auf dem linken Fuß landen. Die Arme schwingen dabei mit. Im Anschluss mit dem linken Bein vom Boden abdrücken und den Sprung nach rechts ausführen. Ohne Pause zwischen den Sprüngen fortfahren.

Seitliches Gehen mit gestreckten Knien

1. Einen hüftbreiten Stand mit gestreckten Knien einnehmen. Ein Miniband knapp oberhalb der Knie platzieren und auf Spannung bringen, indem die Beine gegebenenfalls noch weiter auseinandergestellt werden.
2. Nun mit dem rechten Bein mit weiterhin gestrecktem Knie einen Schritt nach rechts gehen und dabei darauf achten, dass das Miniband anhaltend angespannt bleibt. Den linken Fuß heranholen und zwei weitere Schritte nach rechts gehen. Danach drei Schritte nach links ausführen und wechselseitig fortfahren.

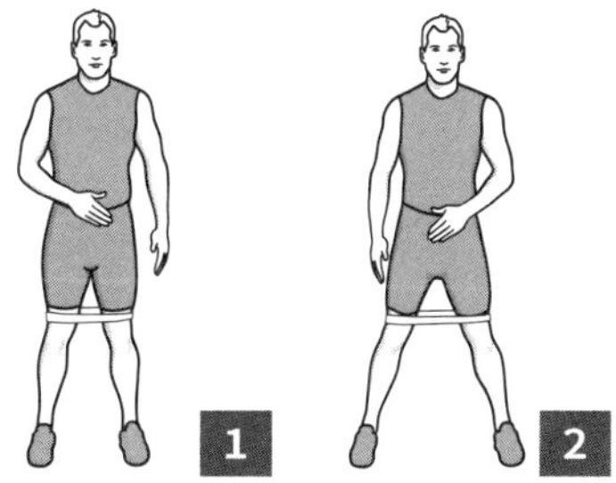

Seitliches Gehen mit gebeugten Knien

1. Einen hüftbreiten Stand mit leicht gebeugten Knien einnehmen. Ein Miniband knapp oberhalb der Knie platzieren und auf Spannung bringen, indem die Beine gegebenenfalls noch weiter auseinandergestellt werden.
2. Nun mit dem rechten Bein mit weiterhin gebeugtem Knie einen Schritt nach rechts gehen und dabei darauf achten, dass das Miniband anhaltend angespannt bleibt. Den linken Fuß heranholen und zwei weitere Schritte nach rechts gehen. Danach drei Schritte nach links ausführen und wechselseitig fortfahren.

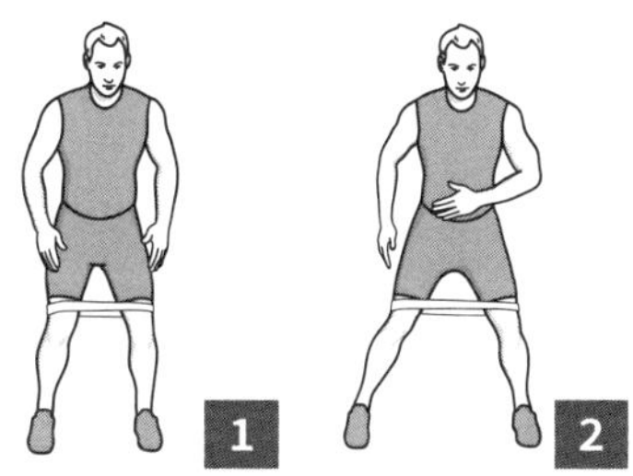

Seitlicher Wechselsprung mit Miniband

1. Einen hüftbreiten Stand mit leicht gebeugten Knien einnehmen. Ein Miniband knapp oberhalb der Knie platzieren. Die Belastung ist dabei auf dem rechten Bein.
2. Mit dem rechten Bein nun aktiv vom Boden abdrücken und weit nach oben und zur linken Seite springen.
3. Auf dem linken Fuß landen und dabei bewusst tief nach unten gehen. Diese Position 1 Sekunde halten. Die Arme schwingen beim Sprung mit. Danach mit dem linken Bein vom Boden abdrücken und nach rechts springen. Wechselseitig fortfahren.

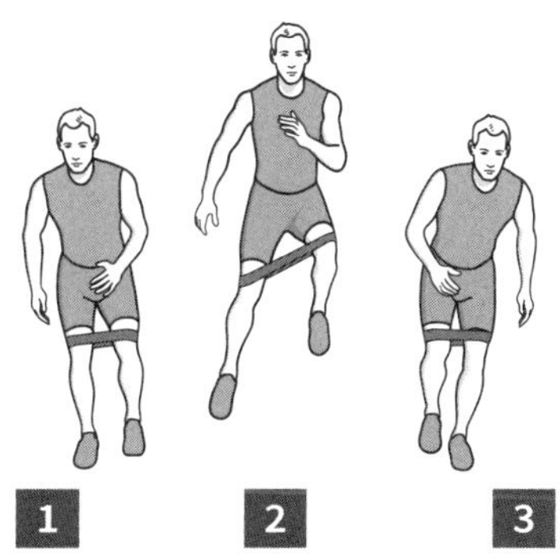

1
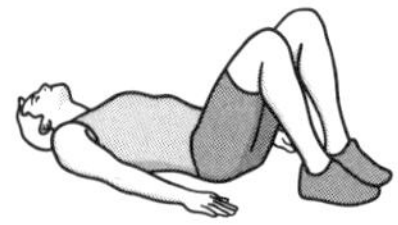

2
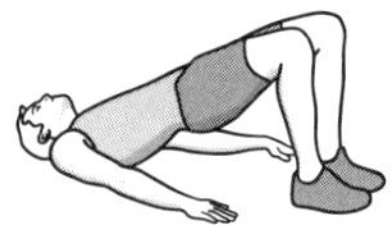

Brücke

1. Eine Rückenlage mit leicht angestellten Füßen einnehmen. Die Arme liegen neben dem Körper. Die Handflächen leicht in den Boden drücken.
2. Die Gesäßmuskulatur bewusst aktivieren und die Hüften in Richtung Decke schieben. Dabei die Bauchmuskulatur anspannen, um im Rumpf stabil zu bleiben. Diese Position eine Sekunde halten und dann die Hüften wieder absenken.

1
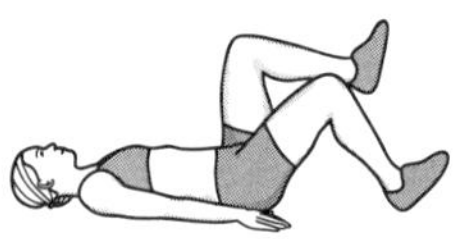

2
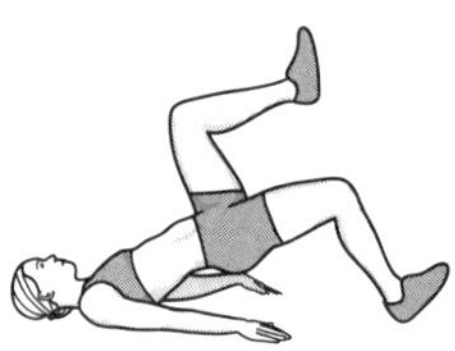

Einbeinige Brücke

1. Eine Rückenlage einnehmen und einen Fuß leicht anstellen. Das andere Bein im Knie und in der Hüfte mit etwa 90 Grad angewinkelt anheben. Die Arme liegen neben dem Körper. Die Handflächen leicht in den Boden drücken.
2. Die Gesäßmuskulatur bewusst aktivieren und Hüften in Richtung Decke schieben. Dabei die Bauchmuskulatur anspannen, um im Rumpf stabil zu bleiben. Diese Position eine Sekunde halten und dann die Hüften wieder absenken. Das andere Bein während der ganzen Übungsausführung rechtwinklig gebeugt oben halten. Die Übung danach mit dem anderen Bein ausführen.

1
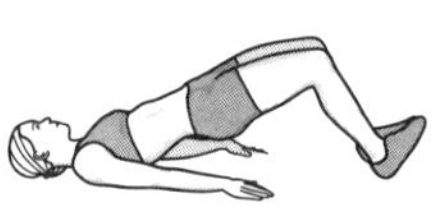

2
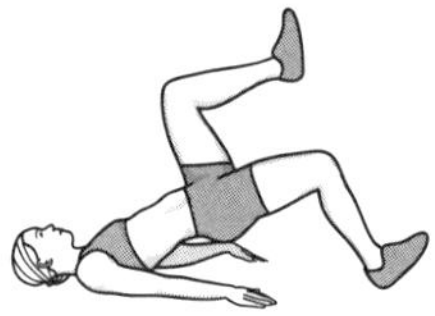

Gehaltene Brücke mit alternierendem Beinheben

1. Eine Rückenlage mit leicht angestellten Füßen einnehmen. Die Arme liegen neben dem Körper. Die Handflächen leicht in den Boden drücken, die Gesäßmuskulatur aktivieren und die Hüften in Richtung Decke schieben.
2. Ein Bein bis zu einem 90-Grad-Winkel in der Hüfte anheben und wieder absenken. Dabei die Hüften durch Aktivierung der Bauchmuskulatur stabil halten. Die Beine im Anschluss im Rhythmus von etwa einer Sekunde pro Seite wechselseitig anheben und wieder absenken.

Übungen für Arme und Schultern

Latdrücken in Rückenlage

1. Mit gestreckten Beinen und angezogenen Fußspitzen, die in Richtung Decke zeigen, rücklings auf den Boden legen. Die Oberarme liegen am Körper an und die Ellenbogengelenke sind im rechten Winkel gebeugt.
2. Die Ellenbogen nun aktiv in den Boden drücken, sodass sich der Oberkörper vom Boden abhebt. Die Schulterblätter dabei unterstützend aktiv zusammenführen. Danach wieder kontrolliert in die Rückenlage ablassen.

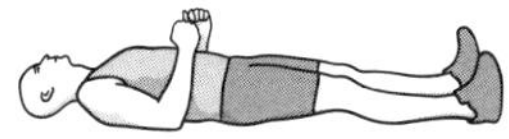

1

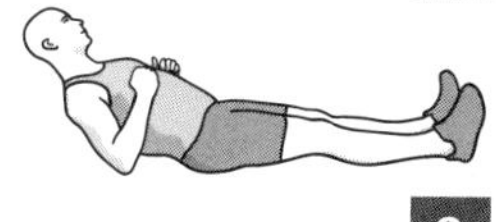

2

Rudern im Stand

1. Ein Gewicht, wie einen Wasserkasten oder Ähnliches, mit gestreckten Armen vor dem Körper halten. Einen überhüftbreiten Stand mit leicht gebeugten Knien einnehmen und den Oberkörper mit geradem Rücken etwa 45 Grad nach vorn neigen. Das Gewicht befindet sich nun etwa auf Kniehöhe.
2. Das Gewicht mit Kraft aus dem oberen Rücken in Richtung Brust ziehen, dabei aktiv die Schulterblätter zusammenführen. Das Gewicht wieder kontrolliert absenken, bis die Arme gestreckt sind. Dabei den Rücken anhaltend stabil gerade halten.

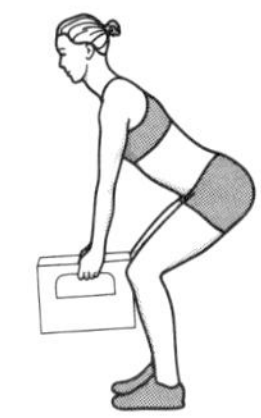

1

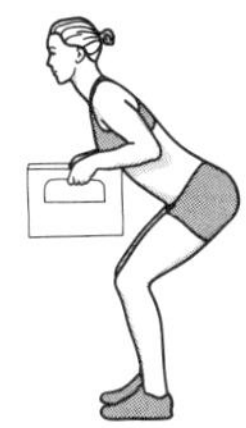

2

Rudern am Tisch

1. Mit angestellten Füßen und im 90-Grad-Winkel gebeugten Kniegelenken rücklings unter einen Tisch legen. Die Tischkante befindet sich dabei oberhalb des Brustkorbs. Die Tischkante greifen und Körperspannung durch Aktivieren von Bauch-, Rücken- und Gesäßmuskeln aufbauen, um den Rumpf bei der folgenden Übungsausführung stabil zu halten.
2. Die Brust mit Kraft aus den Schultern in Richtung Tisch ziehen, dabei aktiv die Schulterblätter zusammenführen. Danach den Körper langsam wieder absenken. Becken und Oberkörper bleiben während der ganzen Ausführung in einer Linie.

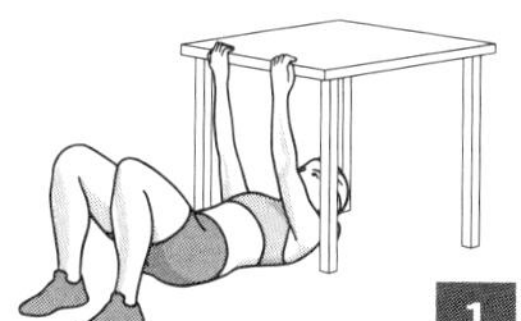

1

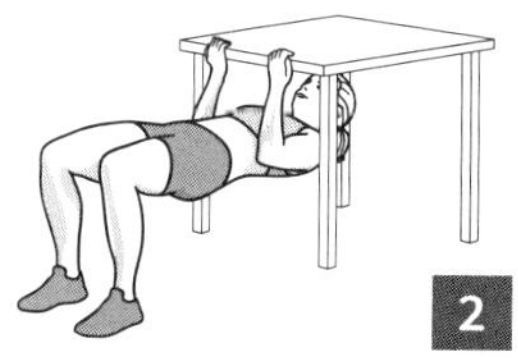

2

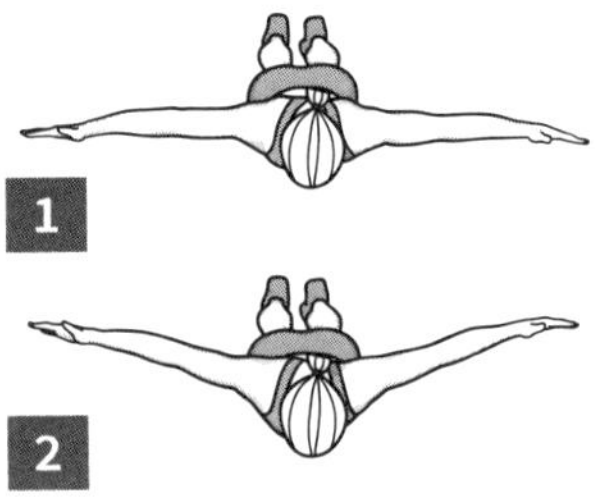

Seitheben in Bauchlage

1. Eine Bauchlage einnehmen. Die Arme nach rechts und links ausstrecken.
2. Die gestreckten Arme nun aktiv ein paar Zentimeter nach oben führen und dabei bewusst die Schulterblätter zusammenziehen. Danach die Arme wieder kontrolliert in die Ausgangsposition absenken.

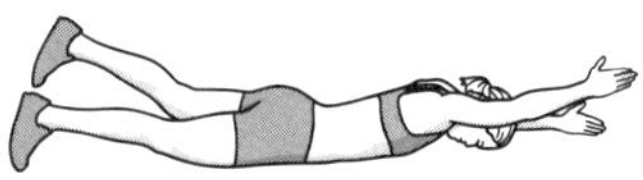

Paddeln in Bauchlage

Eine Bauchlage einnehmen. Die Arme nach vorn ausstrecken, die Handflächen zeigen zueinander, und die Füße leicht vom Boden abheben. Die Arme und Beine gegengleich über Kreuz und im Wechsel im Sekundentakt etwa zehn Zentimeter nach oben und unten führen.

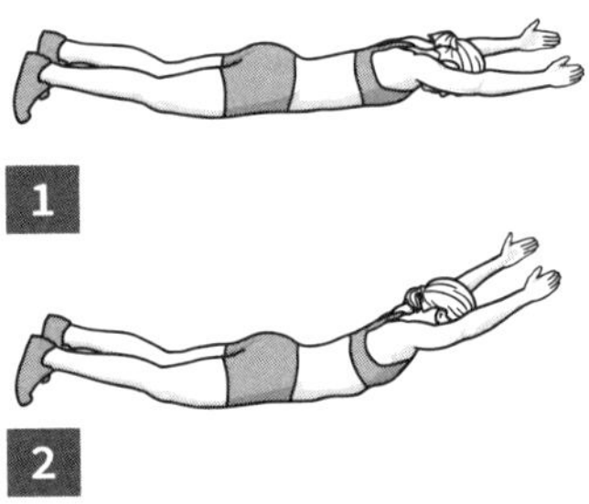

Armheben in Bauchlage

1. Eine Bauchlage einnehmen. Die Arme nach vorn ausstrecken, die Handflächen zeigen zueinander, und die Füße leicht vom Boden abheben.
2. Die gestreckten Arme gleichzeitig nach oben führen und dabei den Oberkörper leicht anheben. Diese Position halten und den Oberkörper dann wieder kontrolliert absenken.

Liegestütz mit abgelegten Knien

1. Eine Liegestützposition mit am Boden abgelegten Knien einnehmen. Die Hände dabei unter den Schultern platzieren, die Unterschenkel anwinkeln und die Füße überkreuzen. Der Körper bildet vom Kopf bis zu den Knien eine Linie.
2. Den Rumpf durch Aktivieren von Bauch-, Rücken- und Gesäßmuskeln anspannen, dann die Arme beugen und die Ellenbogen dabei nach außen führen. Die Brust zum Boden absenken und aktiv wieder nach oben in die Ausgangsposition drücken.

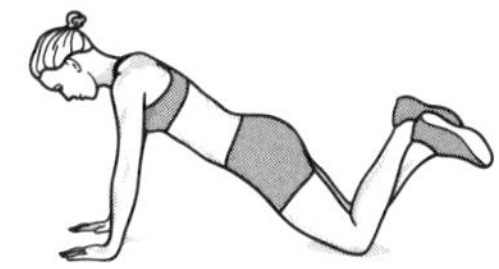
1

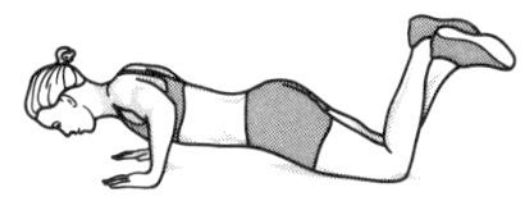
2

Liegestütz erhöht

1. Mit leicht geöffneten Beinen vor eine Erhöhung, zum Beispiel eine Kiste oder einen stabilen Hocker, stellen. Die Hände unterhalb der Schultern auf der Erhöhung platzieren und eine Liegestützposition mit gestreckten Knien einnehmen. Der Körper bildet dabei vom Kopf bis zu den Füßen eine Linie.
2. Den Rumpf durch Aktivieren von Bauch-, Rücken- und Gesäßmuskeln anspannen, dann die Arme beugen und die Ellenbogen dabei nach außen führen. Die Brust so nach unten absenken und aktiv wieder nach oben in die Ausgangsposition drücken.

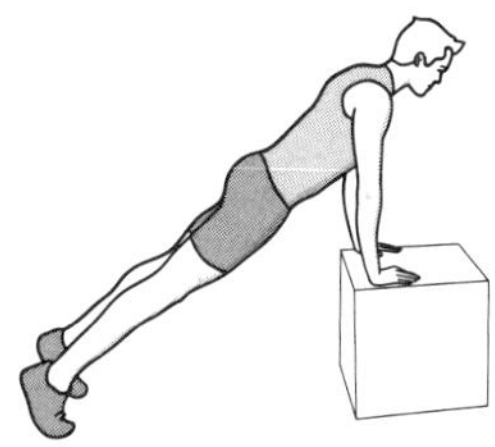
1

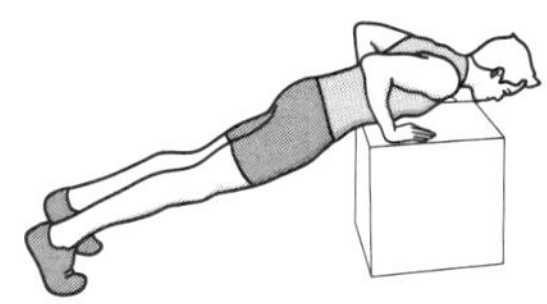
2

Liegestütz

1. Eine Liegestützposition mit gestreckten Knien einnehmen. Die Hände dabei unter den Schultern platzieren. Der Körper bildet vom Kopf bis zu den Füßen eine Linie.
2. Den Rumpf durch Aktivieren von Bauch-, Rücken- und Gesäßmuskeln anspannen, dann die Arme beugen und die Ellenbogen dabei nach außen führen. Die Brust so zum Boden absenken und aktiv wieder nach oben in die Ausgangsposition drücken.

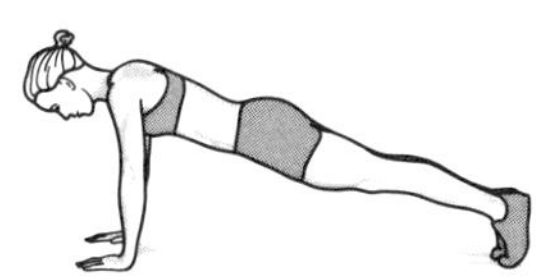
1

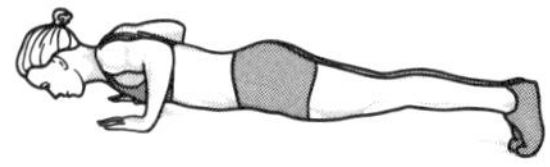
2

Überkopfziehen mit gebeugten Armen

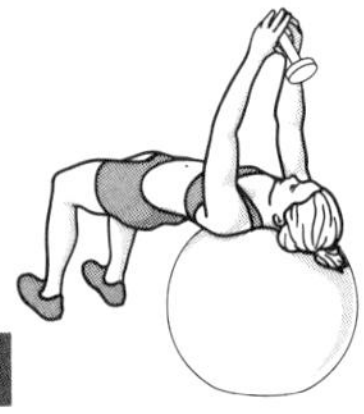

1

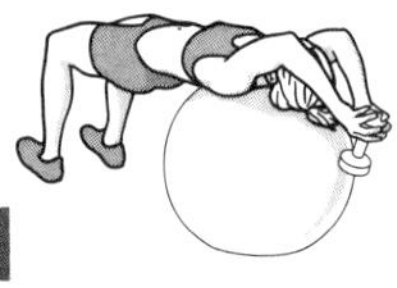

2

1. Mit dem Rücken auf einen Gymnastikball oder eine Bank legen, dabei die Füße breit und stabil aufstellen. Die Knie sind angewinkelt. Das Gesäß anspannen und die Hüften aktiv nach oben schieben. Ein Gewicht, zum Beispiel einen Medizinball oder eine Hantel, mit leicht gebeugten Armen vor der Brust halten.
2. Das Gewicht nun hinter den Kopf führen. Dafür die Arme überkopf führen und stärker beugen. Im Anschluss die Arme wieder nach oben in die Ausgangsposition zurückführen.

Überkopfziehen mit gestreckten Armen

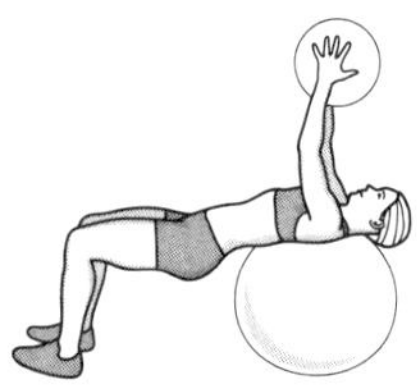

1

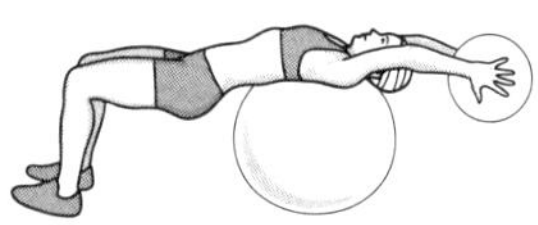

2

1. Mit dem Rücken auf einen Gymnastikball oder eine Bank legen, dabei die Füße breit und stabil aufstellen. Die Knie sind angewinkelt. Das Gesäß anspannen und die Hüften aktiv nach oben schieben. Ein Gewicht, zum Beispiel einen Medizinball oder eine Hantel, mit gestreckten Armen vor der Brust halten.
2. Das Gewicht nun hinter den Kopf führen, dabei die Arme gestreckt lassen. Im Anschluss die Arme wieder nach oben in die Ausgangsposition zurückführen.

Rumpfdrehung auf dem Gymnastikball

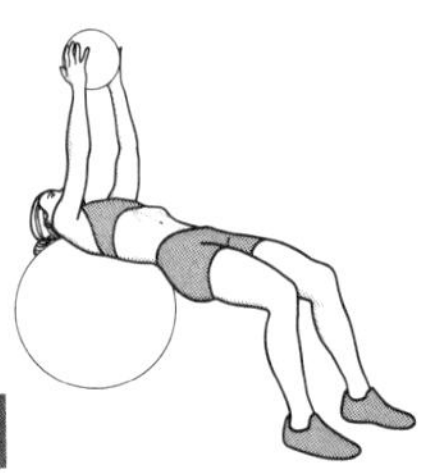

1

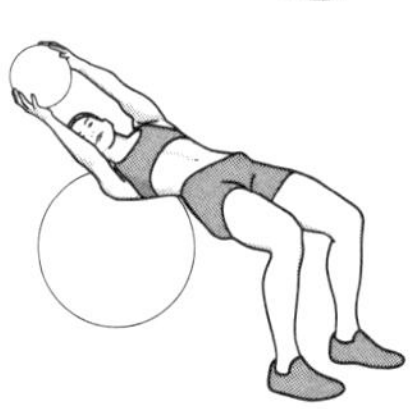

2

1. Mit dem Rücken auf einen Gymnastikball oder eine Bank legen, dabei die Füße breit und stabil aufstellen. Die Knie sind angewinkelt. Das Gesäß anspannen und die Hüften aktiv nach oben schieben. Ein Gewicht, zum Beispiel einen Medizinball oder eine Hantel, mit gestreckten Armen vor der Brust halten.
2. Den Oberkörper nun kontrolliert aus dem Rumpf heraus abwechselnd auf die rechte und die linke Schulter rollen und dabei das Gewicht weiterhin mit gestreckten Armen vor der Brust halten. Auf der 12-Uhr-Position jeweils kurz innehalten und gegebenenfalls die Lage auf dem Ball durch eine Neupositionierung der Füße korrigieren, falls der Ball verrutscht ist.

Übungen für Bauch und Rumpf

Frontstütz mit abgelegten Knien

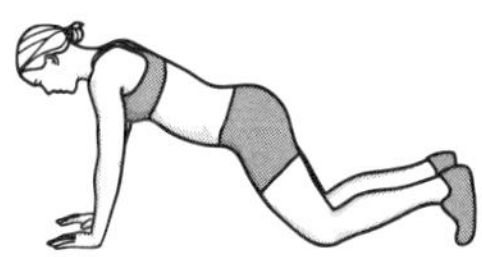

Eine Liegestützposition mit am Boden abgelegten Knien einnehmen. Die Hände dabei unter den Schultern platzieren und Rumpfspannung durch Aktivieren von Bauch-, Rücken- und Gesäßmuskeln aufbauen. Der Hüftwinkel beträgt dabei etwas mehr als 90 Grad. Diese Position stabil halten.

Frontstütz mit abgelegten Knien und Armheben

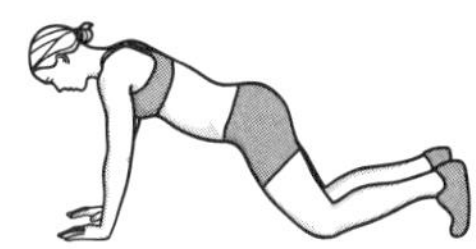

1

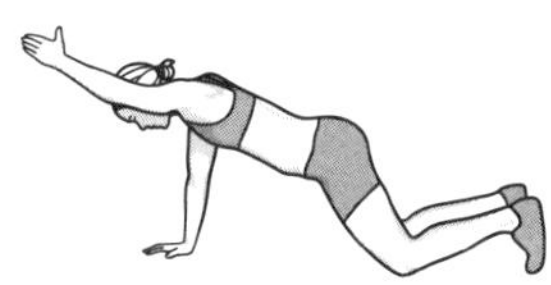

2

1. Eine Liegestützposition mit am Boden abgelegten Knien einnehmen. Die Hände dabei unter den Schultern platzieren und Rumpfspannung durch Aktivieren von Bauch-, Rücken- und Gesäßmuskeln aufbauen. Der Hüftwinkel beträgt dabei etwas mehr als 90 Grad.
2. Die gestreckten Arme im Wechsel nach vorn führen. Die Hüften währenddessen stabil und parallel zum Boden halten.

Variante: Schwieriger wird diese Übung durch einen noch größeren Hüftwinkel. Dafür werden die Hüften immer weiter vor den Knien platziert.

Unterarmstütz mit alternierendem Beinheben

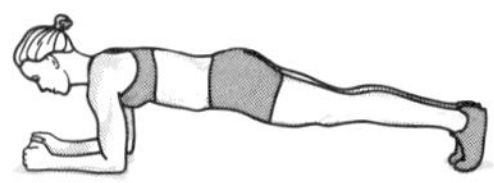

1

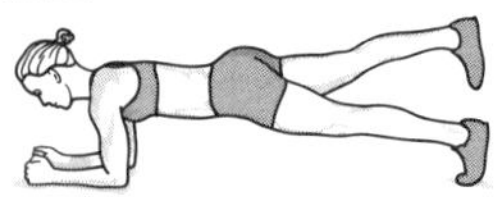

2

1. Einen Unterarmstütz mit gestreckten Beinen einnehmen. Die Ellenbogen dafür unter den Schultern platzieren und Rumpfspannung durch Aktivieren von Bauch-, Rücken- und Gesäßmuskeln aufbauen. Die Füße stehen auf den Zehenspitzen und der ganze Körper bildet vom Kopf bis zu den Fersen eine Linie.
2. Nun die Füße mit weiterhin gestreckten Knien im Wechsel vom Boden anheben. Die Hüften dabei stabil und parallel zum Boden halten.

Hüftbeugung im Vierfüßlerstand

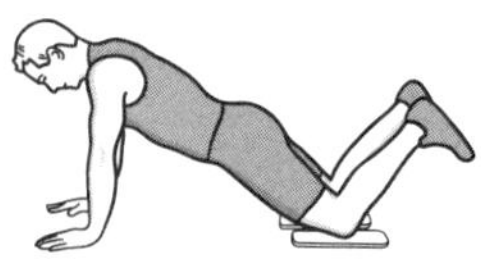

1

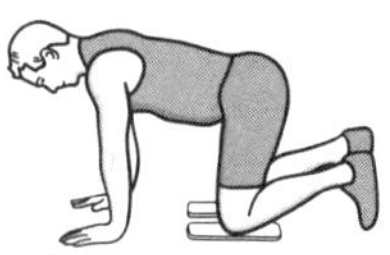

2

1. Eine Liegestützposition mit abgelegten Knien einnehmen und ein Handtuch oder Küchentücher unter die Knie legen. Die Hände direkt unter den Schultern positionieren. Der Körper bildet vom Kopf bis zu den Knien eine Linie. Eine leichte Rumpfspannung durch Aktivieren von Bauch-, Rücken- und Gesäßmuskeln aufbauen.
2. Die Knie in Richtung Oberkörper ziehen, bis Hüft- und Kniewinkel jeweils etwa 90 Grad betragen. Dabei durch Rumpfspannung den Oberkörper stabil halten. Ohne Pause die Knie wieder nach hinten in die Ausgangsposition schieben und im Wechsel fortfahren.

Hüftbeugung

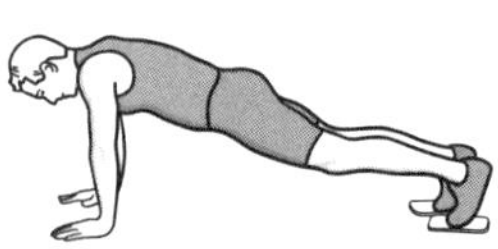

1

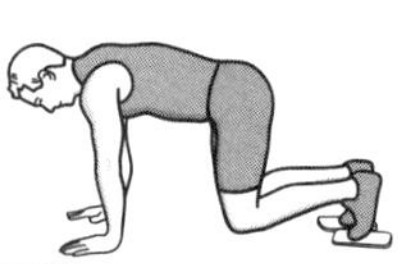

2

1. Eine Liegestützposition einnehmen und ein Handtuch oder Küchentücher unter die Füße legen. Die Hände direkt unter den Schultern positionieren. Der Körper bildet vom Kopf bis zu den Füßen eine Linie. Durch Aktivieren von Bauch-, Rücken- und Gesäßmuskeln eine leichte Rumpfspannung aufbauen.
2. Die Knie knapp über dem Boden in Richtung Oberkörper ziehen, bis Hüft- und Kniewinkel jeweils etwa 90 Grad betragen. Dabei den Oberkörper stabil halten. Ohne Pause die Füße wieder nach hinten in die Ausgangsposition schieben und im Wechsel fortfahren.

Hüftbeugung mit Pike

1. Eine Liegestützposition einnehmen und ein Handtuch oder Küchentücher unter die Füße legen. Die Hände direkt unter den Schultern positionieren. Der Körper bildet vom Kopf bis zu den Füßen eine Linie. Eine leichte Rumpfspannung durch Aktivieren von Bauch-, Rücken- und Gesäßmuskeln aufbauen.

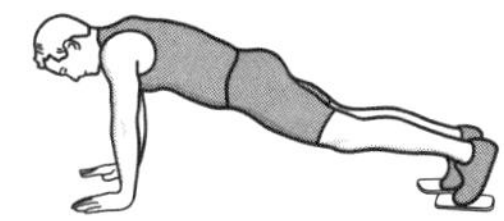

1

2. Mit gestreckten Knien die Füße in Richtung Oberkörper ziehen und das Gesäß aktiv nach oben schieben. Dabei durch Rumpfspannung den Oberkörper stabil halten. Ohne Pause die Füße wieder nach hinten in die Ausgangsposition schieben und im Wechsel fortfahren.

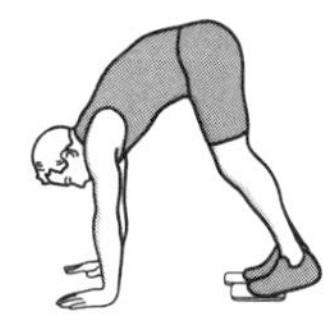

2

Seitstütz mit abgelegtem Knie

1. In Seitenlage auf den Boden legen und dabei das untere Bein im 90-Grad-Winkel beugen. Den Unterarm so aufstützen, dass der Ellenbogen unterhalb der Schulter positioniert ist. Bei Schulterproblemen die untere Hand zu einer Faust ballen. Den oberen Arm für mehr Balance in der Hüfte aufstützen.

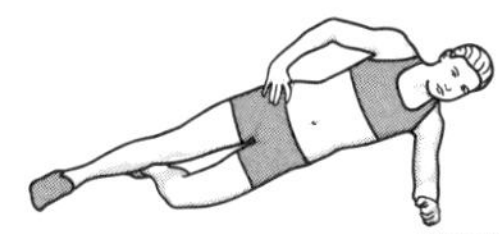

1

2. Die Hüfte nun mit Kraft aus dem Rumpf nach oben drücken, sodass der Oberschenkel des unteren Beins und der Oberkörper eine Linie bilden. Das obere Bein anheben und diese Position stabil halten. Einsteiger wechseln nach der Hälfte der Zeit die Seite. Fortgeschrittene führen diese Übung beidseitig jeweils für die volle Intervallzeit aus.

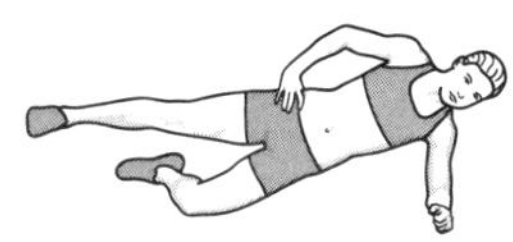

2

Seitstütz mit Hüftheben

1. Mit gestreckten Beinen in Seitenlage auf den Boden legen. Den Unterarm so aufstützen, dass der Ellenbogen unterhalb der Schulter positioniert ist. Bei Schulterproblemen die untere Hand zu einer Faust ballen. Den oberen Arm für mehr Balance in der Hüfte aufstützen.

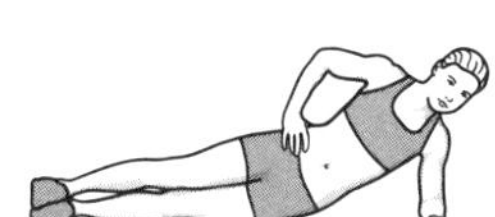

1

2. Die Hüfte nun anheben, bis der Oberkörper und die Beine eine Linie bilden, dann wieder kontrolliert bis knapp über dem Boden absenken. Einsteiger wechseln nach der Hälfte der Zeit die Seite. Fortgeschrittene führen diese Übung beidseitig jeweils für die volle Intervallzeit aus.

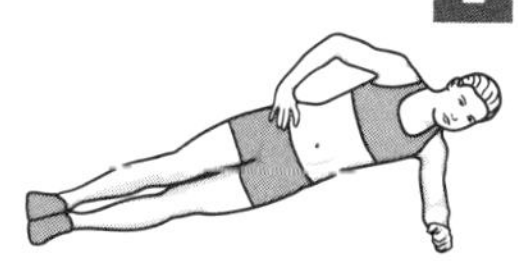

2

Seitstütz mit Beinheben

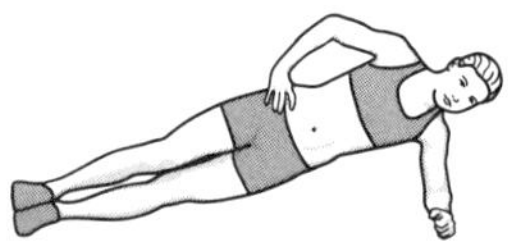

1

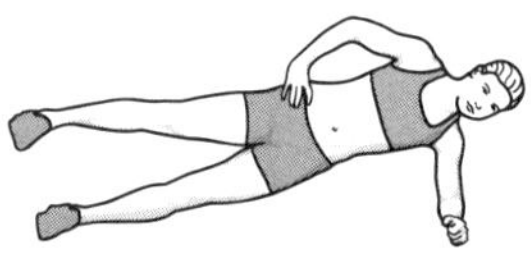

2

1. Mit gestreckten Beinen in Seitenlage auf den Boden legen. Den Unterarm so aufstützen, dass der Ellenbogen unterhalb der Schulter positioniert ist. Bei Schulterproblemen die untere Hand zu einer Faust ballen. Den oberen Arm für mehr Balance in der Hüfte aufstützen. Die Hüfte nun anheben, bis der Oberkörper und die Beine eine Linie bilden.
2. Das obere Bein im Sekundenrhythmus kontrolliert anheben und absenken. Einsteiger wechseln nach der Hälfte der Zeit die Seite. Fortgeschrittene führen diese Übung beidseitig jeweils für die volle Intervallzeit aus.

Alternierendes Beinstrecken

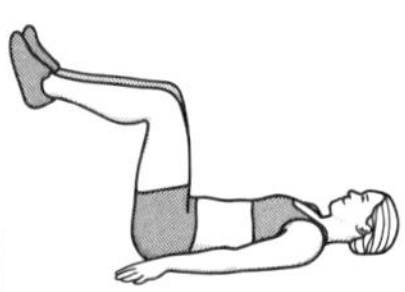

1

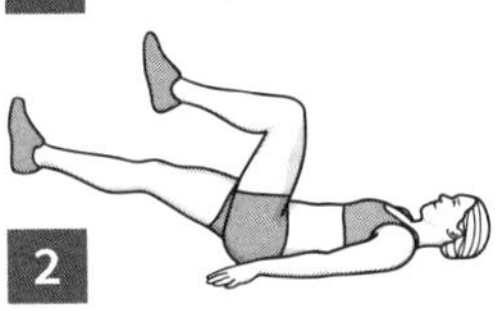

2

1. Eine Rückenlage einnehmen. Die Beine anheben und die Knie und die Hüften jeweils im 90-Grad-Winkel beugen. Die Hände mit den Handflächen nach unten mit gestreckten Armen neben dem Körper ablegen und leicht in den Boden drücken.
2. Die Beine im Wechsel kontrolliert strecken und die Füße nach vorn führen und wieder an den Körper heranziehen. Dabei den unteren Rücken bewusst und aktiv in den Boden drücken.

Liegende Rumpfrotation mit angewinkelten Beinen

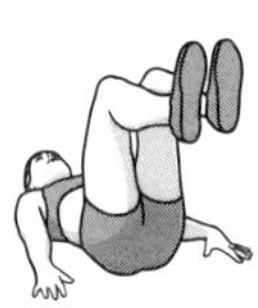

1

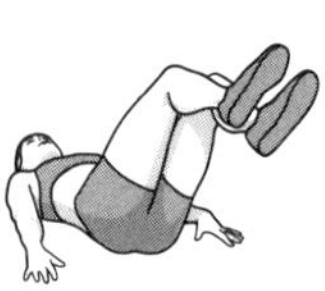

2

1. Eine Rückenlage einnehmen. Die Beine anheben und die Knie und die Hüften jeweils im 90-Grad-Winkel beugen. Die Hände mit den Handflächen nach unten mit gestreckten Armen neben dem Körper ablegen und leicht in den Boden drücken.
2. Die Unterschenkel nun kontrolliert zur Seite in Richtung Boden führen, wobei Knie und Sprunggelenke in einer Linie bleiben und Knie- und Hüftwinkel beibehalten werden. Kurz vor Bodenkontakt die Richtung wechseln und zur anderen Seite rotieren. Während der gesamten Übungsausführung den unteren Rücken aktiv in den Boden drücken und Rumpfspannung halten.

Liegende Rumpfrotation mit gestreckten Beinen

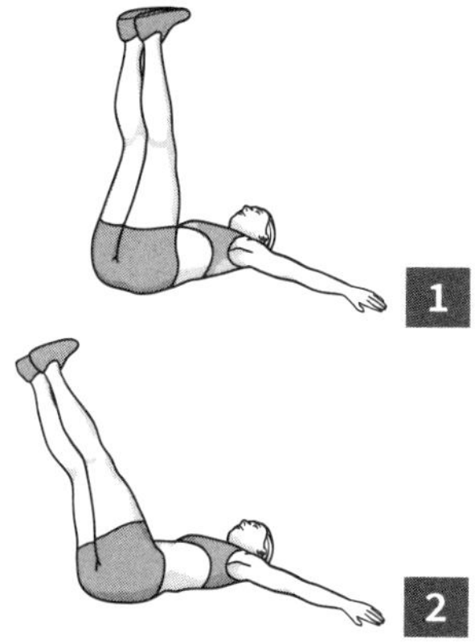

1. Eine Rückenlage einnehmen. Die gestreckten Beine geschlossen in Richtung Decke anheben. Die Arme liegen auf Schulterhöhe zur Seite ausgestreckt neben dem Körper, die Hände mit den Handflächen nach unten leicht in den Boden drücken.
2. Die weiterhin geschlossenen Beine nun abwechselnd bis zu 45 Grad kontrolliert nach rechts und links zur Seite absenken. Den unteren Rücken dabei aktiv in Richtung Boden drücken und Rumpfspannung halten.

Seitneigung

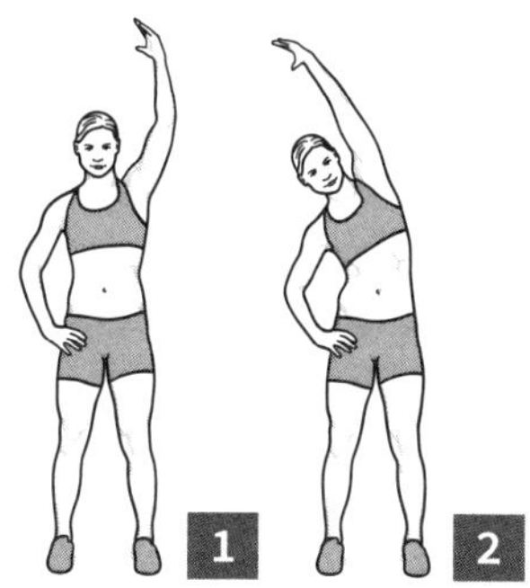

1. Einen hüftbreiten Stand mit leicht gebeugten Knien einnehmen. Eine Hand in der Hüfte aufstützen und den anderen Arm nach oben strecken.
2. Den Oberkörper nun kontrolliert zur Seite der Hand in Hüfthalteposition neigen und dabei den gegenseitigen äußeren Arm gestreckt über den Kopf mitführen. Wieder in die Ausgangsposition aufrichten und die Übung inklusive Wechsel der entsprechenden Handpositionen zur anderen Seite ausführen. Im Anschluss wechselseitig fortfahren.

Eidechse mit am Kopf angelegten Armen

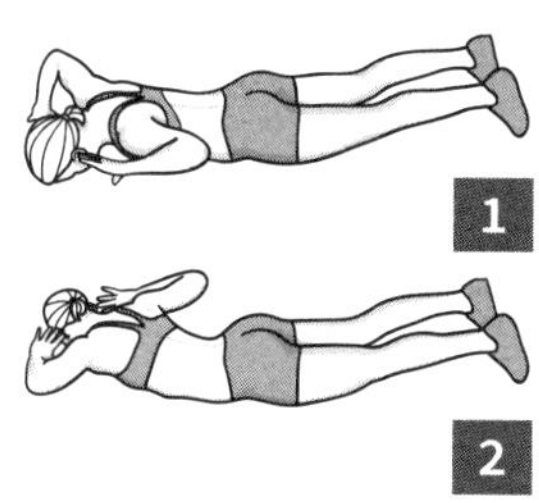

1. Eine Bauchlage einnehmen, die Arme gebeugt hinter den Kopf führen und die Fingerspitzen sanft an den Hinterkopf anlegen. Die Füße vom Boden abheben, die Beine sind gestreckt.
2. Den Oberkörper nun leicht vom Boden abheben und im Rumpf kontrolliert im Wechsel nach links und rechts beugen.

Eidechse mit alternierendem Armstrecken

1
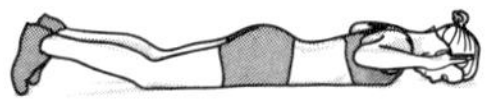

2
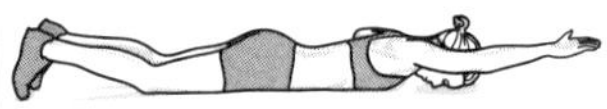

1. Eine Bauchlage einnehmen. Die Arme vom Boden abheben und so beugen, dass sich die in Richtung Boden zeigenden Handflächen auf Höhe des Kopfs befinden. Die Füße vom Boden abheben, die Beine sind gestreckt.
2. Den Oberkörper nun leicht vom Boden abheben und im Rumpf kontrolliert im Wechsel nach links und rechts beugen. Dabei jeweils mit dem Arm der nicht gebeugten Körperseite weit nach vorn greifen.

Crunch mit gestreckten Armen

1
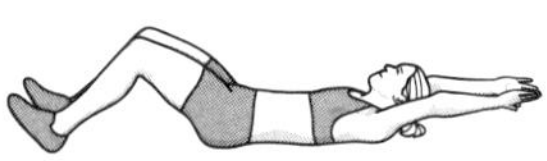

2
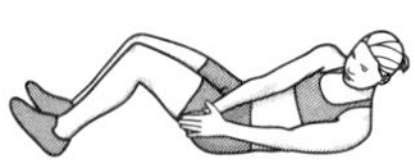

1. Eine Rückenlage einnehmen und die angezogenen Füße aufstellen. Die Arme überkopf und parallel zum Boden ausstrecken, die Handflächen zeigen zueinander. Eine leichte Körperspannung durch Aktivieren von Bauch-, Rücken- und Gesäßmuskeln aufbauen.
2. Den Oberkörper nun mit Kraft aus der Bauchmuskulatur kontrolliert anheben, dabei im Rumpf leicht rotieren und die Arme nach vorn und seitlich neben die Hüfte führen. Den Oberkörper wieder kontrolliert absenken und in die Ausgangsposition mit überkopf gestreckten Armen zurückkommen. Die Übung wiederholen und den Rumpf zur anderen Seite eindrehen. Danach den Crunch wechselseitig fortführen.

Crunch mit vor der Brust verschränkten Armen

1. Eine Rückenlage einnehmen und die angezogenen Füße aufstellen. Die Arme vor der Brust kreuzen. Eine leichte Körperspannung durch Aktivieren von Bauch-, Rücken- und Gesäßmuskeln aufbauen.

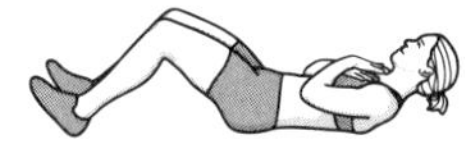
1

2. Den Oberkörper nun mit Kraft aus der Bauchmuskulatur kontrolliert anheben und dabei im Rumpf leicht zu einer Seite rotieren. Den Oberkörper wieder kontrolliert absenken und in die Ausgangsposition zurückkommen. Die Übung wiederholen und den Rumpf zur anderen Seite eindrehen. Danach den Crunch wechselseitig fortführen.

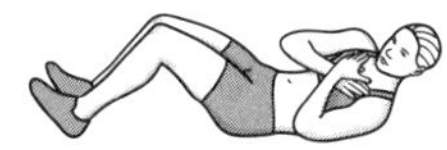
2

Crunch mit am Kopf angelegten Armen

1. Eine Rückenlage einnehmen und die angezogenen Füße aufstellen. Die Arme gebeugt hinter den Kopf führen und mit den Handflächen sanft den Hinterkopf stützen.

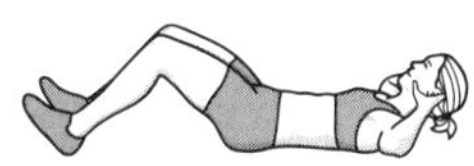
1

2. Den Oberkörper nun mit Kraft aus der Bauchmuskulatur kontrolliert anheben, dabei im Rumpf leicht zu einer Seite rotieren. Den Oberkörper wieder kontrolliert absenken und in die Ausgangsposition zurückkommen. Die Übung wiederholen und den Rumpf zur anderen Seite eindrehen. Danach den Crunch wechselseitig fortführen.

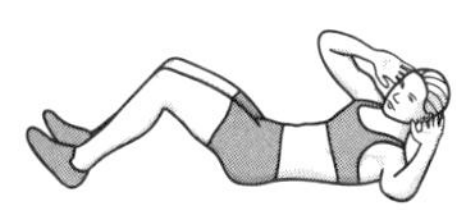
2

Übungen für die allgemeine Ausdauer

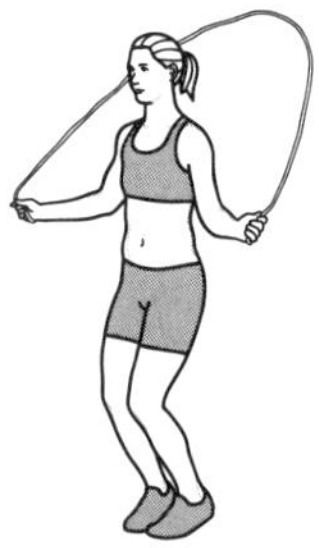

Seilspringen

Aufrecht mit leicht gebeugten Knien stehen. Mit beiden Händen die Enden eines Springseils greifen. Die Oberarme liegen am Körper an. Nun Unterarme und Handgelenke kreisen und so das Seil bewegen. Gleichzeitig die durch Aktivieren von Bauch-, Rücken- und Gesäßmuskeln aufgebaute Körperspannung halten und auf dem Vorfuß mit einem Zwischensprung nach jedem Durchschlag des Seils federnd hüpfen.

Variante: Die Übung kann auch ohne Sprungseil ausgeführt werden.

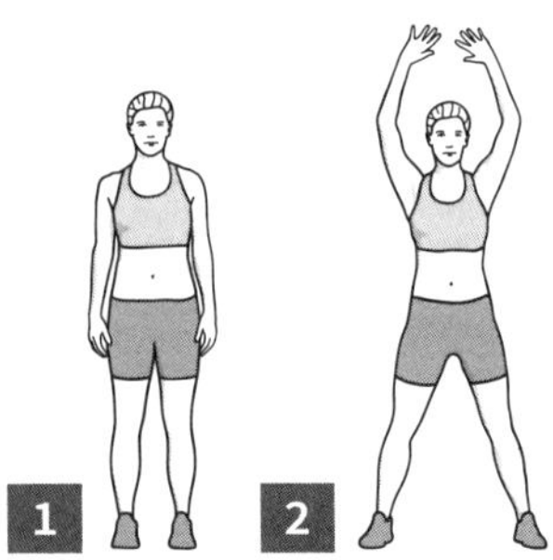

Hampelmann

1. Einen Stand mit hüftbreit geöffneten Füßen und leicht gebeugten Knien einnehmen. Die Arme aktiv gestreckt neben dem Körper halten.
2. Einen Grätschsprung ausführen und die Hände zeitgleich überkopf zusammenführen. Dabei die durch Aktivieren von Bauch-, Rücken- und Gesäßmuskeln aufgebaute Körperspannung halten. Sofort wieder in die Ausgangsposition zurückkommen und ohne Pause fortfahren.

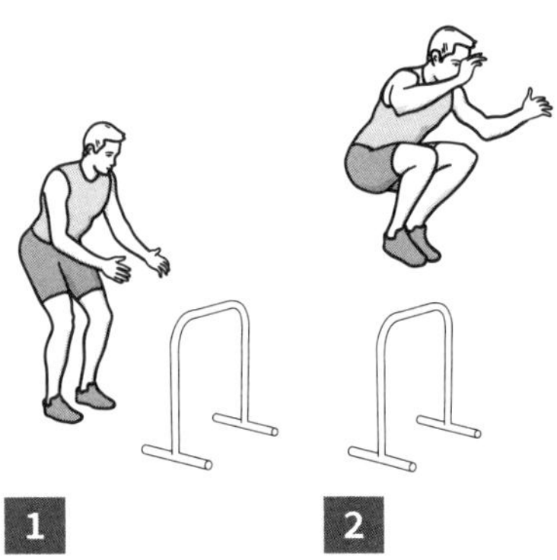

Hürden-Hocksprung

1. Einen aufrechten Stand mit hüftbreit geöffneten Füßen und leicht gebeugten Knien etwa einen halben Meter vor einer Hürde oder einem ähnlichen Hindernis einnehmen. Die Arme dabei in Vorbereitung auf den Sprung aktiv vor dem Körper halten.
2. Die Hände nach hinten führen. Mit den Beinen kraftvoll vom Boden abdrücken und mit einem gleichzeitigen dynamischen Armschwung nach vorn über die Hürde springen.

Bergsteiger stehend

Mit hüftbreit geöffneten Füßen im Abstand einer anderthalbfachen Armlänge vor einer Wand stehen. Mit gestreckten Armen vor dem Körper nach vorn an die Wand lehnen. Die Knie zügig im Wechsel zum Oberkörper heranziehen und dabei den Oberkörper möglichst stabil halten.

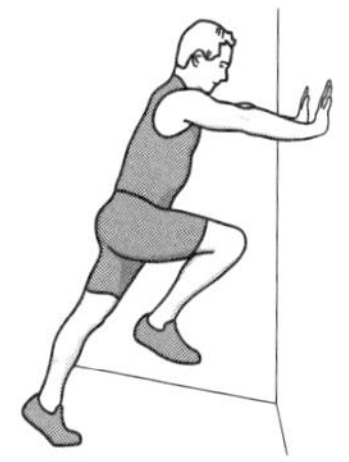

Bergsteiger erhöht

1. Mit leicht geöffneten Beinen vor eine Bank oder eine ähnliche Erhöhung stellen. Eine Liegestützposition mit gestreckten Knien einnehmen und die gestreckten Arme mit den Händen unter den Schultern positionieren. Der Körper bildet vom Kopf bis zu den Füßen eine Linie.
2. Die Knie zügig im Wechsel zum Oberkörper heranziehen und dabei den Oberkörper möglichst stabil halten.

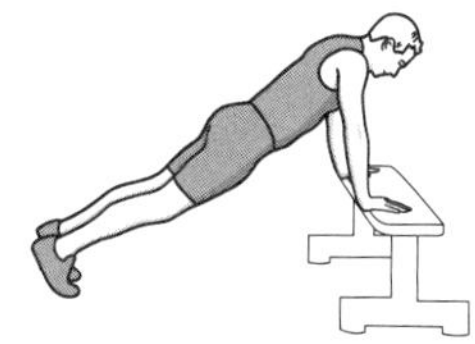
1

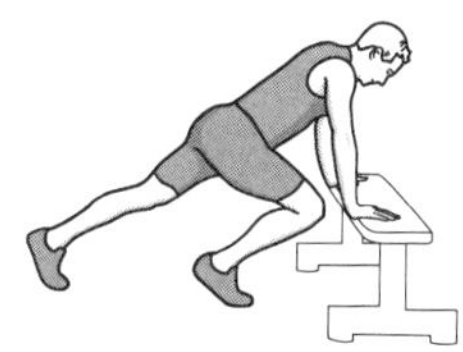
2

Bergsteiger

1. Eine Liegestützposition mit geschlossenen Füßen einnehmen. Die gestreckten Arme mit den Händen unter den Schultern positionieren. Der Körper bildet vom Kopf bis zu den Füßen eine Linie.
2. Die Knie zügig im Wechsel an den Oberkörper heranziehen und dabei den Oberkörper möglichst stabil halten.

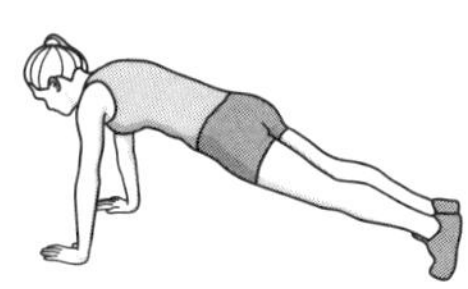
1

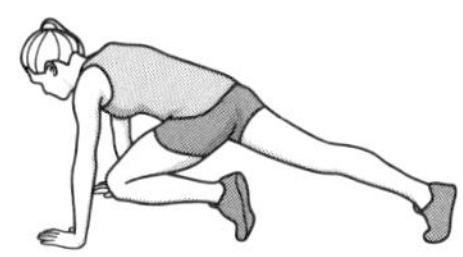
2

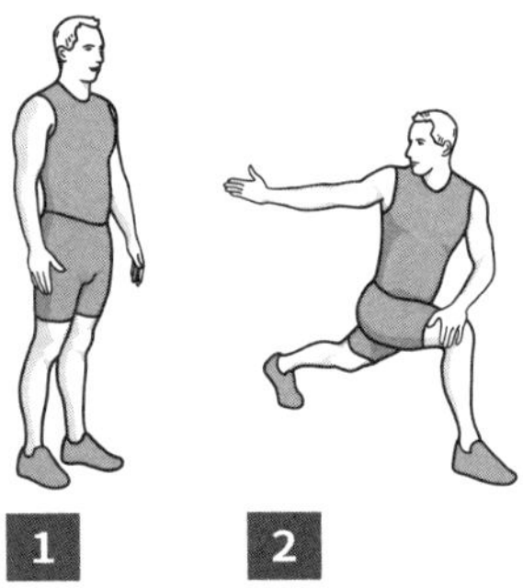

Ausfallschritt mit Rotation

1. Einen aufrechten Stand mit hüftbreit geöffneten Füßen und leicht gebeugten Knien einnehmen. Die Arme hängen locker neben dem Körper.
2. Mit dem rechten Bein einen weiten Ausfallschritt nach vorn ausführen und den rechten Arm mit einer Oberkörperdrehung aus dem Rumpf heraus gestreckt auf Schulterhöhe nach rechts und hinten führen. Der Blick folgt der Hand, die linke Hand berührt das rechte Knie. Im Anschluss wieder mit Kraft aus dem vorderen Bein in die Ausgangsposition zurückkommen und den Ausfallschritt mit dem linken Bein und Drehung nach links ausführen. Wechselseitig mit der Übung fortfahren.

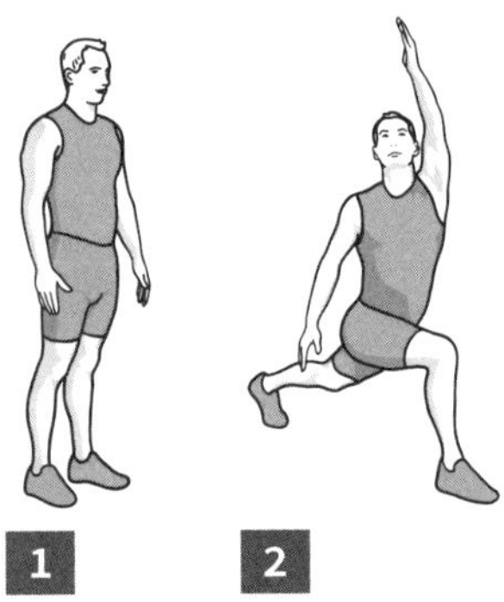

Ausfallschritt mit Streckung

1. Einen aufrechten Stand mit hüftbreit geöffneten Füßen und leicht gebeugten Knien einnehmen. Die Arme hängen locker neben dem Körper.
2. Mit dem rechten Bein einen weiten Ausfallschritt nach vorn ausführen und den linken Arm überkopf und in Verlängerung zur rechten Schulter führen. Der Blick folgt der Hand. Im Anschluss wieder mit Kraft aus dem vorderen Bein in die Ausgangsposition zurückkommen und den Ausfallschritt mit dem linken Bein und gestrecktem rechtem Arm ausführen. Wechselseitig mit der Übung fortfahren.

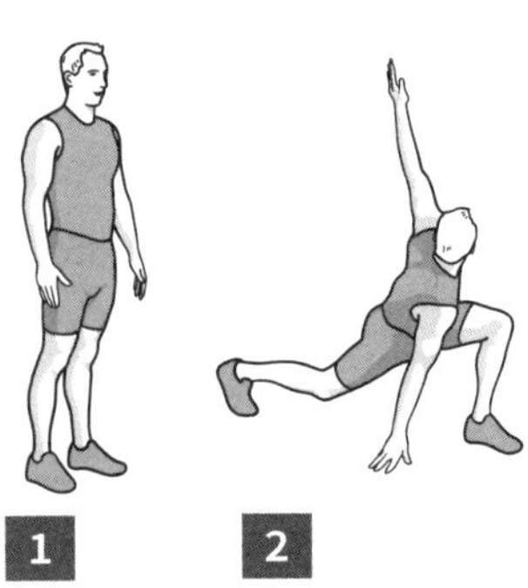

Ausfallschritt mit tiefer Rotation

1. Einen aufrechten Stand mit hüftbreit geöffneten Beinen und leicht gebeugten Knien einnehmen. Die Arme hängen locker neben dem Körper.
2. Mit dem linken Bein einen weiten Ausfallschritt nach vorn ausführen. Den linken Arm gestreckt in Richtung Decke führen. Der Blick folgt dabei der Hand, die rechte Hand stützt durch Bodenkontakt auf der Innenseite des vorderen Fußes den nach vorn geneigten Oberkörper. Danach wieder mit Kraft aus dem vorderen Bein in die Ausgangsposition zurückkommen und den Ausfallschritt mit dem rechten Bein und Drehung nach rechts ausführen. Wechselseitig mit der Übung fortfahren.

Brustpass aus Schrittstellung

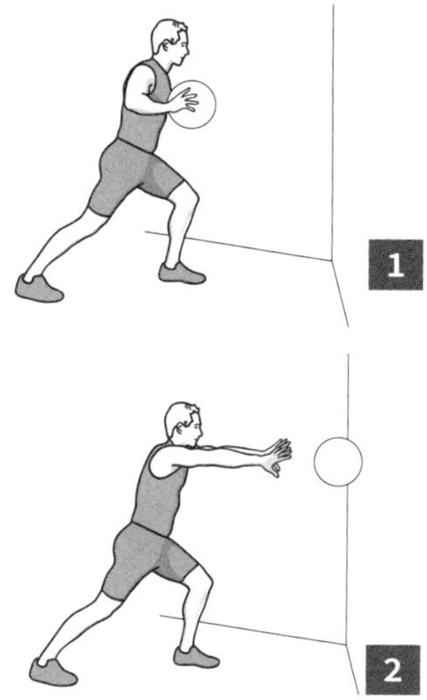

1. In einer stabilen Schrittstellung etwa im Abstand einer anderthalbfachen Armlänge vor eine Wand stellen und einen Medizinball mit gebeugten Armen vor der Brust halten. Die Distanz zur Wand sollte entsprechend dem Rückprallverhalten des Balls so angepasst werden, dass er beim Zurückprallen wieder kontrolliert auf Brusthöhe gefangen werden kann.
2. Den Ball mit beidseitiger Armstreckung explosiv und mit Druck gegen die Wand werfen. Den Ball bei einem geringeren Abstand zur Wand direkt wieder fangen oder bei einem weiteren Abstand schnellstmöglich wieder aufnehmen. Gegebenenfalls die Distanz zur Wand wie oben beschrieben anpassen. Die Schrittstellung wechseln, das andere Bein nach vorn stellen und die Übung wiederholen. Wechselseitig fortfahren.

Brustpass mit tiefem Ausfallschritt

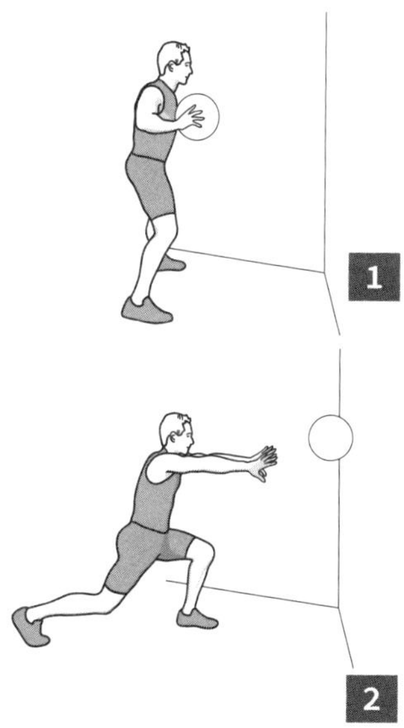

1. Mit hüftbreit geöffneten Füßen und leicht gebeugten Knien etwa im Abstand einer zweieinhalbfachen Armlänge vor eine Wand stellen und einen Medizinball mit gebeugten Armen vor der Brust halten. Einen Ausfallschritt nach vorn ausführen. Die Distanz zur Wand sollte entsprechend dem Rückprallverhalten des Balls so angepasst werden, dass er beim Zurückprallen wieder kontrolliert auf Brusthöhe gefangen werden kann.
2. Noch während der Ausführung des Ausfallschritts den Ball explosiv und mit Druck gegen die Wand stoßen und dabei die Arme schnellkräftig strecken. Den Ball bei einem geringeren Abstand zur Wand direkt wieder fangen oder bei einem weiteren Abstand schnellstmöglich wieder aufnehmen und in die Ausgangsposition zurückkommen. Die Übung wiederholen und dabei den Ausfallschritt mit dem anderen Bein ausführen. Wechselseitig fortfahren.

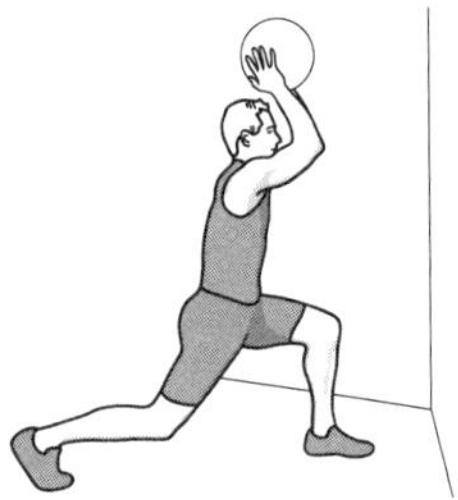

1

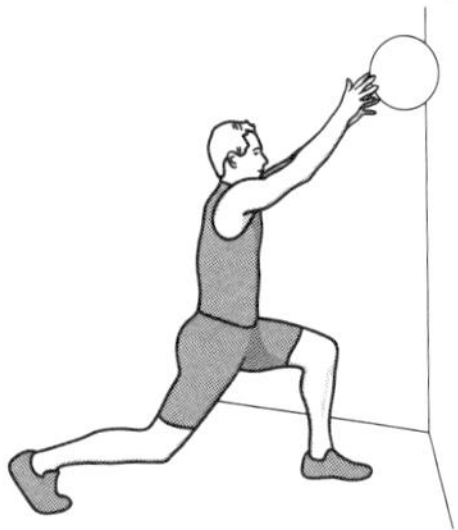

2

Überkopfwurf mit tiefem Ausfallschritt

1. In einer stabilen Schrittstellung etwa im Abstand einer Armlänge vor eine Wand stellen und einen Medizinball mit leicht gebeugten Armen über dem Kopf halten. Die Distanz sollte entsprechend dem Rückprallverhalten des Balls so angepasst werden, dass er beim Zurückprallen wieder über dem Kopf gefangen werden kann.

2. Den Ball überkopf explosiv gegen die Wand werfen. Bei einem geringeren Abstand zur Wand den Ball direkt wieder fangen oder bei einem weiteren Abstand schnellstmöglich wieder aufnehmen. Die Schrittstellung wechseln, das andere Bein nach vorn stellen und die Übung wiederholen. Wechselseitig fortfahren.

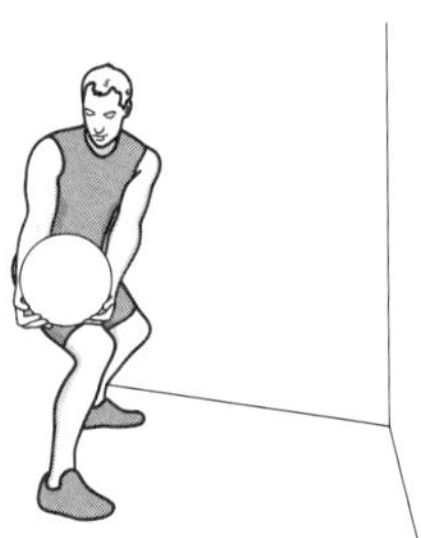

1

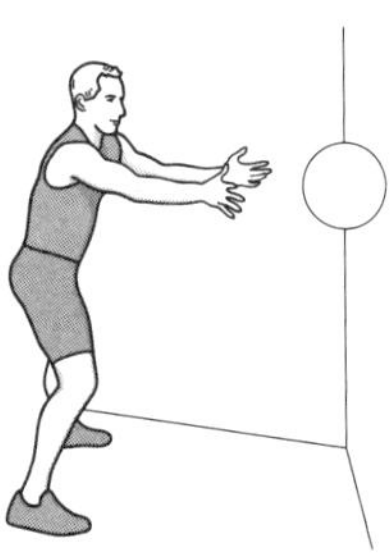

2

Rotationswurf frontal

1. Mit etwas weiter als hüftbreit geöffneten Füßen und leicht gebeugten Knien im Abstand einer doppelten Armlänge vor eine Wand stellen. Einen Medizinball mit gestreckten Armen vor dem Körper halten. Die Distanz zur Wand sollte entsprechend dem Rückprallverhalten des Balls so angepasst werden, dass er beim Zurückprallen wieder auf Hüfthöhe gefangen werden kann. Den Ball explosiv mit gestreckten Armen und leichter Hüftdrehung zur Seite und nach unten auf Hüfthöhe führen.

2. Aus dieser Bewegung heraus den Ball mittels schneller Oberkörper- und Hüftrotation in Richtung Wand mit gestreckten Armen gegen die Wand werfen. Den Ball bei einem geringeren Abstand zur Wand direkt wieder fangen oder bei einem weiteren Abstand schnellstmöglich wieder aufnehmen. Die Übung wiederholen, dabei die Rotation zur anderen Körperseite ausführen. Wechselseitig fortfahren.

Rotationswurf seitlich

1. Mit etwas weiter als hüftbreit geöffneten Füßen und stark gebeugten Knien im Abstand einer doppelten Armlänge seitlich vor eine Wand stellen. Einen Medizinball mit gestreckten Armen vor dem Körper halten. Die Distanz zur Wand sollte entsprechend dem Rückprallverhalten des Balls so angepasst werden, dass er beim Zurückprallen wieder auf Hüfthöhe gefangen werden kann. Den Ball explosiv mit gestreckten Armen und starker Hüftdrehung zur von der Wand entfernten Körperseite und nach unten auf Hüfthöhe führen.
2. Aus dieser Bewegung heraus den Ball mittels schneller Oberkörper- und Hüftrotation in Richtung Wand mit gestreckten Armen gegen die Wand werfen. Den Ball bei einem geringeren Abstand zur Wand direkt wieder fangen oder bei einem weiteren Abstand schnellstmöglich wieder aufnehmen. Die Übung wiederholen und dafür mit der anderen Körperseite zur Wand aufstellen. Wechselseitig fortfahren.

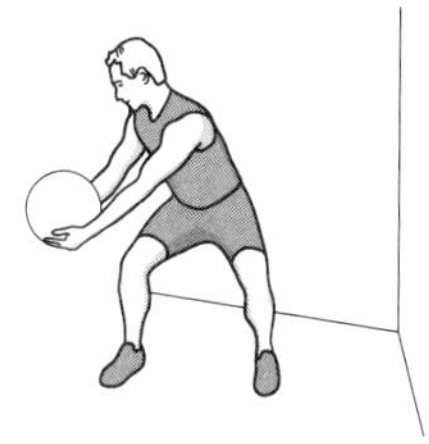

1

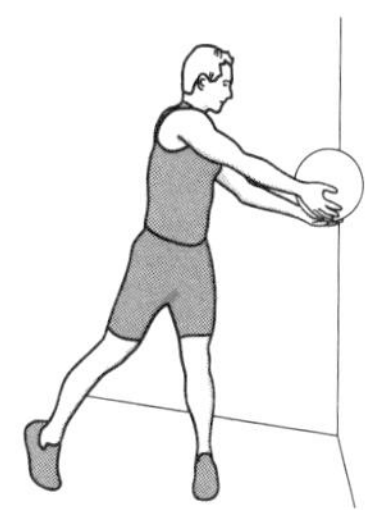

2

Rotationswurf seitlich in tiefem Ausfallschritt

1. Mit etwa hüftbreit geöffneten Füßen im Abstand einer Armlänge seitlich vor eine Wand stellen. Einen Medizinball mit gestreckten Armen vor dem Körper halten. Die Distanz zur Wand sollte entsprechend dem Rückprallverhalten des Balls so angepasst werden, dass er beim Zurückprallen wieder auf Hüfthöhe gefangen werden kann. Einen Ausfallschritt mit dem der Wand näheren Bein ausführen und das Knie des hinteren Beins tief absenken. Den Rumpf leicht von der Wand wegdrehen und den Medizinball weiterhin mit gestreckten Armen neben dem vorderen Knie halten.
2. Den Ball nun explosiv und mit starker Hüftdrehung nach hinten unten führen und mittels schneller Oberkörper- und Hüftrotation in Richtung Wand mit gestreckten Armen gegen die Wand werfen. Den Ball bei einem geringeren Abstand zur Wand direkt wieder fangen oder bei einem weiteren Abstand schnellstmöglich wieder aufnehmen. Die Übung wiederholen und dafür mit der anderen Körperseite zur Wand aufstellen. Wechselseitig fortfahren.

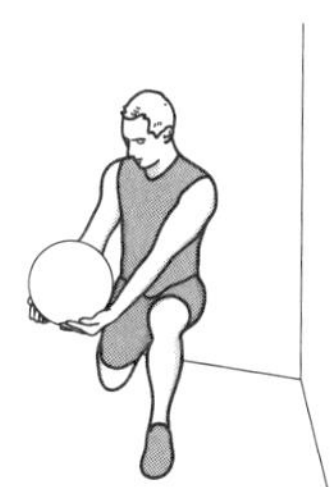

1

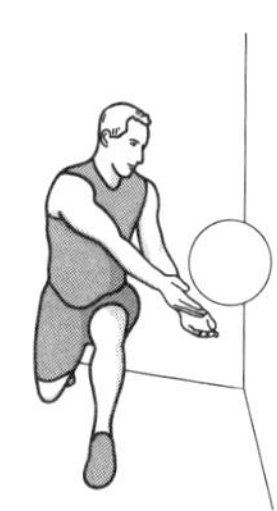

2

Übungsregister